근육검사
정석 매뉴얼

MUSCLE TESTING
A Concise Manual

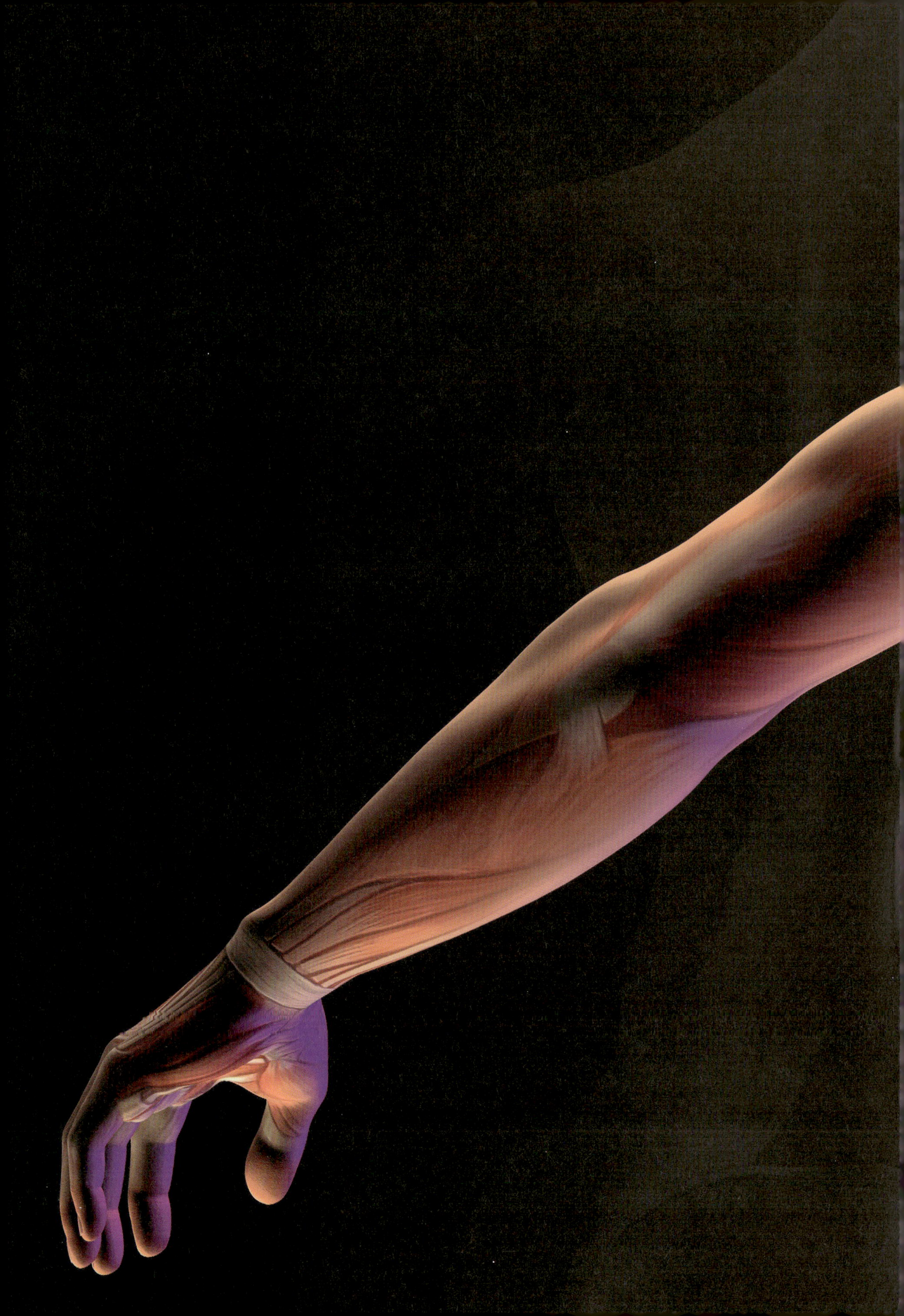

근육검사

정석 매뉴얼

MUSCLE TESTING

A Concise Manual

저자
Earle Abrahamson
Jane Langston

머리말
David H. Perrin
Ian McCarthy

정형국 외 옮김

영 문 출 판 사

■ 옮긴이 (가나다 순)

김효철 원광디지털대학교 한방미용예술학과 교수
문상은 마산대학교 물리치료과 교수
문성기 대전보건대학교 물리치료과 교수
박진성 영산대학교 물리치료학과 겸임교수
방상분 제주한라대학교 물리치료과 교수
백형진 대한예방운동협회 협회장
서현규 대구보건대학교 물리치료과 교수
송운하 부산외국어대학교 일반대학원 스포츠재활학과 외래교수
신원섭 대전대학교 물리치료학과 교수
정형국 안산대학교 물리치료과 교수
엄기매 여주대학교 물리치료과 교수
이건철 경남정보대학교 물리치료과 교수
이상용 유원대학교 물리치료학과 교수
이승원 삼육대학교 물리치료학과 교수

Muscle Testing – A Concise Manual
by **Earle Abrahamson & Jane Langston**

주의(notice)

발행자와 저자는 본 책에 포함된 자료의 사용으로 인해 발생되는 손실이나 부상 또는 사람이나 재산의 손해에 대해 책임을 지지 않습니다. 환자에 대한 이해와 전문적인 지식과 그에 따른 전문치료와 최적의 방법을 선택하는 것은 치료하는 치료사의 책임입니다. 저자 또는 발행인이 권리를 보유하지 않은 삽화의 저작권 허가를 얻기 위해 모든 노력이 기울여졌습니다.

근육검사 정석 매뉴얼

2021년 11월 15일 초판 인쇄
2021년 11월 22일 초판 발행

지 은 이 : Earle Abrahamson / Jane Langston
옮 긴 이 : 정 형 국 외
발 행 인 : 박 병 조
발 행 처 : 도서출판 영문출판사
등 록 : 1987년 12월 21일 제2-419호
주 소 : 서울시 강남구 삼성동 69-1
전 화 : (02) 514-5590, 776-5590
팩 스 : (02) 756-8943
E-mail : yeongmunsa@empal.com
홈페이지 : www.ymsbook.net
정 가 : 32,000원
ISBN 978-89-7224-513-1 93510

※ 파본은 교환해 드립니다.

목차

목차

제3부

보행검사

온라인 비디오에 접속하는 방법

이 책 안에는 본문에 첨부되는 교육용 비디오로 연결되는 QR 코드가 있습니다. 이러한 QR 코드는 앱을 상용하여 스마트 폰으로 스캔할 수 있으며 많은 무료 앱을 다운로드할 수 있습니다. 실행 중인 iPad 또는 iPhone을 사용하는 경우, 최신 소프트웨어(iOS 11 이상)이면 추가 앱은 필요하지 않습니다. 카메라를 열고 코드를 가리키기만 하면 됩니다(사진을 찍을 필요가 없음). 알림이 상단에서 아래로 팝다운 된 다음에 해당 알림을 가볍게 두드리면 비디오로 이동합니다.

저자 소개

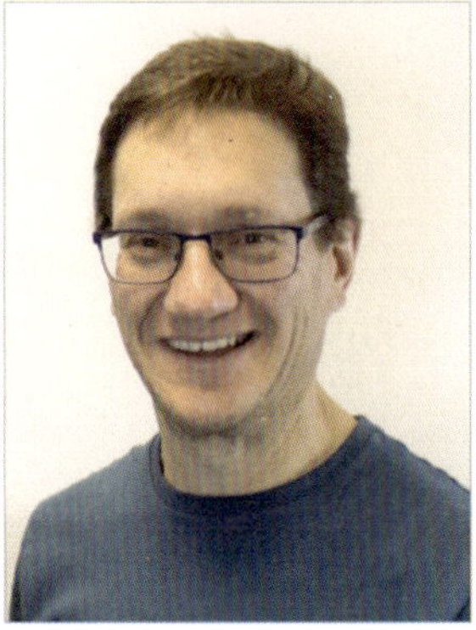

Earle Abrahamson BPhysEd, BAHons, MA, PFHEA
마사지 연수원(Massage Training Institute) 원장
마사지 치료 총평의회 부의장
보완 및 자연 건강관리평의회의 전문 과목 위원회 위원으로 선출됨

Earle Abrahamson은 스포츠과학 및 인간의 움직임과학, 임상심리학, 교육학 분야의 자격을 보유하고 있다. 그는 영국 East London대학교에서 상급 인간공학(Advanced HE)의 수석 펠로우, 교육과 학습의 장학금을 위한 국제학회(ISSoTL: International Society for the Scholarship of Teaching and Learning) 창립 펠로우 및 스포츠 치료 분야의 프로그램 리더/선임 강사로서 근무하고 있다. 그는 20년 이상의 교육과 임상진료의 경험을 갖고 있으며 East London대학교에서 스포츠 치료(Sports Therapy) 프로그램의 기능해부학 모듈을 이끌고 있다. Earle은 Learn Anatomy Ltd 사와 Hands-On Training Ltd사의 임원으로 있다. Earle은 광범위한 손상과 병리를 평가하고 치료하기 위해 근육검사를 적극적으로 사용하는 현역으로 활동하고 있는 연부조직 치료사이다.

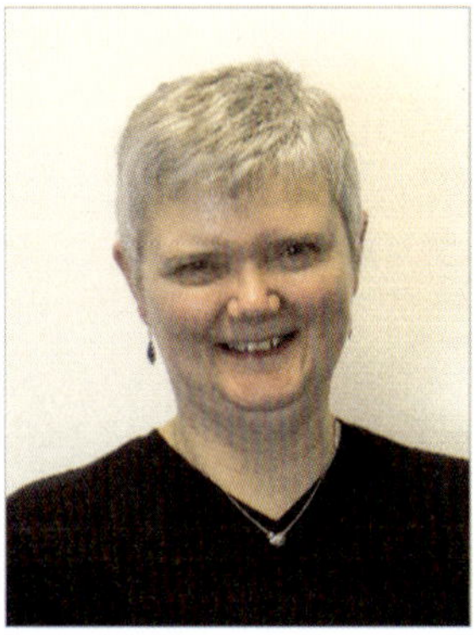

Jane Langston
생물의학과학연구소(혈액학) 특별연구원, 마사지치료 총평의회 위원, Amatsu Therapy International(UK)의 Amatsu 대사, Learn Anatomy Ltd사 및 Amatsu Training School Ltd 사의 (Bury St Edmunds)의 전무이사.

Jane Langston은 영국 국립보건원(UK National Health Service)의 혈액학 및 수혈연구소에서 20년 이상 근무하였다. 그녀는 Hertfordshire에 있는 번창하는 진료소에서 Amatsu 진료의사로서 기술을 신장시키는 데 또 다른 20년을 보냈다. Jane은 Amatsu 연부조직 치료와 해부학 및 생리학의 교사이고 Amatsu Training School Ltd사와 Learn Anatomy Ltd사의 임원이다. Jane은 연부조직 치료 총평의회의 Amatsu 치료(General Council for Soft Tissue Therapies) 대표자이며 영국 보완요법 등록국의 Amatsu 고문이다. 여러 해에 걸친 지도의 결과로서 그녀는 학생들이 해부학적 연구결과를 학습하고 유지하고 적용하도록 지원하기 위한 우수한 전략이 필요하다는 것을 이해하고 있다.

감사의 글

교과서를 저술하려면 인내심, 지원 그리고 정보를 다양한 청중에게 전달하기 위한 비전이 필요하다. 이 과정은 힘겹고, 많은 경우 아이디어를 다시 생각하고 단어와 개념의 틀을 짜고 서로 다른 관점에서 교과서를 다시 읽는 데 어려운 시기를 겪는다. 중요한 다른 사람과의 친밀성과 협력관계가 가장 중요해지는 것은 이들 복잡하고 어려운 시기에서이다.

생각하고 창조하는 공간을 애정을 기울여 나에게 마련해주고, 결의와 인내심을 가르쳐준 나의 아내 Emma, 당신에게 진심으로 감사한다. 내가 이 책을 쓰는 것을 지켜봐주고 이 책의 내용과 목적에 대해 흥미 있는 질문을 해준 나의 훌륭한 아들들 Benjamin과 Oliver, 나는 너희들이 이해해주고 영감을 갖게 해주었으며, 그리고 내가 너희들이 같은 길을 따라가도록 격려해줄 수 있게 한 것을 고맙게 생각한다. 크게 생각하고 그 순간을 살도록 나에게 영감을 준 나의 형 Michael, 나에게 계속해서 지혜의 말을 해준 것에 감사한다.

나의 공저자인 Jane에게, 내가 집필과정을 계속하고 우리들의 집단기술을 사용하여 진료용 교과서를 만들어내도록 격려해준 것에 감사한다. 소셜 미디어(social media)와 워크숍을 통해 우리의 작품을 홍보하는 비전, 지원 및 능력에 감사드린다.

학습을 위해 나의 지식을 활용하는 방법을 나에게 가르쳐준 계속 증가하고 있는 치료사 공동체에게, 나는 여러분이 의견, 조언을 제시하고 그리고 유용한 비결을 공유해준 것에 마음으로부터 감사드린다. 이 책은 아이디어를 간결한 방법으로 표현하고 중요한 정보를 수집하기 위한 이해를 심화시키는 것을 가르쳐주었다. 이 과정을 통해 기꺼이 우리를 이끌어주었으며, 그리고 인내심을 보여주고 최종 제품에 헌신해준 Handspring Publishing 팀에게 진심으로 감사드린다.

마지막으로, 나는 나의 꿈을 추구하고
나 자신을 믿도록 가르쳐주신 작고한 부모님께
이 책을 바친다.

Earle Abrahamson

과학적이면서 전체론적인 방식으로 고객을 적절히 평가하는 능력은 항상 나의 목표였고 놀랍고 영감을 주는 몇몇 사람들과 함께 일할 수 있는 특권을 내게 주었다. 그러므로 나는 Amatsu 연부조직 치료(Amatsu Soft Tissue Therapy)의 클리닉과 실습교육장에서 나의 호기심을 그 한계 이상으로 밀어낸 모든 교사, 학생 및 고객에게 감사를 드려야 한다.

그가 없이는 이 교과서를 쓸 수 없었던 나의 공저자 Earle Abrahamson에게 그와의 팀워크, 협력 및 파트너십에 대해 감사드린다. 우리들의 모델인 Mark Langston에게 감사드리고자 한다. 이 완성된 책은 사진가인 Sue Magar의 재능과 Handspring Publishing팀 전체의 창의력과 신념 없이는 탄생할 수 없었을 것이다. 그래서 모두에게 감사드린다.

마지막으로, 그리고 가장 중요한 것으로 나의 가족은 항상 나의 학습에 대한 열망을 수용해 주었으며, 그래서 나는 나의 남편 Mark, 나의 아들 David에게 그들의 사랑과 변함없는 지지에 감사한다.

Jane Langston

근육검사

DAVID H. PERRIN의 머리말

1970년대 운동훈련의 학생으로서 나는 Stanley Hoppenfeld가 지은 *척추와 사지의 검진(Physical Examination of the Spine and Extremities)*이라는 제목의 책을 입수하였다. 이 책은 내가 수십 년간 학습하고 실행하고 가르친 방법을 바꾸었다. 나는 Earle Abrahamson과 Jane Langston이 지은 *근육검사-정석 매뉴얼(Muscle Testing－A Concise Manual)*이 오늘날의 의료전문직의 학생에게 마찬가지의 변혁적 영향을 미칠 것으로 믿는다.

기능해부학을 올바르게 이해하는 것은 근육검사의 기초가 되고 실제로 재활과학에서 우리가 수행하는 모든 것이다. 이 책의 제1장은 운동의 능동적, 수동적 및 저항적 형태와 관절운동의 요철(凹凸)법칙에 대한 설명을 포함하는 근골격계의 해부학, 검사 및 촉진(palpation)의 개요를 제공하고 있다. 다음으로 등척성 및 등장성 수동근육검사의 개념의 서론으로서 근육수축의 생리학을 개략적으로 설명한다. 다음으로, 제공되어 있는 촉진기술(palpation skills)의 개발을 촉진하기 위한 유용한 힌트와 함께 연부조직 구조의 위치결정에서의 촉진의 역할이 제시되어 있다. 제1장은 학생이 이 책을 가장 효과적으로 이용할 수 있는 방법에 대한 개요로 마무리를 짓고 학습자가 세 가지 중요한 학습의 요점인 해부학, 기능 및 개인 대 집단의 근육검사를 고려할 것을 권장하고 있다. 각 근육검사에 대해서 검사자가 고려해야 할 질문의 중요한 체크 리스트가 제공되어 있다.

제2장은 머리와 목, 어깨와 팔꿈치, 아래팔과 팔목, 몸통(torso)과 체간(trunk), 골반, 넓적다리와 무릎, 그리고 다리와 발목 및 발의 60개 근육에 대한 부위별 근육검사를 제시하고 있다. 각각의 근육에 대해서 해부학적 개요와 그 관련된 작용을 수반하는 근육의 방향성, 동맥과 신경의 분포를 제시하고 있다. 특히 임상평가와 구조적 정렬에 초점을 맞춘 유용한 임상적 사실을 각 근육에 제시하고 있다. 각 근육의 위치를 특정하고 촉진하기 위한 가이드라인을 제공하고 있으며, 표층과 심층 양쪽의 해부학적 방향성을 이해하는 것에 특히 중점을 두고 있다. 다음으로 손으로 하는 근육검사 자체를 제시하고 있으며, 이것에는 환자의 자세잡기, 힘의 생성 및 안정화 기법에 대해서 등급에 의한, 손에 의한 그리고 운동학적 관점으로 고찰하는 것이 포함된다.

근육검사의 기능적 적용은 제3장에서 더욱 실현되며, 반대쪽 어깨와 엉덩관절(고관절)의 굽힘근, 폄근, 벌림근(외전근), 모음근(내전근), 반대쪽 허리근과 큰가슴근, 반대쪽 볼기근과 복근군 보행검사를 소개하고 있다. 저자들은 촉진(facilitation), 억제, 등척성 및 신장성 근육수축의 조합을 필요로 하는 보행 및 이동활동의 복잡성을 분명하게 강조하고 있다. 보행운동을 시작하는 상반신과 하반신의 주요 근육을 사용하는 반대쪽 보행검사는 적절한 자세, 검사 및 안정화 기법으로 설명되고 있다.

"*근육검사—정석 매뉴얼*"은 고품질의 해부학적 삽화와 사진으로 뒷받침되고 있다. 이들 삽화를 보완하기 위해 이 교과서를 통해 제시되어 있는 기법에는 각 장의 끝맺음에 있는 코드에 의해 액세스할 수 있는 비디오 녹화물이 첨부되어 있다. 이 책은 교실과 연구실에서의 지도를 용이하게 하는 건전한 교육원리에 의해 뒷받침되는 방식으로 편성되어 있다. 이것은 학생들에게 필수적인 교과서로서 그리고 향후 여러 해 동안 임상의를 위한 계속적인 참고자료로서 역할을 할 것이다.

나는 근육검사 문헌에 이것이 소개된 것을 보고 기쁘게 생각하며 또한, 이 책의 발행을 지원하는 이 머리말을 보건전문직 교직원, 학생, 임상의사의 커뮤니티에 제공하게 되어 기쁘다.

David H. Perrin PhD, FACSM, FNATA, FNAK
미국 유타 주, 솔트레이크 시
유타대학교 보건대학 학장 및 교수

IAN McCARTHY의 머리말

나는 학부 졸업 후, 캘리포니아에 있는 Stanford대학교 스포츠의학부에서 2년간 경이로운 시간을 보낼 수 있는 행운을 얻었다. 그 학제적인 환경 속에서 나는 멘토로부터 많은 임상경험이나 지식이 뒷받침된 의학적 조언을 받았다. 그러나 의심할 여지없이 나의 경력에 큰 영향을 미친 하나의 조언이 있었고 나는 이와 같은 조언을 여러분과 공유하고 싶다.

끊임없이 이어지는 전문직 양성강좌, 교과서, 온라인 프로그램이 풍부하게 증가하는 가운데 정말 위대한 임상의가 되기 위해서 우리의 시간과 에너지를 효과적으로 활용하는 최선의 방법을 아는 것은 어렵다. 게다가, 사업상의 관점에서 보면, 우리들 모두는 동료와 차별화하는 기술, 서비스 또는 지식기반을 필요로 한다. 결국 이것은 어떤 확립된 사업에 있어 중요한 측면이다. 그럼에도 불구하고, 의료종사자로서의 우리의 분야에서 성공하기 위해서는 세 가지의 매우 중요한 임상 기술을 습득하도록 노력해야 한다.

첫째로, 중요한 주관적 정보를 추출하고 또한 치료과정에서 이들을 교육하기 위해서는 우리는 환자 앞에서 효과적인 의사전달자가 되어야 한다. 둘째로, 우리는 환자의 기능장애와 이에 이어지는 통증을 정확히 평가하고 진단할 수 있어야 한다. 마지막으로 숙련된 치료사는 다양한 치료의 "도구상자"를 소유하여 표적으로 하고 임상적으로 적절한 치료를 다수의 환자 시나리오에 제공해야 한다. 그러나 이들 기술 중의 하나만이 최상의 것이며 이것이 우리의 평가기술이다.

즉, 여러분은 고도로 효율적인 의사전달자가 될 수 있으나 잘못된 정보를 전달하고 있다. 마찬가지로 여러분은 인상적인 일련의 치료기법과 치료양식을 갖고 있을지 모르지만 잘못된 부위를 치료하는 경우가 있다. 평가는 의심할 여지없이 우리 직업의 가장 중요한 부분이며 우리의 시간과 에너지를 그것에 더 투자함으로써 그렇게 다루어져야 한다. 나는 이것을 자기 주도적 학습과 계속적인 전문직 능력개발의 관점에서 언급하고 있다. 나는 Earle과 Jane이 이 관점을 공유하고 있다는 것을 알고 있으며, 따라서 그들은 우리가 우리의 해부학적 지식을 수동 근육검사와 결부시키는 것을 돕기 위한 근육검사-정석 매뉴얼을 주의 깊게 만들어내었다.

나의 실무 경력을 쌓은 지 9년이 되면서 평가기술의 중요성에 대한 나의 신념은 더욱 공고해질 뿐이다. 너무나도 자주 나는 이 치료사에서 저 치료사로 전전하여 단기간의 증상 완화밖에는 볼 수 없었던 절망적인 환자를 나의 진료소에서 만나게 된다. 환자의 기저에 있는 근본적인 기능장애를 정확하게 확인할 수 있는 것은 환자의 임상치료 결과에 가장 큰 영향을 준다. 어떤 국소적인 또는 전신의 기능장애를 확인하기 위한 기반은 수동 근육검사로 거슬러 올라갈 수 있다. *근육검사-정석 매뉴얼*의 정보를 사용하여 자기 자신을 교육하는 것은 정말 우수한 치료사가 되기 위해 필요한 평가기술을 연마하는 핵심 기반이다. 이 책은 정평 있는 전문가와 헬스 케어 학생의 모두에게 명확하고 간결하며 그림으로 잘 설명된 자원이다.

Ian McCarthy MSc Ost, GSR, CSCS
밴쿠버 정골의학 센터
캐나다, British Columbia주, 밴쿠버

근육검사

서문

근골격계는 힘들이지 않고 작동하는 것처럼 보일 때 당연한 것으로 여겨진다. 인간의 움직임은 신체조직 상호작용의 복잡한 집합체이며 그 집합적인 기능은 무수한 구조의 섬세한 운동조절에 의존하고 있다. 인간의 운동기계의 참된 복잡성을 체험하는 것은 기능이 기능장애로 될 때 뿐이다.

근육검사는 많은 경우 복수의 방법으로 가르쳐지고 실행되는 일련의 치료적 기술의 일부이다. 이전에 간행된 이 주제에 관한 텍스트는 근육기능의 분석을 제공하고 많은 경우, 검사에 대한 단일의 접근법만을 설명하고 있다. 교육자로서 치료사와 학생이 정보를 어떻게 사용하는가, 그리고 어떤 정보가 그들의 진료와 학습에서 의미를 갖게 되는가를 이해하는 것은 중요하다. Nikita A. Vizniak가 지은 *근육 매뉴얼(Muscle Manual)*로부터 영감을 얻은 이 책은 치료사의 동반자 역할을 하고 핵심점을 강조하고 근육검사에의 복수의 접근법을 제시하는 쉽게 소화할 수 있는 텍스트를 제공한다.

우리는 다양한 대상자가 정보에 접근 가능하게 하는 최선의 방법을 분석하였고 그것에 맞춰 책을 편성하였다. 각 장(chapter)에는 그림, 사진 그리고 모든 학습 스타일에 대응하기 위해 비디오 자료에 대한 링크가 포함되어 있다. 우리의 접근법은 근육의 해부학, 촉진기법 및 임상적 사실을 독자에게 상기시킬 것이다.

우리의 목적 중 하나는 근막과 바이오텐세그리티(biotensegrity)의 역할을 이해하는 맥락에서 근육검사를 고려하는 것이었다. 따라서 각 근육은 그것이 신장성으로 수축할 때 일어나는 것을 포함하여 그 행동을 열거하고 있다. 즉 대다수의 교과서에서는 제외되고 근골격 기능과 기능장애에 대해 생각할 때 많이 필요한 고려사항이다. 연부조직 치료와 근골격 관리에 대한 다양한 접근법에 관한 우리의 이해와 경험은 이 텍스트를 만드는 데 영감을 주어 실행을 개선하고 실제로 이들을 변혁하는 데 도움이 되었다.

우리는 환자의 올바른 자세잡기를 나타내어 보여주기 위해 텍스트와 삽화를 사용한다. 이것은 실행에 기초한 환경 내에서 효과적이고 정확한 근육검사를 달성하기 위해 중요하다. 근육검사는 흔히 치료 전 평가기법이라 간주되지만, 이들 검사는 근육의 활성화와 치료의 영향을 평가하기 위해 치료 전체를 통해 사용될 수 있고 사용되어야 한다. 신체의 기능영역으로 장들(chapters)의 순서부여를 하는 것은 기능과 기능장애를 평가하기 위해 근육검사를 통합하는 것의 중요성을 강조한다. 마지막 장에서는 보행검사의 형태로 이동운동(보행) 조절의 동적인 패턴을 고려함으로써 인간 움직임의 복잡성과 관련시킨다. 알파벳 순서의 찾아보기는 특정 근육의 상세내용을 신속하게 찾아볼 수 있게 한다. 용어해설은 독자에게 익숙하지 않을지도 모르는 단어와 어구의 정의를 제공하고 있다.

우리들은 구조와 기능 사이의 관계에 대한 이해를 강화하기 위해 사용할 수 있는 방법으로 근육검사의 해부학을 포착한 텍스트를 만들어내는 것을 지향하고 있다. 우리는 원래의 책의 제안과 그것에 이어지는 원고를 읽고 내용의 개발에 도움이 되는 통찰력이 있는 논평을 제공해준 많은 동료들에게 감사한다. 우리들의 책이 학생과 치료사 모두에 의해 사용되고 그들의 실생활을 통해 계속 성실한 친구이기를 바라고 있다.

마지막으로, David H. Perrin과 Ian McCarthy가 머리말에 기고하는 것에 동의해준 것을 영광으로 생각한다. 두 사람 모두 지도적인 교육자이고 진료와 학술적인 환경에서 근육검사를 사용하는 것의 중요성을 명확히 설명할 수 있는 진료의이다.

Earle Abrahamson
Jane Langston
2019년 6월

참고문헌

Vizniak NA(2012) Muscle manual, Canada: Professional Health Systems Inc.

벌리다(외전하다) abduct 팔·다리를 신체의 정중선에서 멀리 떨어지도록 움직인다.

모으다(내전하다) adduct 팔·다리를 정중선을 향해 움직인다.

앞아래엉덩뼈가시(하전장골극) AIIS(anterior inferior iliac spine)

앞쪽의 anterior 신체의 앞면

앞위엉덩뼈가시(상전장골극) ASIS(anterior superior iliac spine)

바이오텐세그리티 biotensegrity 유기체의 온갖 부위와 이들을 완전한 기능단위로 통합하는 기계 시스템 사이의 관계를 기술하는 구조설계 원칙

동심성의 concentric 긴장 하에서 근육이 단축하는 등장성 근육수축의 한 유형

결합조직 connective tissue 다른 조직 또는 기관을 연결하는, 지지하는, 묶는, 또는 분리시키는 조직

반대쪽의 contralateral 신체의 반대쪽

갈비뼈의 costal 갈비뼈(늑골)와 관계되는

먼쪽의 distal 정지부의 점에서 멀리 떨어진

발등쪽굽힘을 하다 dorsiflex 발가락 또는 발목이 정강이를 향해서 위로 움직이다.

동적인 dynamic 관절의 움직임을 야기하는 힘

기능장애 dysfunction 비정상성 또는 기능의 장애

신장성 eccentric 긴장 하에서 근육이 길어지는 등장성 근육수축의 한 유형

탄력성(근육) elasticity(muscle) 근육이 신장된 후 그 원래의 길이로 되돌아가는 능력

근전도 electromyography(EMG) 근육과 이들을 조절하는 신경세포(운동신경세포)의 건강상태를 평가하는 진단법

흥분성(근육) excitability(muscle) 근육조절을 가능케 하는 신경 또는 호르몬 자극에 반응하는 근육의 능력

폄 extension 팔·다리를 펴는 것 또는 관절 각도를 증가시키는 것

근막 fascia 몸 전체에서 발견되는 결합조직의 하나의 뒤얽힌 시스템. 근막은 근육과 기관을 지지하고 보호하고 신체부위를 연결하는 데 도움이 된다.

굽힘 flexion 팔·다리를 굽히는 것 또는 관절 각도를 감소시키는 것.

보행주기 gait cycle 한쪽 발이 지면에 닿으면 시작되고, 같은 쪽 발이 다시 지면에 닿으면 끝난다. 주기를 다양한 단계 및 기간으로 분류하여 규범적 및 비정상적인 보행을 결정할 수 있다.

어깨관절(오목위팔관절) GHJ(glenohumeral joint)

고장성(긴장항진) hypertonic 비정상적으로 높은 근육의 긴장상태

저장성(긴장저하) hypotonic 낮은 근육의 긴장상태

아래 inferior 발을 향해서

아래 infra- 아래쪽과 관련된

정지부 insertion 근육이 뼈에 부착하는 부분. 정지부는 근육의 수축과 함께 움직인다.

같은쪽 ipsilateral 신체의 같은 쪽과 관련된

등척성 isometric 긴장은 근육의 수축 없이 근육 내에서 발생한다.

등장성 sotonic 수축은 근육의 길이를 바꿈으로써 힘을 생성한다.

엉덩정강근막띠, 장경인대 ITB(illiotibial band) 허벅지의 가쪽(바깥쪽) 측면에 있는 엉덩관절을 무릎관절에 연결하는 단단한 섬유성 결합조직

운동학 kinematics 물체의 운동에 대한 연구

신체 운동학 kinesiology 신체 움직임의 역학의 연구

가쪽(외측)의 lateral 신체의 바깥쪽을 향하는 것을 의미하는 해부학적 참조 용어

형태학 morphology 체형(신체형태)에 대한 연구

신경혈관의 neurovascular 조직의 신경 및 혈관 분포와 관련된

기시부 origin 근육이 뼈에 부착하는 부분. 정지부는 보통 근육이 수축하는 동안에 고정된다.

촉진 palpation 특히 질환이나 질병을 지각/진단하는 동안에 신체를 점검하기 위해 손을 사용하는 과정

무릎뼈 · 넙다리뼈(슬개대퇴) 증후군 patellofemoral syndrome 무릎뼈가 넙다리뼈에 압박되는 무릎의 안쪽 면에 영향을 미치는 통증을 수반하는 증상. 이 증상은 신체활동 또는 장시간의 앉은 자세에 의해 악화한다.

뒤아래엉덩뼈가시(하후장골극) PIIS(posterior inferior iliac spine)

궁둥구멍근(이상근)증후군 piriformis syndrome 좌골신경의 분지가 궁둥구멍근에 의해 압박될 때에 발생하는 증상. 이것은 허벅지와 다리의 뒷면을 아래로 내려가면서 방사통증이나 감각상실로 이어질 수 있다.

발바닥쪽굽힘(저굴) plantarflex 발가락이 바닥을 향해서 움직이거나 또는 발가락이 아래쪽을 가리키는 것 같은 발목에서의 움직임

뒤쪽의 posterior 신체의 등과 관련된

자세피로증후군 postural fatigue syndrome 신체 자세를 잘못 사용하여 발생하고 자세근육의 피로 또는 강직(뻣뻣함)으로 이어질 수 있는 증상

엎드려 누운 자세 prone 얼굴을 아래로 하여 누운 자세

몸쪽의 proximal 구조 또는 신체 분절의 정지부에 가까이 위치한 점

뒤위엉덩뼈가시(상후장골극) PSIS(posterior superior iliac spine)

네모공간증후군 quadrilateral space syndrome or quadrangular space syndrome 겨드랑이신경(액와신경)이 회전근개의 네모공간에서 압박되는 회전근개 탈신경증후군

가동범위 ROM(range of motion) 능동범위, 수동범위, 저항범위로 나뉠 수 있다.

목빗근(흉쇄유돌근) SCM(sternocleidomastoid muscle)

엉치엉덩관절(천장관절) SIJ(sacroiliac joint)

근육: 가시위근, 가시아래근, 작은원근 및 어깨밑근 "SITS" muscles "SITS(Supraspinatus, Infraspinatus, eres minor and Subscapularis)"

정적인 static 일반적으로 신체의 제한된 움직임이 있는 신장(stretch)과 관련된 것

위쪽의 superior 머리를 향해서

반듯이 누운 자세 upine 얼굴을 위로 하여 눕는 것

위 supra 위쪽과 관련된

넙다리근막긴장근 TFL (tensor fasciae latae muscle)

엄지두덩 thenar 손바닥의 엄지손가락 쪽에 있는 고유의 근육군과 관련되는 것

가슴문증후군, 흉곽출구증후군 thoracic outlet syndrome 빗장뼈와 첫 번째 갈비뼈(늑골)(흉곽의 출구) 사이의 공간에 있는 혈관 또는 신경이 압박되었을 때에 발생하는 일련의 장애. 이것은 어깨와 목의 통증 또는 손가락의 마비를 야기할 가능성이 있다.

손발바닥의 volar 손바닥 또는 발바닥과 관련된 것

안쪽넓은경사근 VMO(vastus medialis obliques) 안쪽 면에서 무릎보다 위에 있는 근육부분은 때로는 VMO라 불린다.

이 교과서는 독자가 해부학적 자세와 근육 수축력의 평가를 이해할 수 있도록 정석 매뉴얼로 구성되어 있는 것이 특징이다. 또한 근육의 기능해부학을 올바르게 이해하는 것은 근육검사의 기초가 되는 것이며 이 책을 사용하는 방법을 위해 그 학습의 요점을 제시하고 있다.

제2장에서는 부위별 근육검사를 간략하게 해설하고 있는데, 그 부위의 근육들이 어디에서 시작되어 어디에 부착하는지의 기시부와 정지부, 근육의 작용, 근육에 분포되어 있는 신경과 동맥의 명칭, 임상적 사실, 촉진방법 그리고 수동근육검사 및 신체운동학 근육검사의 자세, 검사방법, 신체운동학적 연관성을 간결하게 제시하고 있다. 또한 독자의 이해를 돕기 위해 고품질의 해부학적 일러스트와 사진으로 뒷받침되고 있다. 이들 일러스트를 보완하기 위해 이 교과서를 통해 제시되어 있는 기법에는 본문에 부수되는 교육용 비디오로 연결되는 QR 코드가 있다. 이러한 QR 코드는 앱을 상용하여 스마트 폰으로 스캔할 수 있으며 많은 무료 앱을 다운로드할 수 있다. 또한 이 책은 교실과 연구실에서의 지도를 용이하게 하는 건전한 교육원리에 의해 뒷받침되는 방식으로 편성되어 있다. 이것은 학생들에게 필수적인 교과서로서 그리고 향후 여러 해 동안 임상의를 위한 계속적인 참고자료로서 역할을 할 것이다.

마지막으로 이 책을 번역하는 데에 많은 도움을 주신 여러 선생님께 진심으로 감사드리며, 이 책이 독자 여러분의 학습 및 진료에 도움이 된다면 다행으로 생각한다.

역자 일동

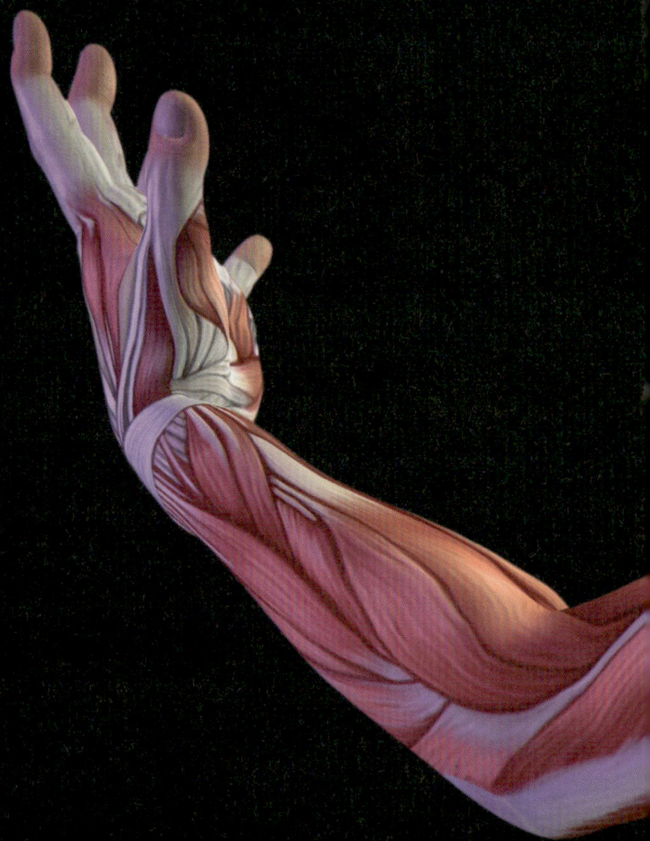

Section 1

서론

INTRODUCTION

근육검사의 서론과 원칙

근골격계 해부, 검사 및 촉진의 개요

바이오텐세그리티(biotensegrity)와 근막 - 결합조직계

이 책을 이용하는 방법

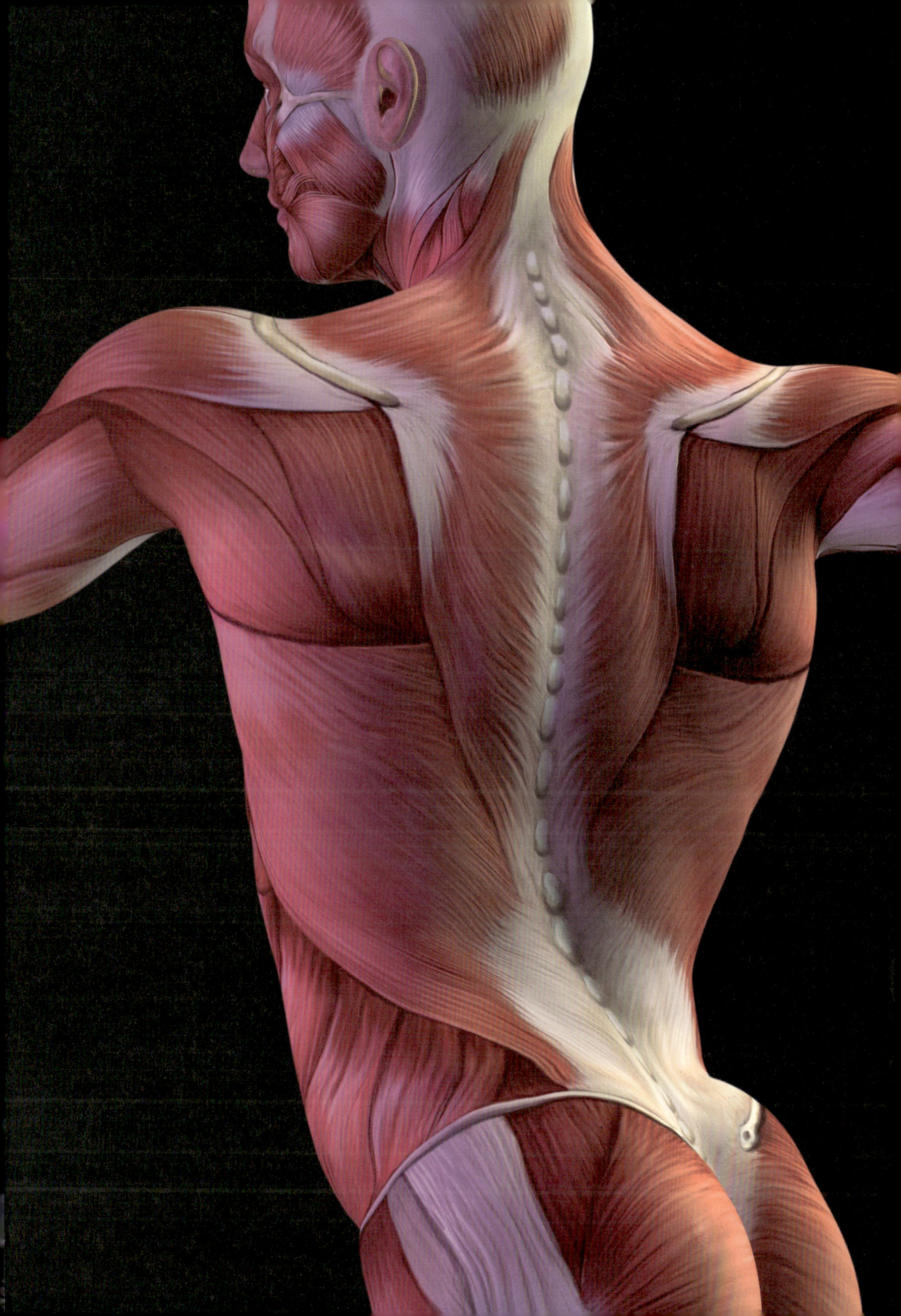

4 근육검사

근육검사의 서론과 원칙
Introduction and principles of muscle testing

근육원섬유마디(sarcomere)에서부터 근육힘살(muscle belly)에 이르기까지 인간의 근육에 대해 연구하는 것은 구조와 기능을 통한 매혹적인 여행이다. 800개 이상의 근육을 가진 인체는 복잡한 방법으로 움직이고, 복잡한 과제를 수행하며, 환경의 변화에 적응한다. 근육 시스템은 인간의 기능에 중요한 구조적 요소를 제공하여 2족 보행의 자세 유지를 가능케 한다. 두 다리로 서는 이 독특한 능력은 인간을 다른 종(species)과 구분한다. 진화를 통해 우리는 신체의 기능과 일을 지지하는 방법으로 적응하고, 발달하고, 성장하고 움직이는 것을 학습하여 왔다. 신체 시스템의 상호관계를 수반하는 이들 움직임 패턴은 기능을 묘사하는 것만이 아니라 기능장애를 동등하게 모니터링을 한다. 기능이 손상된 것을 우리는 어떻게 알 수 있는 것일까? 근골격 기능장애를 평가, 치료, 재활하기 위해 우리는 어떠한 특정 지표를 사용할 수 있는 것일까? 근육 구조의 해부학적 평가는 기능장애와 병리학에 대한 이해를 어떻게 높일 수 있는 것일까?

이 책에 대한 영감은 근육의 구조와 기능에 대해서 치료사에게 정보를 제공하고 그림으로 설명하고 교육하는 데 도움이 되는 내용들로 만들어낸 Vizniak(2012)의 저서 "근육 매뉴얼"에서 얻어낸 것이다. Vizniak 자신의 철학을 확장하여, 이 정석 매뉴얼이 해부학을 근육검사와 결부시키는 것만이 아니라 더 중요한 것은 구조가 기능과 어떻게 관련되고 기능을 아는 것에 의해 우리는 어떻게 구조적 구성(configurations)을 학습할 수 있는가를 이해하기 위한 참고자료를 제공하는 것을 목적으로 하고 있다. 많은 경우, 근육 해부학은 무미건조한 학습으로서 가르쳐지고 이것에 의해 학습자는 기시부, 정지부, 작용, 신경분포 및 혈관분포를 인용하는 것이 기대되는 각 근육을 힘들여 연구한다. 이 일반적으로 사용되는 접근법은 반드시 근육기능에 대한 이해를 돕는 것은 아니며 근육 위치결정과 관련되는 것도 아니다. 근육검사를 통해, 근육이 개별적으로 그리고 작동 집단에서 어떻게 작동하는지를 더 잘 고려할 수 있다. 근육의 기능과 기능장애에 대한 전체상을 제공하는 것은 대칭적인 움직임, 가동범위, 수축 패턴, 저항 및 중력에 대한 지식이다.

근골격계 해부학, 검사 및 촉진의 개요
Overview of musculoskeletal anatomy, testing, and palpation

가동범위 *Range of motion*

근육은 관절이 평면과 축을 가로질러 움직이는 방법을 조절하고 그리하여 특정 움직임 범위를 갖고 있다. 움직임은 복잡하여 많은 근육은 다양한 평면과 축에 걸쳐서 작용을 만들어내고, 일부 근육은 움직임의 방향과 진폭을 미세조정하기 위해 서로 돕는다.

움직임은 다음과 같은 것으로서 가장 잘 이해할 수 있다.

- 능동적; 고객은 보조 없이 움직임을 수행한다.
- 수동적; 검사자가 팔·다리를 최종 위치로

움직인다.

- 저항적; 검사자는 고객이 팔·다리를 움직이는 동안 저항을 가한다.

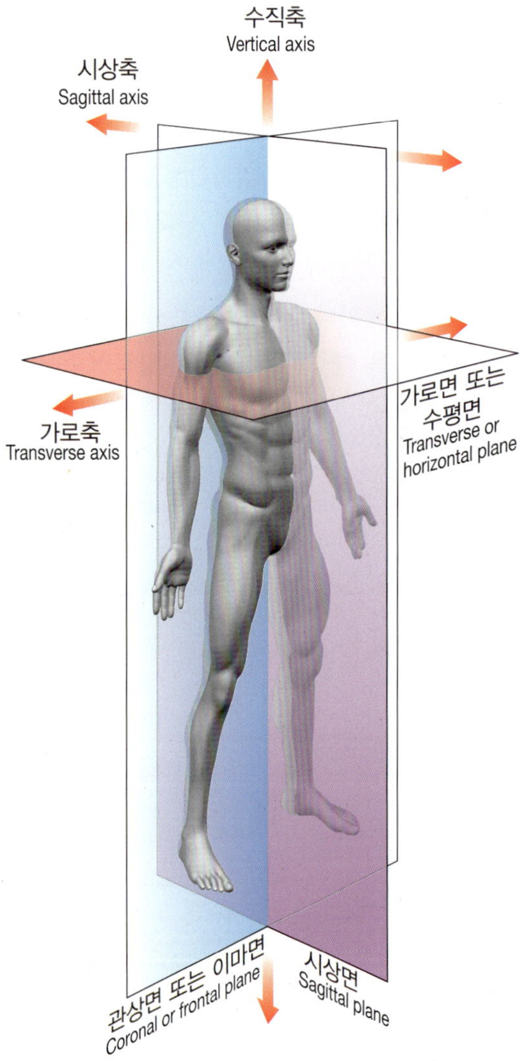

작용의 평면 및 축

사용되는 방법에 관계없이 각 움직임은 관절과 연부조직의 기능에 관한 관련 정보를 제시한다. 이것은 검사자가 구조적 부적합에 대한 현명한 결정을 내릴 수 있게 한다.

관절의 움직임은 뼈의 형상과 움직임 범위의 제한을 고려하기 위한 배경을 제공한다. 관절이 움직이는 방법을 더 잘 설명하기 위해서는 요철(凹凸)의 법칙을 고려하는 것이 유용하다.

관절운동의 요철(凹凸)의 법칙

Concave and convex rule of joint movement

간단히 말해서, 각 관절에는 오목한 면과 볼록한 면이 있다. 팔꿉관절 복합체를 예로 들어보자. 우리가 경첩관절의 역학에 초점을 맞춘다면 관절의 일부가 자뼈(척골)의 도르래 패임(활차절흔)으로 구성되고 위팔뼈(상완골)의 도르래와 관절을 형성한다는 것을 알 수 있다. 도르래가 볼록한 모양인 것에 반해서 도르래 패임은 오목한 모양이다. 고려해야 할 중요한 학습 요점은 작용을 만들어내기 위해 뼈의 어느 부분이 움직이는가이다. 여기서 도르래 패임은 도르래 위를 이동한다. 도르래 패임이 위쪽으로 이동하면 아래팔도 이동하기 때문에 관절의 굽힘이 가능해진다. 즉, 오목한 부분이 움직이면 팔과 같은 방향으로 움직인다.

이것을 기억해두는 방법: "동굴 안에 있는 사람들은 함께 있다"

어깨관절에는 볼록한 모양의 위팔뼈머리가 있어 얕은 오목한 모양의 관절오목(관절와)을 가로지르고 있다. 위팔뼈머리가 소켓 내에서 아래쪽으로 이동하면 팔은 위쪽으로 이동한다. 이것을 요철(凹凸) 법칙과 관련시킨다. – 볼록한 면이 이동하면 팔이 이동하는 방향과는 반대방향으로 이동한다.

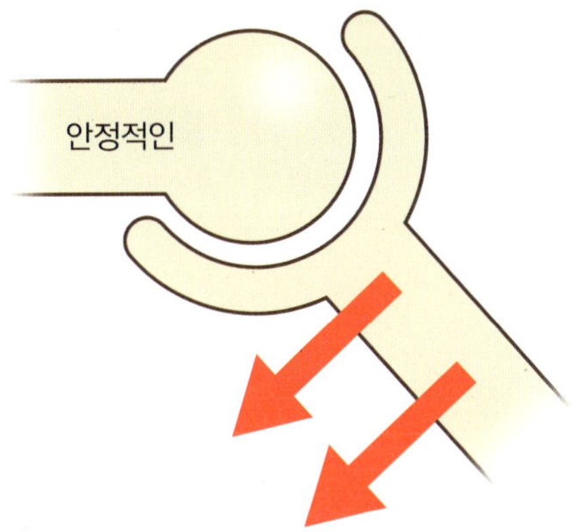

팔꿉관절 복합체에서의 오목 면의 움직임

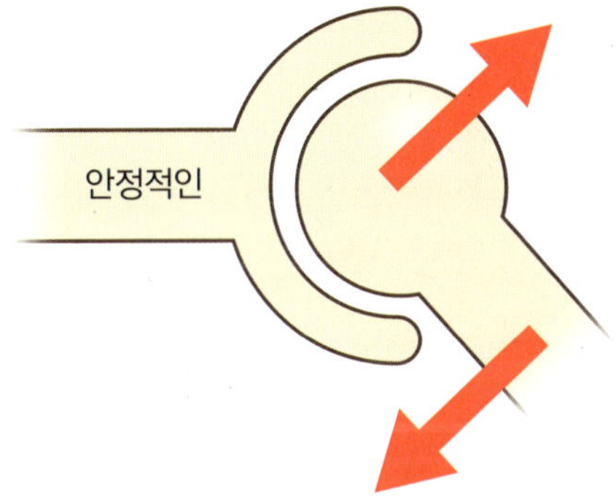

오목위팔관절(glenohumeral joint)에서의 볼록면 움직임

이것은 기능적 관절의 운동학 또는 관절이 효율적으로 작동하는 능력에 중요하다.

관절 가동범위(joint ROM)를 평가할 때는 전체 범위를 고려하고 어떤 제한적 구성요소를 확인한다는 것을 잊어서는 안 된다. 이것은 관절의 기능 분석을 돕고 추가적인 평가, 치료, 재활을 위한 로드맵을 제공한다.

표 1은 다양한 관절의 가동범위를 재확인하는 데 도움이 된다. 표를 사용하여 정상적인 범위와 모든 움직임(즉 능동적, 수동적 및 저항) 범위에 관한 가능성 있는 제한을 고려한다.

근육의 활성화와 강도의 평가와 검사 *Assessing and testing muscle activation and strength*

근육이 작동하기 위해서는 흥분할 필요가 있다. 이것은 이상하게 들릴지도 모르지만 흥분성은 신경 임펄스에 반응하는 골격근의 독특한 능력이다. 근육은 움직임을 만들어내기 위해 수축

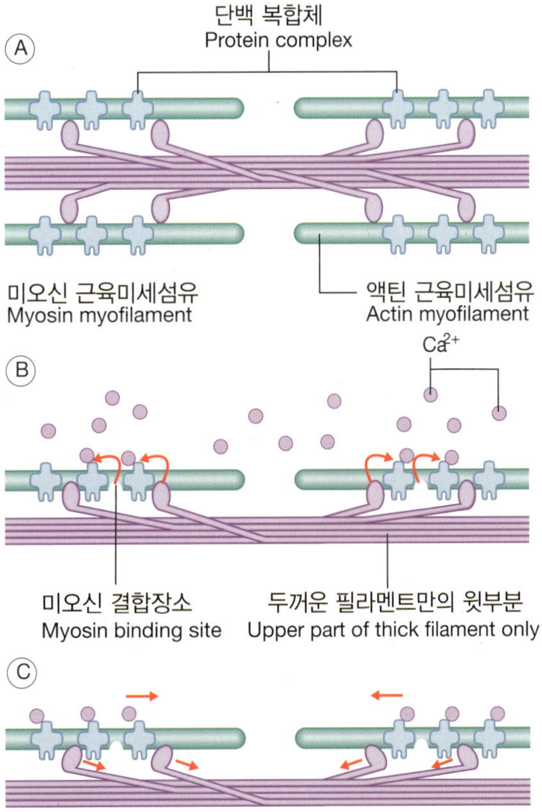

활주 필라멘트 이론

표 1 가동범위

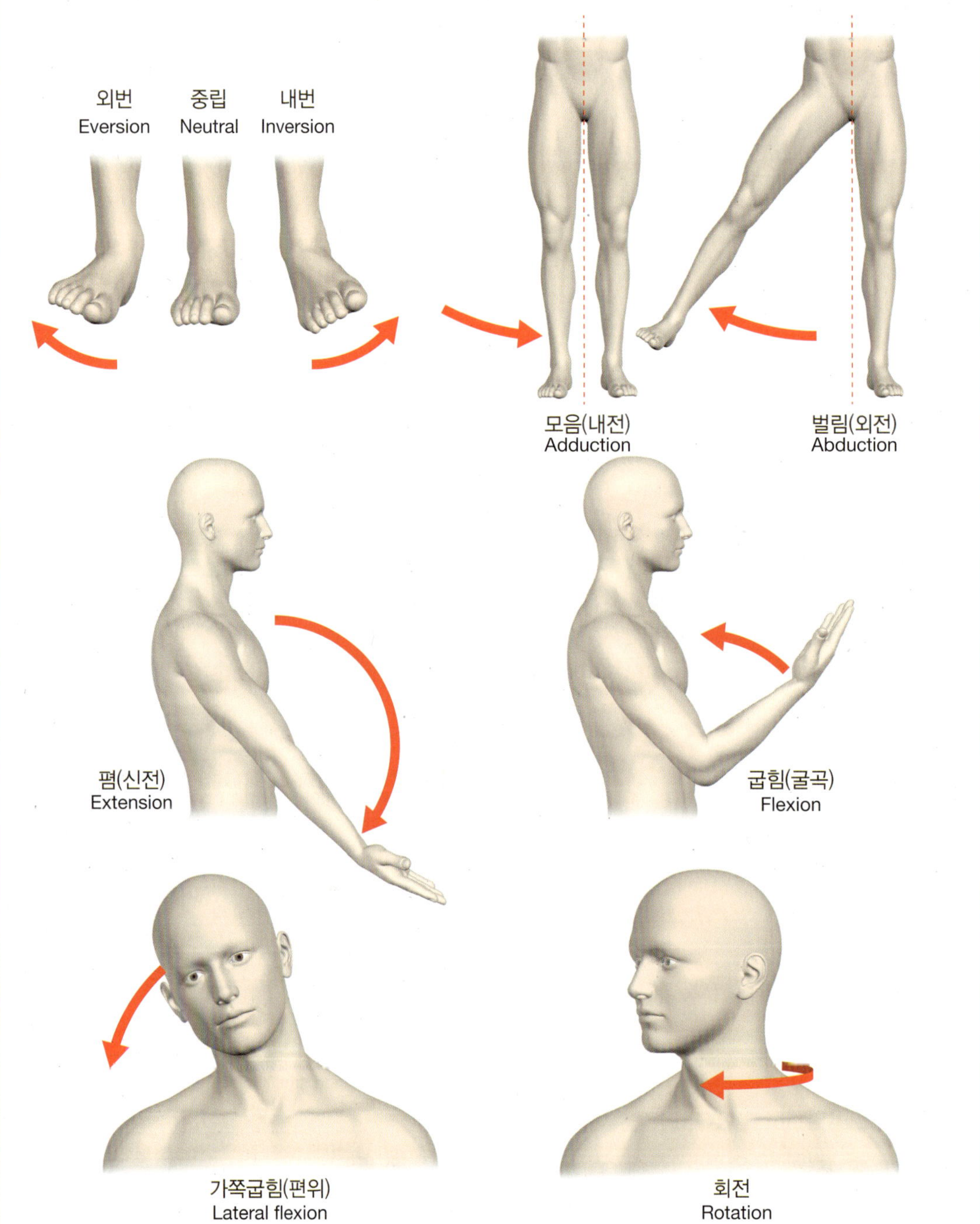
외번
Eversion
중립
Neutral
내번
Inversion
모음(내전)
Adduction
벌림(외전)
Abduction
폄(신전)
Extension
굽힘(굴곡)
Flexion
가쪽굽힘(편위)
Lateral flexion
회전
Rotation

표 1 계속

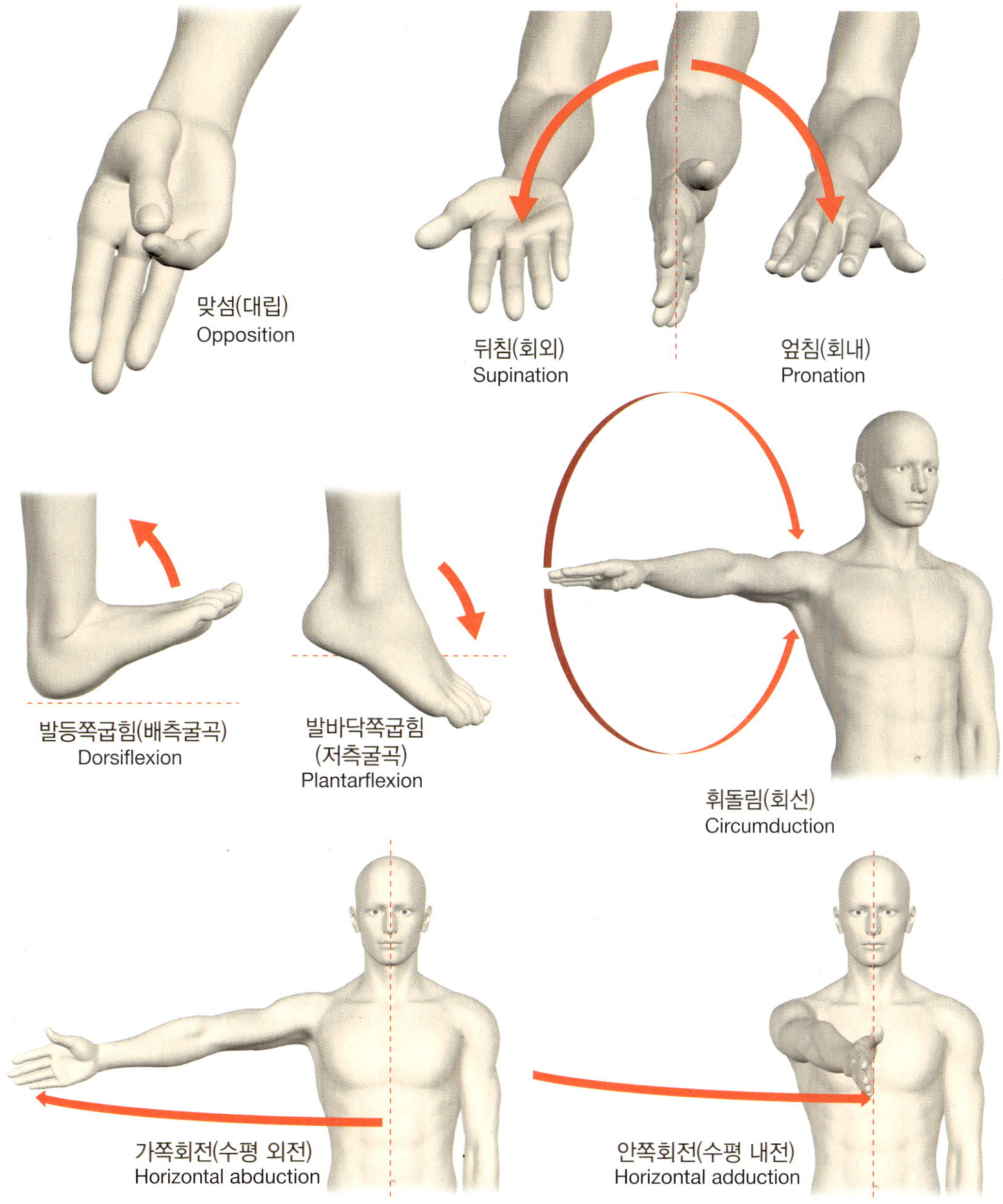
맞섬(대립)
Opposition
뒤침(회외)
Supination
엎침(회내)
Pronation
발등쪽굽힘(배측굴곡)
Dorsiflexion
발바닥쪽굽힘
(저측굴곡)
Plantarflexion
휘돌림(회선)
Circumduction
가쪽회전(수평 외전)
Horizontal abduction
안쪽회전(수평 내전)
Horizontal adduction

표 1 계속

작용	면	축
굽힘/폄	시상면	수평축/이마축
벌림/모음 가쪽굽힘 내번/외번	이마면	앞쪽/뒤쪽
안쪽회전 및 가쪽회전 수평 굽힘 뒤침/엎침	가로(횡단)면	수직/세로(종단)축

및 신장하는 복잡한 구조이다. 해부학적으로 말해서, 총 기능 수축단위는 결합조직, 힘줄 및 신경분포를 포함하는 근육과 관련되는 연부조직으로 구성된다. 활주 필라멘트 이론(sliding filament theory)은 생리학적 반응을 설명하고 근육 미세섬유인 액틴과 미오신의 결합과 결합해제, 크로스브리지의 형성, 파워 스트로크(power strokes) 및 수축 그 자체의 지속 가능성을 관련시킨다.

골격근의 두 번째로 동등하게 중요한 특성은 수축 후에 원래의 형태로 되돌리는 능력이다. 이것은 탄력성이라 불린다. 고무 밴드가 신장하고 있는 것을 상상해보자. 신장(stretch) 단계 후 이것은 원래의 형태로 되돌아간다.

근육의 활성화와 수축을 이해하는 능력은 근육과 연부조직이 기능적으로 효과적인지 어떤지를 검사하기 위한 유용한 플랫폼을 제공한다. 근육검사에 의해 검사자는 정적(관절의 고정 위치) 또는 동적(가동범위[ROM]를 통해) 수축을 통해 근육의 힘 생성과 함께 활성화 패턴을 평가할 수 있다.

근육의 검사는 발화(firing)와 활성화를 평가하기 위한 촉진에서부터 근육작용에 대해 반대방향으로 가해지는 저항력까지 그 범위가 다양할 수 있다. 이 내용에서는 원칙, 지시, 고객의 자세잡기 및 검사 방향성을 설명하기 위해 다양한 근육검사 형식을 고려하고 이것에 의해 검사의 사용방법을 더 잘 이해할 수 있다. "검사자(examiner)"와 "전문가(practitioner)"라는 용어는 이 내용의 다양한 사용자 집단을 강조하기 위해 같은 의미로 사용되고 있다.

수동 근육검사 *Manual muscle tests*

이 검사 집단에는 검사자가 저항을 가하는 강도검사 평가가 포함된다. 이것은 검사자 이외에는 장비가 필요 없기 때문에 현장에서의 평가 그리고 급성 평가에 적합하다. Kisner와 Colby (2002)는 검사에 의해 검사자가 고객의 노력에 대응하여 가해지는 저항을 조절하고 조정하는 것을 가능케 한다고 거듭 제안하고 있다. 저항은 검사하는 동안 내내 고객이 최대의 노력을 달성할 수 있도록 ROM(가동범위)을 통해 추가로 변경할 수 있다. 이들 검사에 대한 가능성 있는 불리한 점은 모든 결과가 주관적인 정보와 검사자가 효과적인 수축을 가능성 있는 기능장애와 식별하는 능력에 의존하고 있다는 것이다. 검사자 자신의 힘, 자세 및 형태학(morphology)은 검사결과에 나쁜 영향을 미칠 수 있다.

등척성 파단검사

등척성 파단검사(isometric break tests) (표 2)는 비교적 신속하고 효율적이다. 이들은 중립과 중간범위의 관절위치에서 수행된다. 그 위치는 관절에 가해지는 응력을 제한하고 비수축성 관절구조로부터의 간섭을 더욱 줄일 수 있다. 이들의 검사에 대해서는 고객에게 그 위치를 유지하도록 지시하는 것이 중요하다. 한편, 검사자는 몸쪽 분절을 지지하고 안정시켜, 관절을 움직이거나 먼쪽 분절에 일치하는 저항을 가함으로써 그 위치를 "파단"하려고 시도한다. 이 저항력은 반대방향이지만 고객의 노력과 동등하다. 강도검사의 결과를 추가로 확인하기 위해서는 근육을 그 운동과 반대방향으로 신장하는 것은 유용할지도 모른다. 다리 폄근으로 인한 통증과 근약증(weakness)의 양성 결과가 있는 경우, 다리의 폄근을 신장할 때에 통증이 인지되는 경우도 있다.

파단검사를 채점하는 경우, 유지하는 최대의 저항에 따라 근육의 등급을 매기는 것이 중요하다. 표 3에는 조사결과의 문서화에 사용될 수 있는 등척성 등급화 척도가 포함되어 있다.

표 2 등척성 파단검사

강하고 통증이 없다	정상적인 반응을 나타낸다.
강하고 통증이 있다	잠재적으로 근육힘줄 접합부 또는 근육의 병변을 나타낸다. 이것은 급성 손상에서 더 일반적이다.
약하고 통증이 없다	신경 관련 손상 또는 근육힘줄 파열을 나타낸다. 수축 기능은 통증을 유발하지 않고 상실될 수 있다는 것에 주목하는 것은 중요하다. 이것은 파열의 유형 및 섬유의 손상에 좌우된다.
약하고 통증이 있다	골절과 같은 뼈의 외상에서부터 불안정한 관절까지에 이를 수 있는 중상을 나타낸다.

표 3 파단검사 등급척도※

등급	설명
5	중력과 최대 저항에 대한 검사 자세를 유지한다.
4	중력과 중등도의 저항에 대한 검사 자세를 유지한다.
4−	중력과 중등도 저항보다 작은 저항에 대한 검사 자세를 유지한다.
3+	중력과 최대 저항에 대한 검사 자세를 유지한다.
3	저항이 없는 중력에 대한 검사 자세를 유지한다.

※ Clarkson(2000), cited in Shultz et al. (2016)에서 변경.

단계별 수동 근육검사

이들 검사에서는 전체 또는 부분적 ROM을 통해 중력에 대해 가해진 저항을 사용하여 강도를 검사한다. 이들 검사는 단순히 중간 범위에서만이 아니라 ROM 전체를 통해 근육 기능을 검사하고 모니터링을 하고 개개의 근육이 기여하는 정도를 더 잘 평가하기 때문에 파단검사보다 더 많은 정보를 제공한다. 근육은 개별적으로 또는 집단 내에서 검사될 수 있다. 집단검사는 개별 근육으로부터의 기여를 항상 분리하는 것은 아니다. 수동 근육검사는 또한 근육의 약함과 통증의 장소와 가능성 있는 이유에 관한 신뢰할 수 있는 정보를 제공할 수 있다.

이들 검사는 검사대상 근육이 용이하게 분리되는 방식으로 검사 받는 고객을 주의 깊게 자세잡기를 함으로써 가장 잘 수행된다. 검사자는 한쪽 손으로 몸쪽 분절을 안정시키고 한편, 또 다른 손으로 먼쪽 분절에 저항을 가한다. 이것을 해부학적으로 해석하면 안정화는 근육의 기시부에 있고 정지부에서 저항이 가해진다는 것을 의미한다. 저항은 검사하는 근육섬유의 방향성에 따라 가해져야 한다. 근육 움직임의 보상 또는 대체를 모니터링하는 것은 중요하다. 이것은 주의 깊은 고객의 자세잡기와 분절의 안정화에 의해 용이하게 관리할 수 있다.

표 4는 중력저항 근력검사의 기준을 설명하고 있다.

수동 근육검사 기법에서 효과적이기 위해서는 근육을 확인하고 촉진하는 것만이 아니라 해부학을 근육기능과 자세에 관련시키는 것이 중요하다.

수동 근육검사 기법의 체크리스트

- 동의를 포함하여 고객에게 명확한 의사전달과 지시를 제공한다.
- 검사할 근육 또는 근육집단의 기시부, 정지부 및 작용을 확인한다.
- 호흡 정지를 포함하여 가능성 있는 보상적 운동과 근육을 관찰하고 모니터링을 한다.
- 최대 지지와 안정화가 되도록 고객을 위치시킨다.
- 최상의 역학적 이점과 적절한 저항선을 위해 스스로를 위치시킨다.
- 몸쪽 분절을 안정시킨다.
- 근육기능을 수반하는 직접적인 견인선에서의 먼쪽 분절에 저항을 가한다.
- 어떤 보상운동 또는 대체운동의 모니터링을 함으로써 작용을 완료한다.
- 움직임을 완료할 수 없는 경우는 중력을 최소화하거나 제거하여 검사하도록 고객의 자세를 바꾼다.
- 조사결과를 문서화하기 위해 적절한 등급척도를 사용한다.
- 임상 일지에 조사결과를 기록한다.

표 4 중력저항 근력검사의 기준※

수치	단어 설명	임상 설명
5	정상	중력과 최대 저항에 대항하여 ROM을 완성한다.
4+		중력과 거의 최대의 저항에 대항하여 ROM을 완성한다.
4	양호	중력과 중등도의 저항에 대항하여 ROM을 완성한다.
4−		중력과 최소 범위 >50% 범위에 대항하여 ROM을 완성한다.
3+		중력과 최소 범위 <50% 범위에 대항하여 ROM을 완성한다.
3	보통	손에 의한 저항 없이 중력에 대항하여 ROM을 완성한다.
3−		중력에 대항하여 ROM을 완성하지 못하지만, 절반 이상의 범위를 완성한다.
2+		중력에 대항하여 ROM을 시작하거나 또는 약간의 저항에 대항하여 최소화된 중력으로 범위를 완성한다.
2	불량	최소화된 중력으로 ROM을 완성한다.
2−		최소화된 중력으로 ROM을 완성할 수 없다.
1		근육 수축을 촉진할 수 있으나 관절운동은 없다.
0	제로	촉진되는 수축 또는 관절운동이 없다.

※ Shultz et al. (2016)에서 변경.

이 장에서 우리는 등척성 및 등장성 근육검사를 살펴보았다. 어느 기법을 사용할 것인지를 결정하는 데는 기법 사이의 단순한 비교가 필요하다(표 5).

신체운동학 근육검사
Kinesiology muscle testing

이 근육검사의 방법은 Dr George Goodheart DC에 의해 도입되었고 응용 신체운동학(applied kinesiology)에서 사용되었으며, 그리고 카이로프랙터 및 다른 연부조직 전문가에 의해 사용되었다(Cuthbert & Goodheart 2007). 고객은 수동적으로 근육의 부착부(기시부와 정지부)를 서로 접근시키는 자세로 배치되고 다음으로 그 자세를 유지하도록 지시받는다. 한편, 전문가는 양호하고 자연스런 신체의 움직임을 사용하여 그들의 신체를 약간 흔들어 움직여 팔다리에 약간의 압력을 가한다. 약간의 압력에 일치하도록 수축을 활성화함으로써 근육이 반응하는 경우, 근육은 "강한" 것으로 간주된다. "약한" 반응은 고객이 이 약간의 움직임과 이것에 이어지는 압력에 반응할 수 없을 때 일어난다.

신체의 움직임은 신뢰할 수 있는 검사의 핵심이다. 전문가는 탁월한 수동 조작기법을 갖고 팔다리를 배치하기 위해 신속하고 흐르는 것 같은 움직임을 사용해야 한다. 너무 느리거나 육중하게 움직이면 고객이 보상적 근육을 동원하게 된다.

응용 신체운동학 학자는 특정 근육에 대한 연

표 5 등척성 근육검사와 등장성 근육검사의 차이

	등척성	등장성
장점	관절을 움직이는 것이 어렵거나 또는 금기일 때 유용하다.	등심성 및 신장성 근력요소를 모두 포함하고 있다.
	최소의 장비가 필요하거나 장비가 필요 없다.	복수의 근육과 관절의 검사를 가능케 한다.
		닫힌 연쇄의 체중부하 자세에서의 검사를 가능케 한다.
		강도를 위한 정량화된 측정치(metric)를 제공한다.
단점	특정 관절위치의 강도를 측정하는데 반드시 ROM을 통해 기능을 측정하는 것은 아니다.	최대 강도검사를 가장 약한 가동범위 부위로 제한한다.
	객관적인 강도 측정이 결여된다.	다관절 또는 근육검사 중에 더 강한 근육이 더 약한 근육을 보상 또는 대체할 수 있도록 한다.

관성을 부여한다. 그들은 근육을 침술치료의 경락과 기관에 결부시킨다. 이것은 살림손길(Touch for Health)라 불리는 신체운동학의 한 분야에서 널리 볼 수 있다. 일부 응용 신체운동학 학자는 특정 감정상태가 하나의 근육 또는 근육집단을 약화시킬 가능성이 있다는 것을 인식하고 있다. 마무리를 위해 이들 연관성은 이 책 안에 열거하였다.

촉진 *Palpation*

이 책 전체를 통해서 우리는 촉진기법(palpation techniques)을 탐구한다. 이 방법은 연부조직 문제의 위치를 찾는 과정에서 중요하며 이러한 촉진 검사가 효과적임을 보장한다. 촉진은 숙달하는 것이 어려운 기법이며 많은 연습이 필요하다. 이상적으로는 효과적으로 촉진하기 위해서는 우리는 눈으로가 아니라 손과 손가락 끝 바닥(pad)으로 볼 필요가 있다. 촉진은 느낌을 통해 연부조직 구조와 긴장 내의 다양한 조직과 변화를 확인할 수 있다. Biel과 Dorn(2014)은 그들의 텍스트 *"Trail Guide to the Human Body"*에서" "위치 찾기(location)", "인식하게 되는 것" 및 "평가"라는 세 가지 중요한 요소를 확인함으로써 촉진을 설명하고 있다. 첫 두 가지 요소는 기능해부학을 확실하게 이해할 필요가 있다. 촉진은 듣는 능력, 조용히 호흡하는 능력, 탐구되고 있는 구조에 집중하는 능력과 결부된 반복적 움직임을 통한 손의 기술을 필요로 한다. 아래의 것은 촉진기술 개발에 도움이 되는 몇 가지 유용한 힌트이다.

1. 접촉할 때는 살피고 있는 구조에 손가락이 반응하여 민감해질 수 있도록 한다. 양손에 의한 접근법을 사용함으로써 즉, 한 손을 다른 손 위에 포갬으로써 촉진하는 손 안에서 반응성과 민감도를 미세 조정할 수 있을지도 모른다. 촉진하는 손가락에 보조하는 손가락을 사용하고 있다 해도 창의력을 발휘하고 손가락을 사용하여 작은 구조의 정확한 위치를 찾아내어 촉진한다는 것을 잊지 말아야 한다.
2. 눈을 감아 촉진되고 있는 구조를 인식할 수 있도록 한다. 눈을 감으면 시각적인 주의산만이 없어져 다양한 또는 특정 구조를 찾아내는 데 집중할 수 있게 된다.
3. 먼저 자기 자신의 신체에 대해 연습한다. 이것은 고객에 대해 사용할지도 모르는 기법과 터치하는 힘을 체험하는 데 중요하다. 여러분의 신체를 연습 가이드로서 사용함으로써 여러분은 압력, 쾌적함, 불쾌감 및 구조 변화를 인지하게 된다. 동의를 얻어, 다른 동료에 대해 연습하고 되먹임을 청취한다.
4. 촉진하기 전에 촉진하고 싶은 구조를 조사함으로써 깔끔하게 작업한다. 촉진할 때 교과서를 계속 펴 둔다. 이것은 여러분이 그 영역을 더 효과적으로 찾아갈 수 있게 한다. 장거리 자동차 여행을 생각해보라. 여러분이 가는 길을 조사하고 관심 있는 장소를 확인하여 가능성 있는 장벽을 이해한다면 여러분은 더 준비를 갖추어 체험을 더 잘 즐길 수 있게 된다.
5. 고객의 요구에 민감해질 것. 촉진을 시작할 때, 여러분은 이들 구조에 도달하기 위한 액세스할 지점을 완전히 찾지 않고 심부 구조를 탐색하기를 바랄지도 모른다. 양호한 기법은 먼저 조직을 여러분의 손 안에 끌어들임으로써 천천히 작업하는 것이다. 경계와

경계선을 조심스럽게 탐색하고 고객과 의사소통하여 압력과 가능성 있는 통증 출력을 평가한다.

6. 글라이딩(gliding), 스트러밍(strumming), 롤링(rolling) 및 직접 압력과 같은 다양한 촉진 기법에 익숙해진다. 구조를 따라가고 이들이 다른 구조와 어떻게 정렬하고 소통하는지를 고려한다.
7. 구조상의 위치를 확인하고 찾는 데 도움을 주기 위해 움직임을 사용한다. 일부 구조는 정적인 위치에서 찾나내는 것이 어렵다. 팔다리를 움직임으로써 더 심부의 구조에 더 잘 파악할 수 있다. 저항력을 가하는 것은 구조를 노출시켜 양쪽의 정렬, 형상 및 구성을 비교하는 데 유용하다.
8. 한 장의 종이를 통해 쌀알을 느끼는 것을 연습한다. 그 다음에 모래알을 사용하여 반복한다. 옥수수 전분과 물의 혼합물을 사용하여 진한 페이스트를 만든다. 옥수수 전분 안에서 손을 움직이면 매끈하고 한결같고 흐르는 움직임이 쉽사리 일어나지만, 예리하고 빠르고 쿡쿡 찌르는 것 같은 움직임은 옥수수 전분에 의해 저항을 받는다. 옥수수 전분 혼합물에 약간의 작은 물건을 떨어뜨리고 살짝 접촉하여 이들을 찾아내어 확인한다.
9. 바디 페인팅을 사용하여 주요 해부학적 구조를 시각화한다. 골격(skeleton) 또는 해부학적 모델을 사용하여 해부학적 랜드마크를 갱신한다. 이들을 적절한 분절 내에서의 촉진을 위한 기준점으로서 사용할 수 있다.
10. 작은 탑을 만들기 위해 자갈(pebble)을 겹겹이 쌓아 균형 잡기를 연습함으로써 촉진 기술을 개선한다. 균형을 이루기 위해 필요한 손재주는 촉진에 도움이 된다.

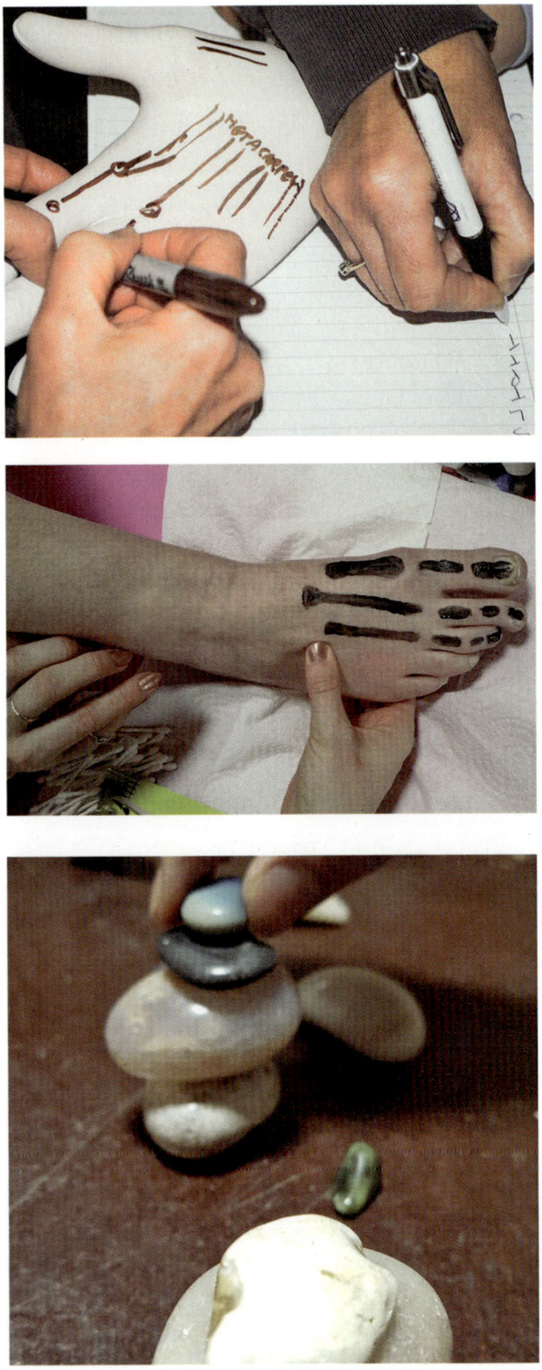

촉진기술의 개선

요약하면, 먼저 관찰하고 두 번째로 촉진하며 그 다음으로 촉진에 의한 움직임을 사용하여 표면 깊숙이 있는 근육을 찾아낸다.

바이오텐세그리티와 근막 - 결합조직 시스템
Biotensegrity and fascia –the connective tissue system

우리가 시체를 해부하고 해부학 학습의 전통적 모델의 가치에 의문을 제기하기 시작하면 우리는 더 복잡하고 관련된 결합조직 시스템이 움직임을 지지하고 복잡한 움직임 패턴을 가능케 하는 틀을 형성한다는 것을 곧 인식하게 된다.

배아 발생에서부터 우리는 궁극적으로 우리를 엮어주는 "메타-막(meta-membrane)"을 형성한다. 이 메타-막 또는 근막 웹(fascial web)은 근육과 장기의 형상과 형태를 제공하고 움직임과 기능을 가능케 하는 구조물을 함께 묶는다.

기저에 있는 지지는 복잡한 웹과 웹 패턴을 신체를 통해 엮는 근막의 연속(train)과 걸이(sling)에서부터 비롯되고, 국소의, 부위의, 전신의 구성요소를 연결한다. 많은 해부학 교사는 골격이 체내의 지지를 위한 힘을 제공한다고 가르치고 있다. 우리가 근육을 제거한다면 골격은 뼈의 집합체에 지나지 않는다.

바이오텐세그리티 기하학적 구조 모델은 스트레스가 신체에 가해지면 그 스트레스는 압축되는 것이 아니라 분산된다는 것을 설명하고 있다.

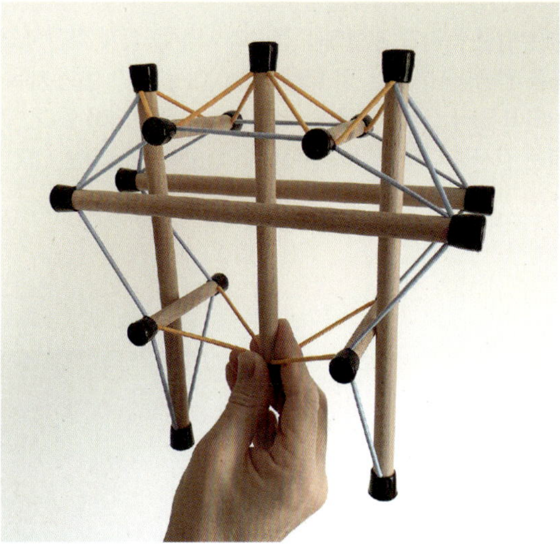

골반과 다리의 바이오텐세그리티 표현

이것은 국소 손상이 어떻게 전체적인 스트레인 패턴이 될 수 있는지를 설명하기 시작한다. Tom Myers의 연구는 바이오텐세그리티를 통해 결합조직 시스템 내와 전체에 어떻게 스트레인 패턴이 분포되어 있는지를 보여주기 위해 체내의 근막 연속을 확인하고 정의하는 것에 중점을 두고 있다(Myers 2014).

근막이 긴장 네트워크와 신체 내 틀로서 가지는 의미는 우리가 근육검사를 시행할 때 연부조직을 고려해야 한다는 것을 의미한다. 즉, 하나의 근육은 그 주위의 근막과 그 안에 있는 근막이 올바른 긴장상태에 있는 경우에만 기능할 수 있다.

안내문

이 매뉴얼은 독자가 관련되는 정보와 사실을 쉽게 확인하고 그 다음에 핵심 근육검사를 학습 또는 수정할 수 있도록 만들어져 있다. 이 내용의 레이아웃은 각 항의 제목, 정보 및 삽화를 제공함으로써 학습을 통합하도록 설계되어 있다. 각 부분은 하나의 선으로 구분되어 있다. 각 부분은 설명되어 있는 검사를 실질적인 방법으로 설명된 검사를 나타내어 보여주는 비디오에 링크되는 QR 코드로 마무리 짓고 있다.

이 부분에서는 근육의 해부학적 개요와 방향성을 그 연관된 작용, 동맥 및 신경의 분포와 함께 제공한다. 이 항을 이용하여 근육해부학을 갱신, 개정 또는 학습한다.

근육검사 - 몸통(TORSO)과 체간(TRUNK)

큰가슴근(빗장뼈 및 복장뼈 부분)

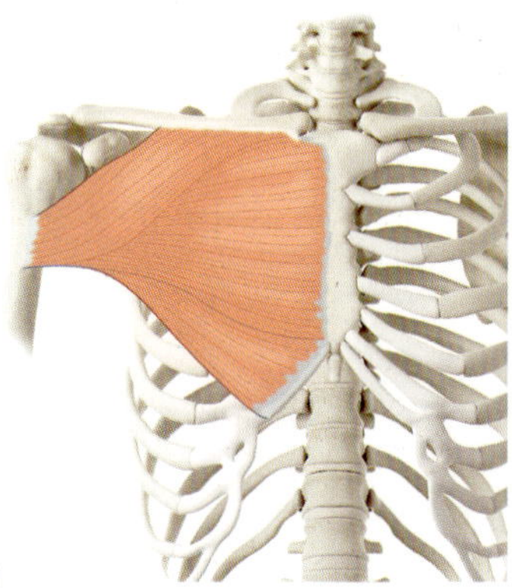

기시부

상부섬유 – 빗장뼈의 안쪽 절반

중부섬유 – 복장뼈의 앞·가쪽 부분

하부섬유 – 제1-6갈비뼈의 갈비연골

정지부

위팔뼈 두갈래근고랑의 가쪽입술

(큰돌기[대전자]의 능선)

작용

전체 섬유:

오목위팔관절의 모음(내전) 및 안쪽회전

강제 들숨(흡기) 동안에 흉곽의 올림을 보조한다.

(팔이 고정되어 있을 때)

상부섬유(빗장뼈부분):

오목위팔관절의 수평 모음을 보조한다.

오목위팔관절에서 어깨의 굽힘

신경분포

안쪽 및 가쪽 가슴근신경

C5-8, T1

동맥분포

가슴배(흉복) 체간에서부터

임상적 사실의 부분은 근육과 관련되는 유용한 사실과 정보를 제공한다. 이 부분에서는 임상 평가와 구조의 정렬에 중점을 둔다.

임상적 사실

모음과 안쪽회전을 위해 넓은등근, 어깨밑근 및 큰원근과 상승적으로 작용하고 굽힘을 위해 어깨세모근 앞섬유 및 부리위팔근(오훼완근)과 상승적으로 작용한다. 이 근육은 갈비뼈, 복장뼈에 있는 복수의 정지부를 가질 수 있기 때문에 그 자체가 대항근이다. 그 정지부가 흉벽 위에 있거나 또는 흉벽을 따라 있기 때문에 하나의 중요한 호흡근이라 생각된다. 빗장섬유는 더 먼쪽에 부착하는 경향이 있지만, 갈비뼈복장뼈(늑흉골) 섬유는 몸쪽에 부착한다. 어깨 굽힘을 60°까지 보조한다. 큰가슴근은 강력한 수평 모음근(내전근)이고 팔굽혀펴기, 벤치 프레스, 던지거나 주먹으로 치는 움직임과 같은 운동을 하는 동안 몸통을 안정시키기 위해 사용된다. 근육이 과도하게 발달하면 어깨 자세에 부정적으로 영향을 주어 더 구부정한 모양새를 야기한다. 근육의 한쪽이 결여되면 여성보다는 남성에 더 영향을 미치는 폴란드 증후군(Poland syndrom)이라 불리는 선천성 장애를 나타낸다.

큰가슴근

촉진

1. 고객은 반듯이 누운 자세, 옆으로 누운 자세 또는 어깨(오목위팔관절)를 앞쪽으로 90°까지 굽혀서 앉은 자세의 어느 하나가 된다.
2. 촉진하는 손가락을 근육섬유 위에 놓고 여러분이 검사하기를 원하는 부위를 주의 깊게 촉감으로 느낀다. 섬유패턴을 따라간다는 것을 잊지 말아야 한다.
3. 근육섬유의 수축을 완전히 촉진하기 위해서는 고객에게 가슴을 가로질러 팔을 이동하도록 지시하고 한편, 검사자는 저항에 대항하는 힘을 가한다.
4. 근육조직 내 수축에 주목하기 바란다.
5. 더 민감한 촉진기법은 검사자가 손가락으로 집기, 또는 앞쪽 겨드랑이 주름(axillary fold)으로 꽉 쥐는 것을 수반하고 한편 고객의 팔은 앞쪽으로 굽혀 있다.

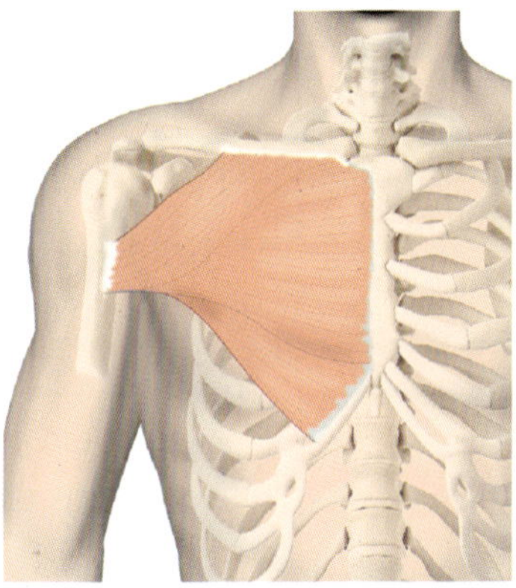

근육검사를 성공시키는 핵심은 근육을 촉진하여 그 위치를 찾아내는 것이다. 이 부분은 표면 및 심부의 해부학적 방향성의 양쪽을 주의 깊게 이해함으로써 관련된 정지부 구조를 찾아내기 위해 지침과 길잡이를 제공하도록 설계되어 있다.

수동 근육검사

자세 반듯이 누운 자세

이 근육에 대해서, 검사는 두 부분으로 시행하는데, 하나는 복장뼈머리, 또 하나는 빗장뼈머리에 대해 시행한다.

복장뼈머리 (A)

어깨(오목위팔관절)를 90°로 굽히고 팔을 완전히 안쪽으로 회전시킨 반듯이 누운 자세.

빗장뼈머리 (B)

어깨(오목위팔관절)를 90°로 굽히고 팔을 대략 45°로 안쪽회전을 시킨 반듯이 누운 자세.

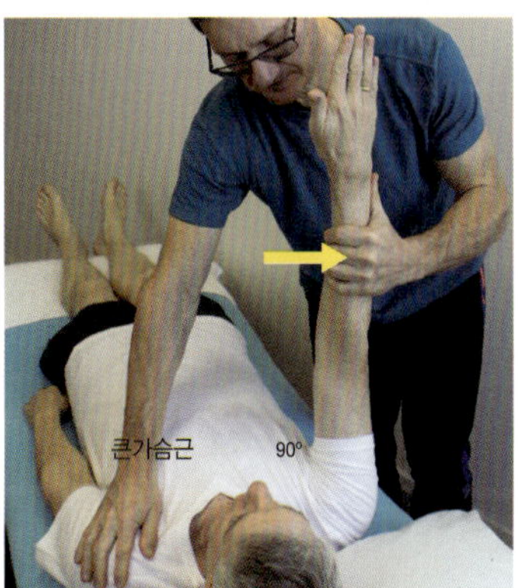

이 부분은 일련의 고려사항을 통해 사용자를 안내하도록 주의 깊게 설계되어 있다. 즉, 근육의 효과적이고 정확한 검사를 보장하기 위한 환자의 자세잡기, 힘의 발생 및 안정화 기법을 고려한다. 근육검사는 거듭 등급별, 수동 및 신체운동학적으로 나뉜다. 이 부분은 내용에서 설명된 기법의 교육용 녹화를 위한 비디오 코드로 마무리를 짓는다.

이 책을 사용하는 방법
How to use this book

학습의 요점 Learning points

이 책의 제목이 시사하고 있는 것처럼, 이것은 근골격의 해부학을 기반으로 그림으로 설명하는 기법을 적용함으로써 학생과 전문가에게 신속하게 정보에 전달할 수 있도록 개발된 간결한 안내서이다. 60개 이상의 근육으로 이 책에서 상세히 기술되어 있는 각 근육은 기시부, 정지부, 근육섬유 배열, 신경과 혈관의 분포 및 작용의 개요를 독자에게 제공한다. 이것은 다양한 근육검사를 고려할 때 중요하다. 각 근육검사는 사진, 비디오 및 주석을 통해 설명된다. 이 책의 제목이 의미하는 것처럼, 선택된 근육만이 포함되어 있다는 것에 유의하는 것이 중요하다. 이 아이디어는 더 보급되고 일반적인 근육검사를 근육기능에 연관시키는 것이다.

이러한 내용을 사용할 때는 여러분의 지식과 실행 기술을 통합하는 것을 돕기 위해 다음의 학습 요점을 고려한다.

1. 해부학 – 구조물의 위치, 부착부분, 일치성 및 구조물의 깊이를 시각화하고 확인하는 것을 돕기 위해 골격 또는 해부학적 모델을 사용하는 것으로 시작한다. 이것에 의해 여러분이 근골격 구조물의 촉진과 평가에 대한 이해를 심화시킬 수 있다. 연관되는 구조물, 신경혈관 경로 및 기타의 상관관계가 있는 구조물을 고려함이 없이 단순히 근육의 위치를 아는 것만으로는 구조물의 촉진과 검사를 할 수 있게 하기에는 불충분할지도 모른다.
2. 기능 – 평가 및 검사되는 근육의 완전한 기능을 주의 깊게 고려하는 것은 중요하다. 신경근육계의 학습 및 수정에서는 연구 중인 근육에 공통되는 모든 움직임과 부차적인 움직임 패턴을 고려한다. 이것에 의해 고객의 위치결정과 검사 시행을 더 잘 인식할 수 있다. 협동근(synergists), 작용근(agonists) 및 대항근(antagonists)과 이것이 신장성으로 부하될 때의 근육의 영향을 고려한다.
3. 개인검사 대 집단검사 – 근육검사는 때로는 복잡하게 보일지도 모르며 검사 자세와 신뢰성에 관한 복수의 접근법을 고려할 필요가 있을지도 모른다. 이러한 접근법의 하나는 근육의 집단(예를 들어, 아래팔의 굽힘근군)을 검사하는 것이 더 효과적인지 또는 분리된 개별 근육을 검사하는 것이 더 효과적인지와 관련될 수 있다. 어느 것이 최상인지를 식별하기 위해서는 근육검사의 가치와 목적을 이해할 필요가 있다. 근육검사는 근골격계를 평가하는 동안에 사용되지만 강도 또는 그 결여가 핵심이 되는 임상적 표식이 되는 치료전략에도 동등하게 유용할 수 있다. 근육검사에 접근하는 방법과 어느 검사를 사용할 것인가를 결정할 때에는 다음 쪽의 상자 안의 글에 열거된 질문을 고려한다.

스스로에게 묻는 질문

1. 검사에서는 무엇이 밝혀지는가?
2. 검사에서는 무엇을 밝히지 못하는가?
3. 검사는 바르게 시행되었는가?
4. 고객에 대한 지시는 확실하고 분명한가?
5. 고객은 바르게 배치되어 있는가?
6. 고객이 검사에 고통스런 반응을 호소한 경우 근육검사를 사용해야 하는가?
7. 근골격계의 평가과정에서 근육검사를 사용 또는 시행하는 데 가장 적합한 시기는 언제인가?
8. 나의 사고방식/조사결과와 제안된 치료전략을 정당화할 수 있게 하는 검사는 얼마나 결정적인가?
9. 나의 해부학적 이해를 검사결과와 관련시켰는가?
10. 신경근육 조직의 해부학적 조직의 변동을 고려하였는가?
11. 검사결과는 신경근육 방향성과 관련하여 무엇을 밝혔는가?
12. 현재의 조사결과를 확인하거나 거부하기 위해 사용할 수 있는 다른 검사가 있는가?
13. 불일치성 또는 특이성의 요인이 해명되었는가?
14. 고객이 검사의 경험에 대해 나에게 알려준 것은 무엇인가?
15. 고객으로부터 받은 정보와 검사를 이용하여 의료와 고객관리에 대해 정보에 입각한 선택을 하기 위해 고객 및 검사로부터 받은 정보를 사용하는가?

참고문헌

Barral J (2008) *Understanding the messages of your body*, Berkeley, CA: North Atlantic Books.

Biel A and Dorn R (2014) *Trail guide to the human body*, Boulder, CO: Books of Discovery.

Clarkson HM (2000) *Musculoskeletal assessment, joint range of motion and manual muscle strength*, 2nd edn, London: Lippincott Williams and Wilkins.

Cuthbert SC and Goodheart GJ (2007) On the reliability and validity of manual muscle testing: A literature review. *Chiropractic and Manual Therapies* 15:4. https://doi.org/10.1186/1746-1340-15-4

Kisner C and Colby LA (2002) *Therapeutic exercise: Foundations and techniques*, 5th edn, Philadelphia: FA Davis Co.

Myers T (2014) *Anatomy trains: Myofascial meridians for manual and movement therapists*, New York: Churchill Livingstone, Elsevier.

Shultz SJ, Houglum PA and Perrin DH (2016) *Examination of musculoskeletal injuries*, 4th edn, Champaign, IL: Human Kinetics.

Thie J (1973) *Touch for Health*, Camarillo, CA: De Vorss & Co.

Vizniak NA (2012) *Muscle manual*, Canada: Professional Health Systems Inc.

Walther D (2000) *Applied kinesiology* (synopsis), 2nd edn, USA: Systems DC.

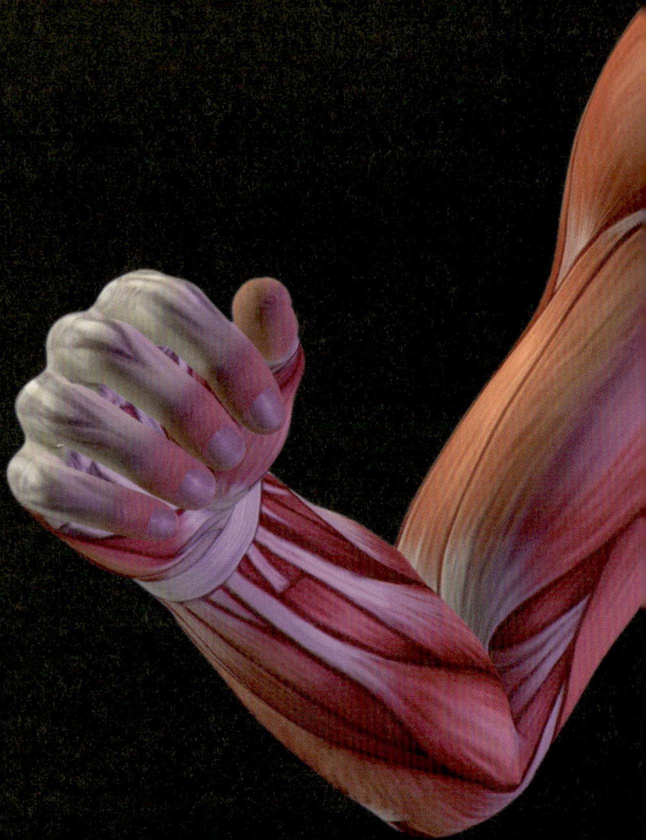

Section 2

부위별 근육검사
MUSCLE TESTS BY REGION

머리 및 목

어깨 및 팔꿈치

아래팔 및 팔목

몸통 및 체간

골반

넓적다리 및 무릎

다리, 발목 및 발

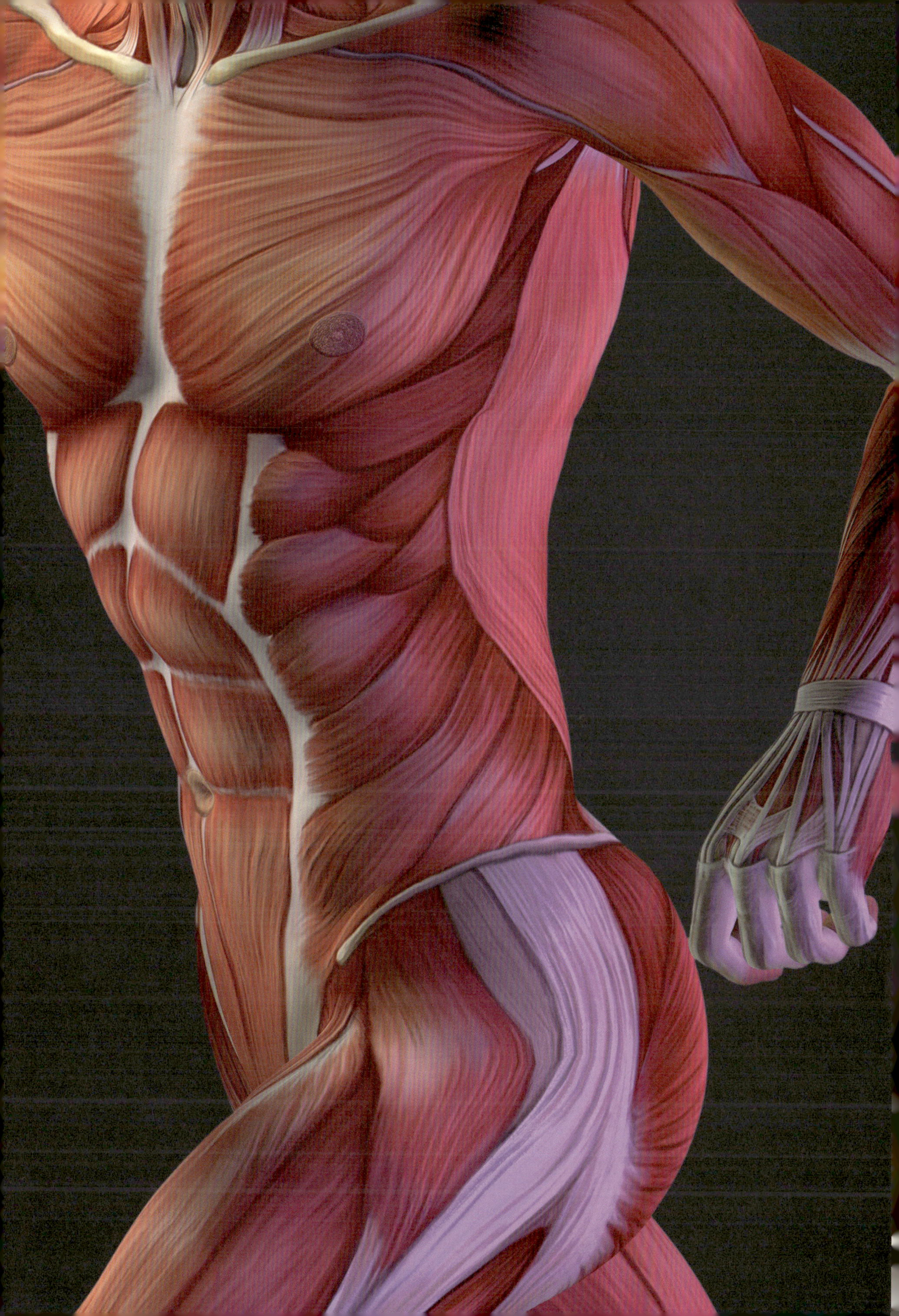

목빗근(흉쇄유돌근)
STERNOCLEIDOMASTOID (SCM)

이 근육의 이름은 중요한 부착 정보를 제공한다.: sterno = 흉골(복장뼈), cleido = 쇄골(빗장뼈), mastoid = 관자뼈(측두골)의 유양돌기(꼭지돌기)

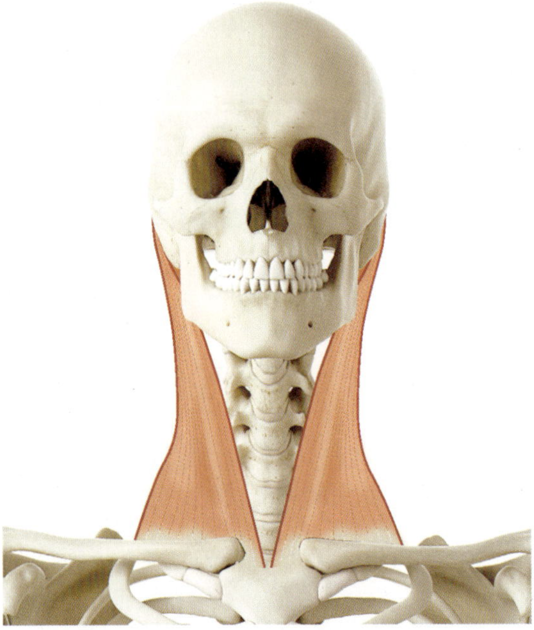

기시부
복장뼈머리(흉골두) – 복장뼈자루

빗장뼈머리(쇄골두) – 안쪽빗장뼈

정지부
관자뼈의 꼭지돌기

작용
머리와 목의 반대쪽으로의 회전

머리와 목의 같은 쪽으로의 가쪽굽힘

양쪽 근육은 목의 앞쪽 굽힘을 돕고 들숨 중에 갈비뼈의 올라감을 보조한다.

목빗근에 신장성으로 부하를 가함으로써 목의 폄을 조절하는 것을 돕는다.

신경분포
척수부신경(CN XI), C2–C3

동맥분포
뒤통수동맥(후두동맥)

위갑상선동맥

임상적 사실

목빗근의 상부섬유는 등세모근(승모근)의 뒤 가쪽 모서리와 혼합될지도 모른다.

일부 해부학자는 복장뼈와 빗장뼈 위의 부착점에 기초하여, 근육의 관련된 기능이 흉곽 앞면의 올라감이라 주장하고, 이것에 의해 부분적으로는 하나의 덧호흡근(accessory respiratory muscle)으로서 설명하고 있다.

목빗근의 위치, 특히 그 안쪽 모서리가 혈관외상을 받기 쉽다. 안쪽 측면은 목동맥(경동맥)과 굴(sinus)에 근접해 있다. 목빗근의 촉진은 목동맥굴 및 동맥에 대한 압력 증가가 혈압의 저하 및 무의식이 일어날 수 있는 발작으로 이어질 수 있기 때문에 주의 깊은 고려가 필요하다.

과도한 폄 또는 굽힘, 예를 들어, 편타성 손상(whiplash trauma)은 목빗근 내의 파열로 이어질 수 있다.

촉진

1. 고객을 앉은 자세로 하거나 머리를 한쪽으로 돌려서 반듯이 눕힌다. 이 자세에 의한 시각 검사는 근육의 모서리를 드러내 보인다.
2. 촉진하는 손가락을 근육섬유의 위에 놓고 고객에게 머리를 한쪽으로 굽히거나 회전시키도록 지시한다. 압력이 높아지면 혈관기능이 저해될 가능성이 있기 때문에 촉진할 때 주의가 필요하다.
3. 근육조직 내의 수축에 주목한다.

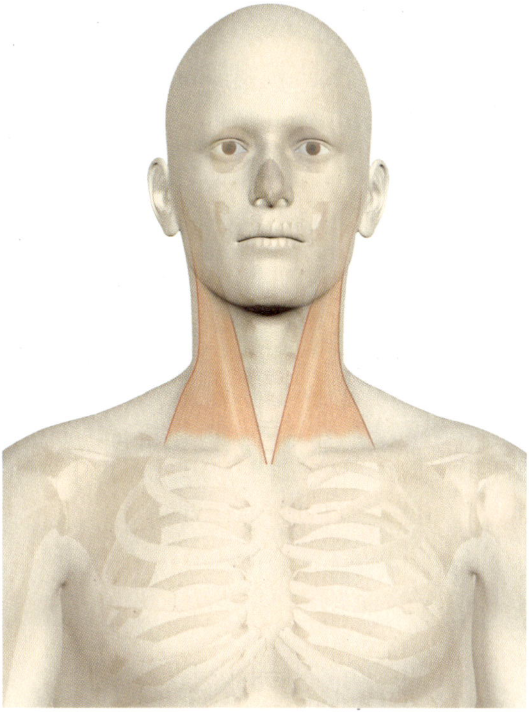

수동 근육검사

자세

목을 굽혀 반대쪽으로 약간 회전시킨 반듯이 누운 자세가 된다.

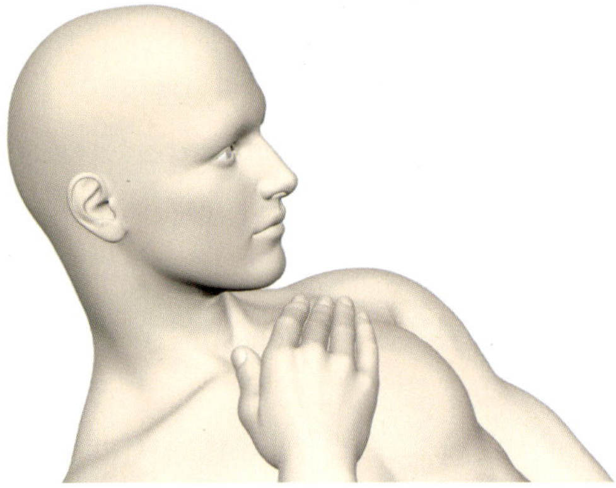

검사

검사자는 이마뼈(전두골)의 측면에 손을 놓음으로써 뒤쪽 및 가쪽으로 저항력을 가한다. 촉진 중에 확인된 목빗근의 해부학적 랜드마크를 따르는 것이 중요하다.

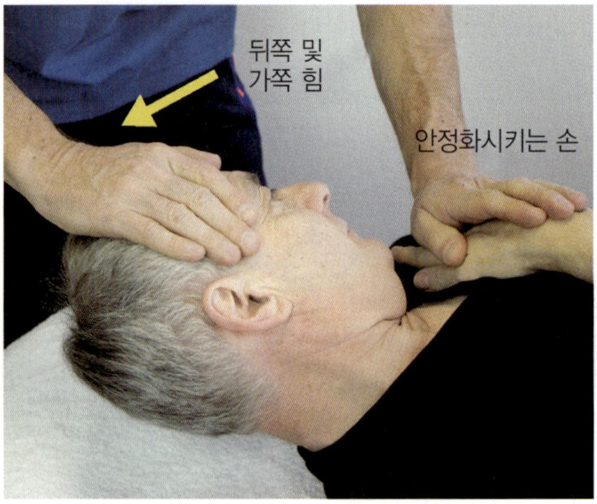

조사결과를 기록하려면 적절한 등급 척도를 사용한다. 이 범위 전체를 검사하는 것을 잊지 말아야 한다.

중간범위 검사는 등척성 강도를 평가하기 위해 사용될 수 있으며, 이 경우, 고객에게 검사자에 의해 저항력이 가해짐이 없이 그 자세를 유지하도록 지시한다.

안정화

안정화는 복장뼈 위에서 일어난다. 고객에게 자유로운 손을 자신의 가슴 위에 놓도록 지시하는 것이 좋다. 그 다음에 검사자는 고객의 손 위에 그들의 손을 놓는다.

신체운동학 근육검사

자세

반듯이 누운 자세. 마치 귀를 어깨 쪽으로 접근시키는 것처럼 머리를 약간의 굽힘과 반대쪽 회전으로 들어 올리고 이리하여 목빗근의 정지부로 더 가깝게 가져간다.

검사

고객에게 그 자세를 유지하도록 지시한다. 검사자는 자신의 몸을 약간 흔들고 마치 머리를 진료 테이블로 되돌리는 것처럼 반대쪽 이마뼈에 약간의 힘을 아래쪽으로 가한다.

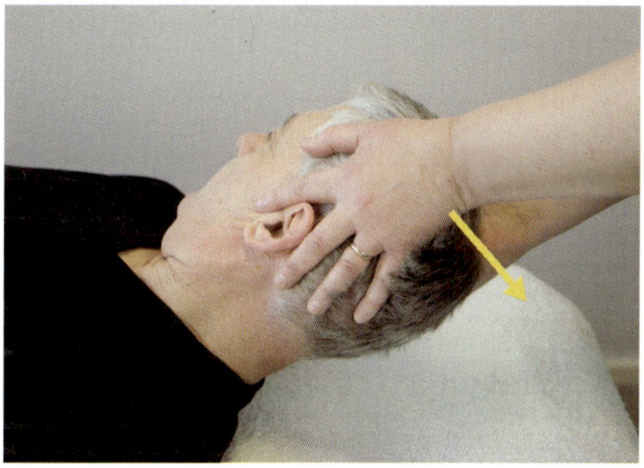

안정화

검사자는 머리의 다른 쪽에 손을 컵 모양으로 하여 댐으로써 머리의 움직임을 지지하고 목빗근이 너무 약하여 소정의 자세를 유지할 수 없는 경우의 손상을 방지한다.

신체운동학적 연관성

기관: 위, 굴(sinuses) 및 림프계

침술 경락: 위(stomach)

감정: 걱정과 정서적 스트레스

비디오 : 목빗근(SCM)

목갈비근(사각근) (앞, 중간 및 뒤)
SCALENES(anterior, middle, and posterior)

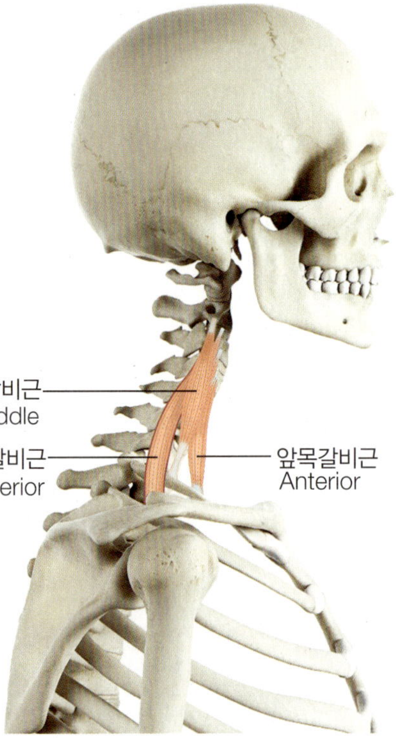

기시부

앞목갈비근
제3, 4, 5 및 6 목뼈(경추)의 가로돌기

중간목갈비근
제2, 3, 4, 5, 6 및 7 목뼈의 가로돌기

뒤목갈비근
제5, 6 및 7 목뼈의 가로돌기

정지부

앞목갈비근
제1갈비뼈의 목갈비결절

중간목갈비근
제2갈비뼈

뒤목갈비근
제2갈비뼈

작용

앞목갈비근
굽힘 및 목의 같은 쪽 굽힘

제1갈비뼈의 올림

목이 안정될 때 목의 약한 반대쪽 회전근으로서 작용한다.

신장성으로 부하가 가해질 때 목의 폄을 조절하는 것을 돕는다.

중간목갈비근
굽힘 및 목의 같은 쪽 굽힘

신장성으로 부하가 가해질 때 목의 폄을 조절하는 것을 돕는다.

목이 안정될 때 제2갈비뼈의 올림

뒤목갈비근
굽힘 및 목의 같은 쪽 굽힘

신장성으로 부하가 가해질 때 목의 폄을 조절하는 것을 돕는다.

목이 안정될 때 제2갈비뼈의 올림

목갈비근(사각근)(앞, 중간 및 뒤)

신경분포

앞목갈비근
척수신경 C3, C4, C5, C6

중간목갈비근
척수신경 C6, C7, C8

뒤목갈비근
척수신경 C6, C7, C8

동맥분포

앞, 중간 및 뒤 목갈비근
아래갑상선동맥

임상적 사실

앞, 중간, 및 뒤 목갈비근은 서로 상승적으로 작용한다. 목갈비근군은 호흡에서의 보조근 또는 지지근이다. 목갈비근은 상흉부에 심호흡할 때와 전화 수화기를 귀와 어깨 사이에 끼어 통화할 때 사용된다. 목갈비근은 약화되기 싶기 때문에 쉽게 긴장되는 경향이 있다. 위팔신경얼기(brachial plexus)와 빗장밑동맥(쇄골하동맥)의 큰 분지는 앞목갈비근과 중간목갈비근 사이의 작은 틈새를 통과한다. 목갈비근이 고장성인 경우, 이들은 충돌할 수 있게 되어 통증 또는 마비와 저림을 야기한다. 일부 해부학자는 뒤목갈비근이 때때로 제3갈비뼈의 가쪽 모서리에 부착할지도 모른다는 것에 주목하고 있다.

촉진

매우 중요하다.: 목갈비근의 해부학적 위치 부근에 존재하는 신경혈관다발로 인해서 촉진은 기저에 있는 신경혈관의 파괴 또는 잠재적인 해를 피하기 위해 극히 주의해서 진행해야 한다.

앞목갈비근 및 중간목갈비근

1. 고객은 보통 앉거나 반듯이 누운 자세가 된다.
2. 고객의 머리를 촉진되고 있는 반대쪽으로 주의하여 회전시키고 목빗근이 방해가 되지 않는 곳으로 확실히 이동시킨다.

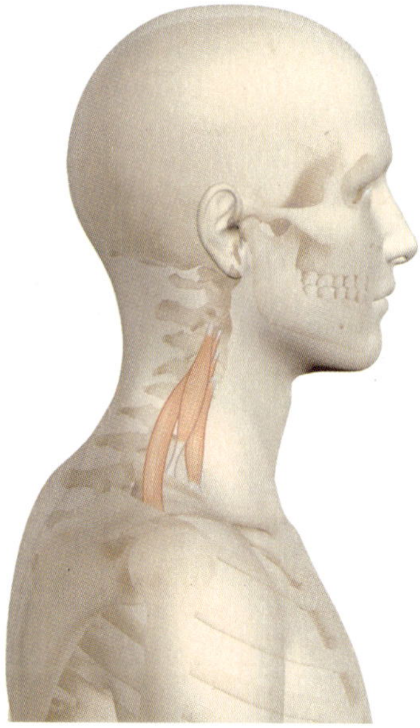

3. 촉진하는 손가락을 SCM의 가쪽 및 빗장뼈 안쪽 면의 위쪽에 놓는다.
4. 근육힘살(muscle belly)을 완전히 노출시켜 촉진하려면, 고객에게 숨을 깊이 들이쉬도록 지시해야 한다.
5. 빗장뼈의 촉진은 앞 및 중간 목갈비근이 빗장뼈 안쪽 면의 뒤에서 아래쪽으로 거듭 촉진할 수 있기 때문에 중요하다.
6. 목갈비근은 하나의 집단으로서 기능하기 때문에 중간목갈비근의 안쪽이 목갈비근의 앞쪽 섬유라는 것을 명심하기 바란다.

뒤목갈비근

1. 고객은 보통 앉은 자세이거나 반듯이 누운 자세가 된다.
2. 중부섬유와 어깨올림근(견갑거근)을 촉진하고 반드시 이들 근육 사이에 촉진하는 손가락을 놓도록 한다.
3. 근육힘살을 완전히 노출하여 촉진하려면, 고객에게 깊이 숨을 들이쉬도록 지시해야 한다.
4. 목갈비근의 후부섬유를 기능적으로 위치를 찾아내어 촉진하려면 고객에게 어깨뼈를 번갈아 올리고 내리도록 지시한다.

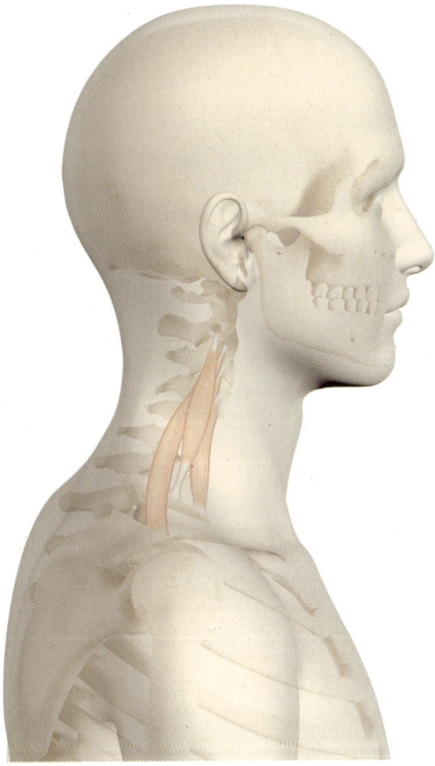

수동 근육검사

자세

머리를 올려서 검사되고 있는 반대쪽으로 회전시킨 반듯이 누운 자세가 된다. 양손을 머리 뒤로 포갠다.

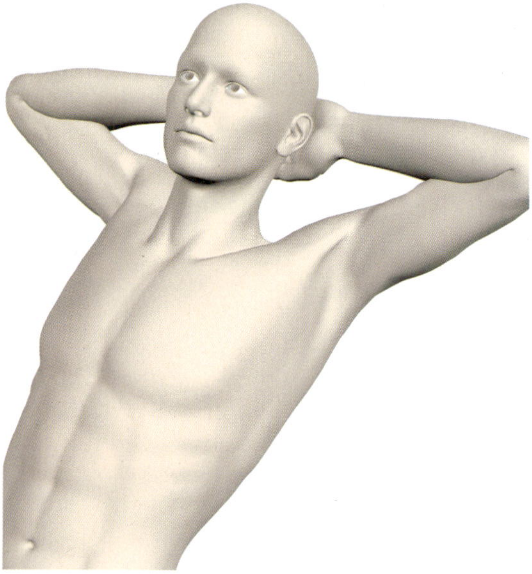

검사

고객은 숨을 깊이 들이쉬고 다음으로 전문가의 약간의(25%) 저항에 대항하여 머리를 가슴 쪽으로 굽힌다.

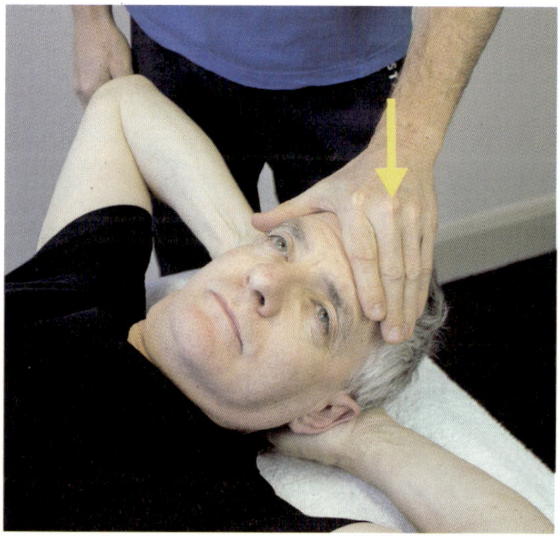

안정화

전문가는 진료 테이블의 머리 쪽에 서서 손가락으로 고객의 이마를 안정시킨다.

신체운동학 근육검사

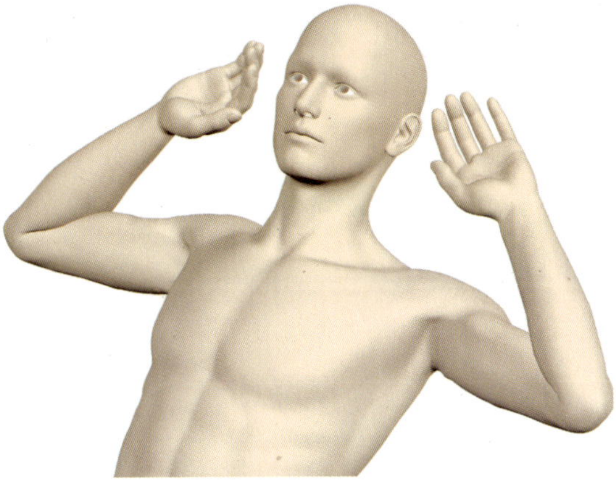

자세

반듯이 누운 자세에서 시행한다. 팔꿈치를 굽혀서 고객의 손을 귀의 높이에 둔다. 머리를 약간 앞쪽으로 굽히고 검사되는 쪽에서 10° 떨어져 회전시킨다.

검사

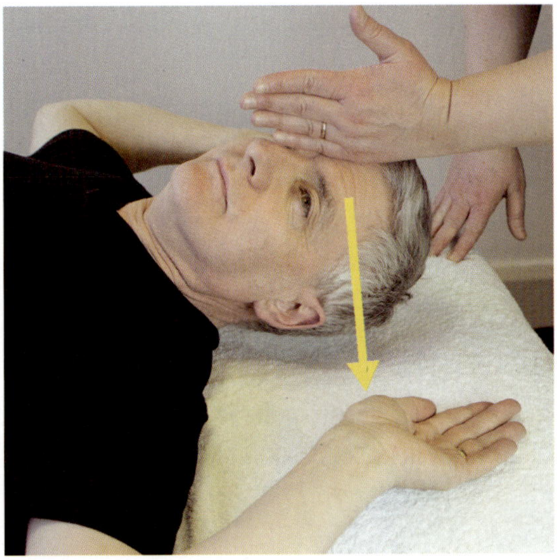

고객에게 이 자세를 유지하도록 요청한다. 전문가는 손 전체를 사용하는 것이 아니라 고객의 이마 위에 손의 측면을 놓는다. 전문가는 자기 자신의 신체를 약간 흔들고 이마의 중심에 약간의 압력을 가한다. 방향은 진료 테이블을 향하게 한 바로 아래 방향이다(고객의 머리 회전과 일치하지 않는다).

안정화

고객은 팔과 손을 위로 올림으로써 가능한 한 목갈비근을 분리한다. 동원을 주시하기 바란다. 목갈비근이 약한 경우, 고객은 숨을 참는 것을 포함하여 돕기 위한 다른 근육을 동원하기 위해 머리를 추가로 회전시키거나 가쪽으로 기울이려고 시도할지도 모른다.

신체운동학적 연관성

기관 : 위, 굴(sinuses)

침술 경락 : 위(stomach)

감정 : 걱정

비디오 : 목갈비근군

머리널판근(두판상근)
SPLENIUS CAPITIS

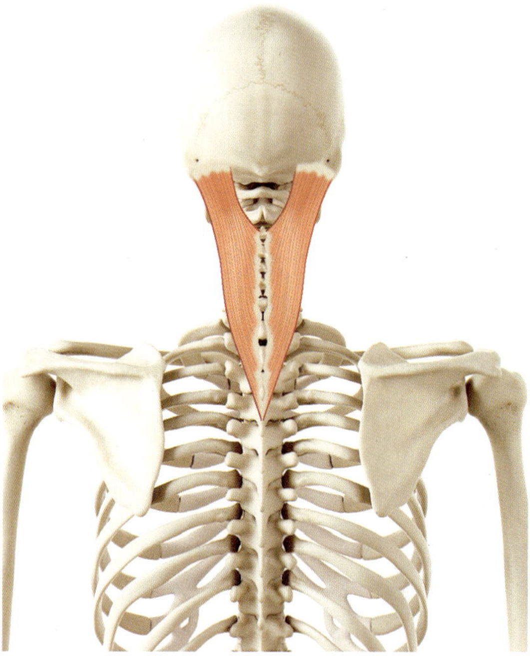

기시부

C3–T4 척추뼈의 가시돌기와 목덜미선의 아랫부분

정지부

관자뼈의 꼭지돌기(유양돌기)와 목덜미선의 윗부분

작용

한쪽

머리와 목의 같은 쪽 회전과 가쪽굽힘

양쪽

머리와 목의 폄

신장성으로 부하가 가해질 때 목의 굽힘을 조절하는 것을 돕는다.

신경분포

목뼈신경 C2, C3, C4, C5, C6

동맥분포

뒤통수동맥(후두동맥)

임상적 사실

등세모근, 반가시근, 목갈비근 및 긴머리근(두장근)과 상승적으로 작용한다. 목의 뒷면에 V자형을 형성한다.

머리널판근은 T3 이상의 정지부를 형성할지도 모른다.

통증이 있는 머리널판근과 목널판근(경판상근)은 편두통과 유사한 증상을 나타내고 특히 눈 주위에 극심한 두통과 목의 통증을 야기할지도 모른다. 이것은 천장에 페인트칠을 할 때와 같이 장시간 위를 쳐다봄으로써 유발된다. 이것은 또한 전화기로 말을 듣는 것, 사무실에서의 불량한 자세, 또는 편타성 손상을 야기하는 사고와 같이 머리를 기울이는 것을 장시간 유지함으로써 유발될 수 있다.

촉진

1. 널판근은 등세모근이 깊숙이 있기 때문에 손가락 끝 바닥을 사용하여 주의 깊게 촉진을 시행해야 한다.
2. 고객을 엎드려 누운 자세로 하고 촉진하는 손으로 근육섬유의 방향을 따라간다.
3. 고객에게 머리와 목을 펴도록 지시해야 한다.

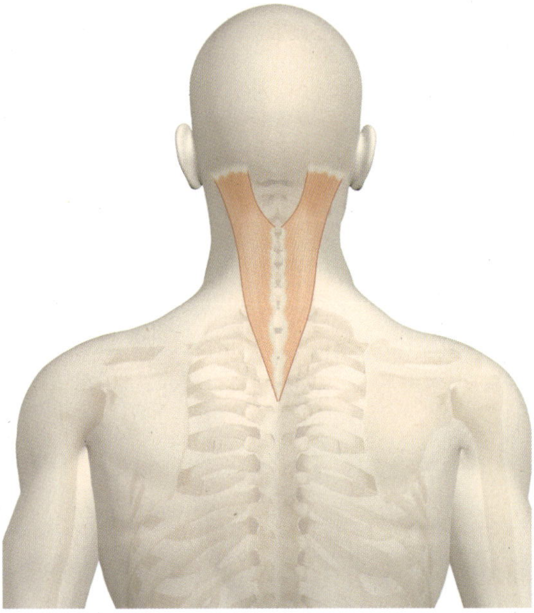

수동 근육검사

자세

머리를 가쪽으로 굽혀 회전하고 같은 쪽으로 약간 펴게 한다.

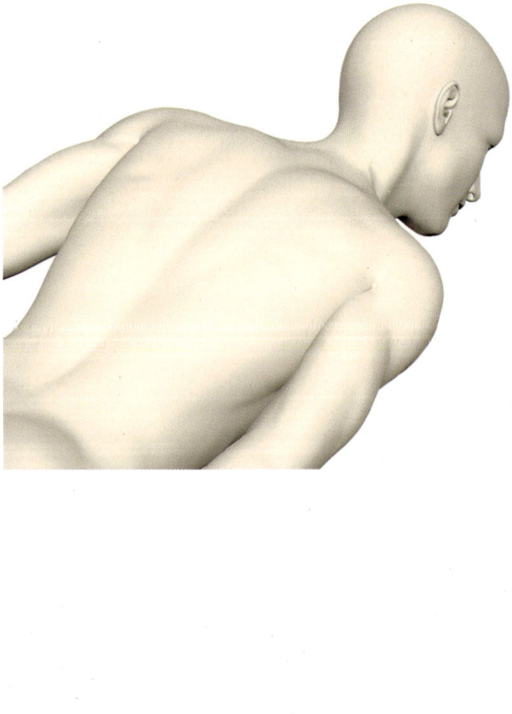

검사

전문가는 앞쪽굽힘에 대해 강한 저항(약 75%)을 가하고 반대쪽 가쪽굽힘에 대해서 대략 25%의 저항을 가한다. 이것은 항상 근육섬유의 방향으로 시행되어야 한다.

안정화시키는 손

안정화시키는 손을 등뼈(흉추)의 윗부분에 올려 둔다.

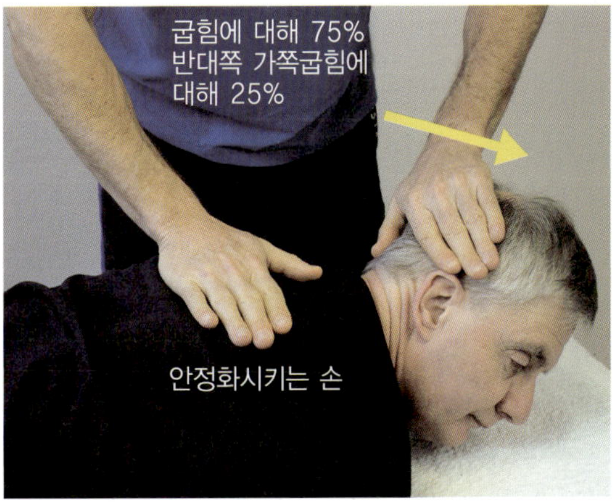

신체운동학 근육검사

자세

한쪽 방향으로

엎드려 누운 자세. 머리를 목의 폄의 방향으로 들어 올리고 머리를 약간 한쪽으로 돌린다.

양쪽 방향으로

엎드려 누운 자세. 머리를 목의 폄의 방향으로 들어 올린다.

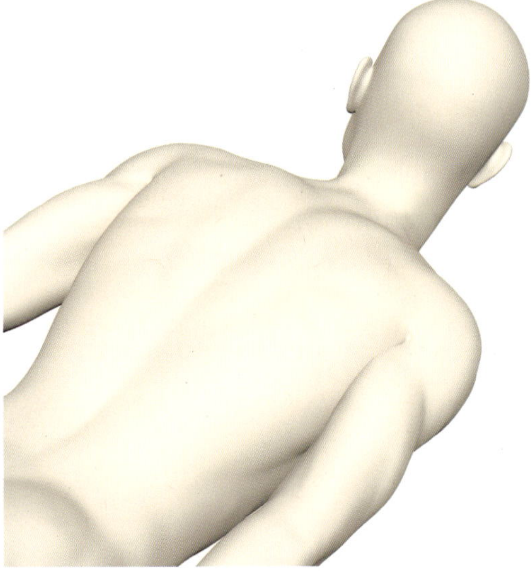

검사

한쪽 방향으로 그리고 양쪽 방향으로

고객에게 이 자세를 유지하도록 요청한다. 전문가는 고객의 머리 뒷면에 손을 놓고 자기 자신을 약간 흔들어 마치 머리를 진료 테이블을 향해 아래로 누르는 것처럼 머리에 약간의 압력을 가한다.

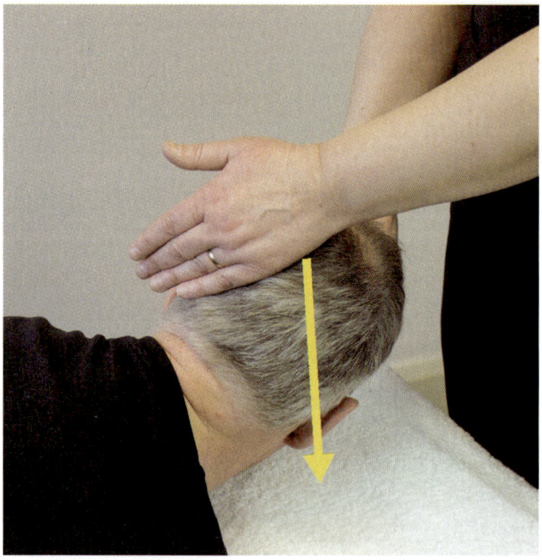

안정화

이들 근육이 약한 경우, 머리가 진료 테이블에 부딪히는 것을 방지하기 위해 검사할 때는 머리를 조심해서 지지한다.

신체운동학적 연관성

기관 : 목뼈와 허리뼈(요추), 엉치엉덩관절 (천장관절), 위, 굴

침술 경락 : 위

감정 : 걱정

비디오 : 머리널판근

어깨올림근(견갑거근)
LAVATOR SCAPULAE

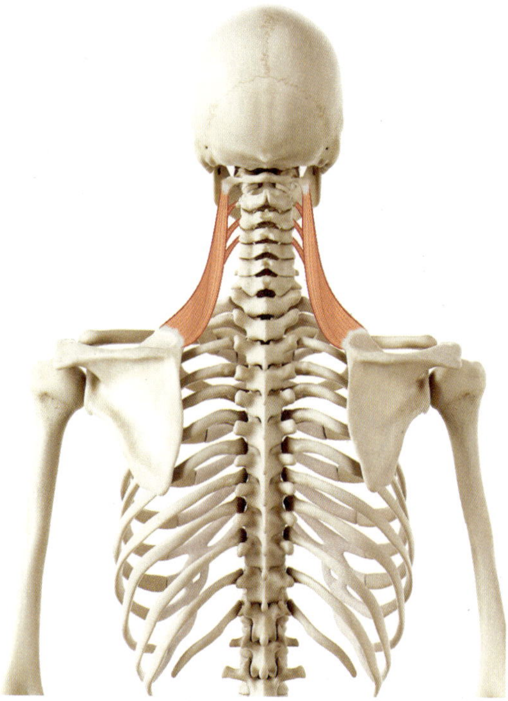

기시부

C1–C4 목뼈의 가로돌기

정지부

어깨뼈의 위 안쪽모서리

작용

목의 폄 및 가쪽굽힘과 결합된 어깨뼈의 올림. 신장성으로 부하가 걸릴 때 반대쪽 목의 폄과 후반단계에서의 어깨뼈 벌림(외전)을 조절하는 데 도움이 된다.

신경분포

목 및 등쪽 어깨신경 C3, C4, C5

동맥분포

등쪽 어깨동맥

임상적 사실

등세모근의 상부섬유와 상승적으로 작용한다.

목뼈 정지부가 변화하는 것은 비교적 일반적이다(예. C1–C3). 일부 어깨올림근 섬유는 뒤통수뼈, 관자뼈의 꼭지돌기, 또는 제1~제2 갈비뼈에 부착할지도 모른다.

어깨올림근 섬유는 등세모근, 앞톱니근 및 목갈비근의 섬유와 합쳐지는 것으로 알려져 있다.

근육긴장은 나선 적응(spiral adaptation)을 초래하는 해부학적 위치결정 때문에 근육의 중간 영역에서 흔히 보고되어 있다. 임상의는 이것을 근막 통증유발점으로 착각할지도 모른다.

근육의 손상은 저림과 감각이상과 같은 감각장애를 야기할지도 모른다.

촉진

1. 고객은 손바닥을 위로 향하게 하고 아래팔을 허리에 편안하게 위치시킨 상태에서 앉거나 엎드려 누운 자세가 된다. 이 자세에서는 등세모근이 이완할 때 어깨올림근의 섬유에 더 쉽게 접근할 수 있다.
2. 그 다음에 촉진하는 손을 어깨뼈각보다 위에 놓는다.
3. 어깨올림근의 근육힘살 위치를 더 잘 확인하기 위해 고객은 촉진되는 쪽의 어깨뼈를 올리거나 내릴 수 있다.
4. 어깨올림근이 목의 가쪽 면으로 펴질 때 근육섬유를 따라 촉진한다.
5. 어깨올림근은 등세모근의 깊숙이 있기 때문에 근육조직을 통해 느끼기 위해 눈을 감고 촉진을 시행한다.

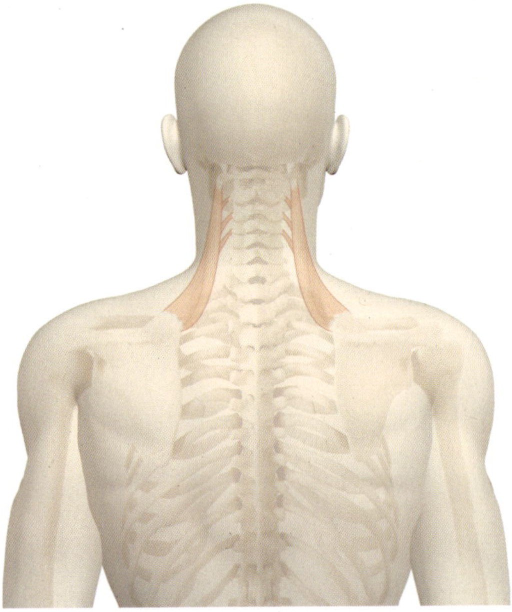

수동 근육검사

자세

머리를 가쪽으로 굽혀 회전시키고 같은 쪽으로 약간 편 상태로 앉은 자세가 된다.

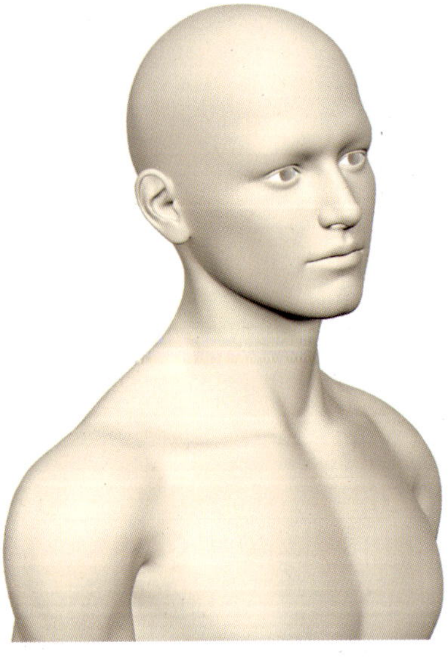

검사

전문가는 반대쪽 가쪽굽힘에 강한(약 75%) 저항을 가하고 어깨뼈에 대해 대략 25%의 저항을 아래쪽으로 가한다. 이것은 항상 근육섬유의 방향으로 시행되어야 한다.

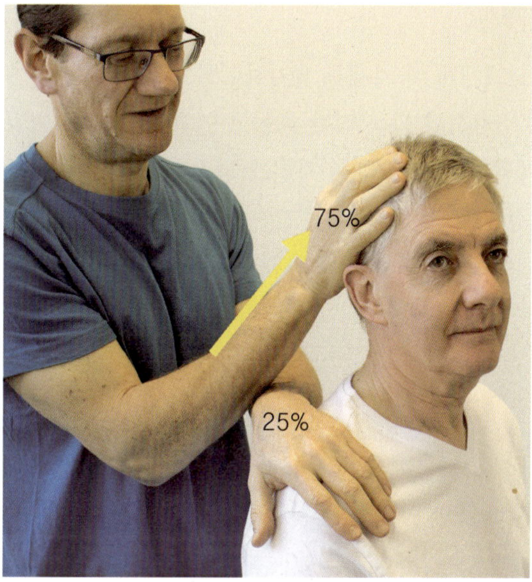

안정화

안정화시키는 손은 같은 쪽 어깨에 올려 둔다.

신체운동학 근육검사

자세

앉은 자세 또는 반듯이 누운 자세가 된다. 팔꿈치를 굽히고 목과 머리의 맞물림(engagement)이 관찰될 때까지 엉덩관절을 향해서 어깨를 아래로 견인함으로써 어깨를 최대로 떨어뜨린다. 위팔뼈를 내전을 하여 약간 편다. 허리의 옆굽힘은 최소가 되어야 한다.

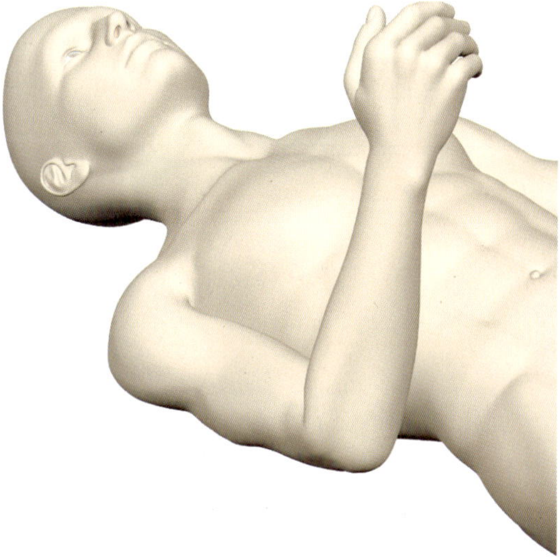

검사

고객에게 이 자세를 유지하도록 지시한다. 전문가는 자신의 몸을 약간 흔들고 안쪽 팔꿈치를 벌림(외전)으로 향해서 가볍게 당긴다. 검사에서 잠김(lock)을 느끼는 것이 아니라 어깨뼈 윗각(superior angle)의 아래쪽 회전을 살핀다. 너무 불필요하게 힘을 가하기 쉽다.

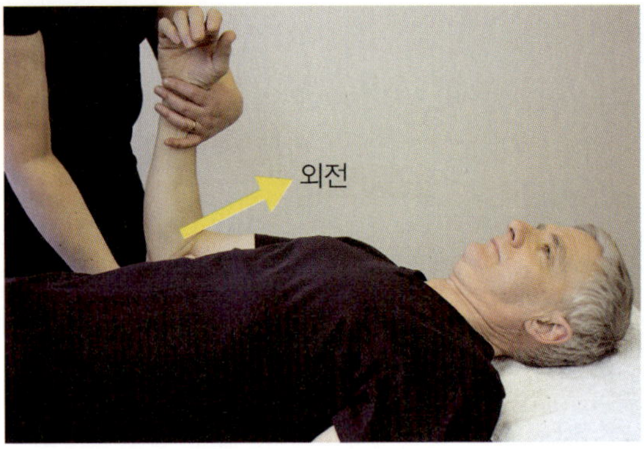

안정화

같은 쪽 어깨를 지지하여 아래쪽으로 당겨지도록 함으로써 검사를 안정시킨다.

신체운동학적 연관성

기관 : 폐 및 부갑상선
심술 경락 : 폐
감정 : 슬픔과 스트레스

비디오 : 어깨올림근

등세모근(승모근-상부섬유)
TRAPEZIUS(upper fibers)

기시부

등세모근은 복수의 기시부를 갖고 있으며 다음의 것을 포함한다:

바깥뒤통수융기

안쪽위쪽목덜미선 및 목덜미인대

가시돌기 C7-T12

상부섬유는 바깥뒤통수융기와 안쪽위쪽목덜미선 및 목덜미인대에서 비롯되는 것으로서 분류된다.

정지부

등세모근은 복수의 정지부를 갖고 있으며, 이것에는 빗장뼈의 가쪽 1/3, 견봉(acromion), 어깨뼈가시(견갑극)가 포함된다. 빗장뼈에 있는 상부섬유의 정지부는 가쪽 1/3에서부터 어깨세모근(삼각근) 기시부의 바로 위에 있는 빗장뼈 중간까지 연장될지도 모른다. 또한 목빗근의 뒤 모서리 및 가쪽 모서리와 혼합될지도 모른다.

작용

어깨뼈의 올림과 뒤당김(retraction), 어깨뼈 모음(내전)이 최고조에 도달함.

상부 및 하부섬유의 공동수축에 의해 야기되는 어깨뼈의 위쪽으로의 회전.

상부섬유는 마지막 60°의 오목위팔관절 굽힘과 벌림(외전)을 가능케 한다.

상부 등세모근의 섬유는 머리를 가쪽으로 굽히기 위해 한쪽으로 작용하고 머리의 폄을 보조하기 위해 양쪽으로 작용한다.

팔을 올리는 움직임 동안에 어깨뼈를 추가로 안정화시킨다.

신경분포

척수더부신경 (CN XI), C2-C4

동맥분포

가로목동맥 및 등쪽어깨동맥

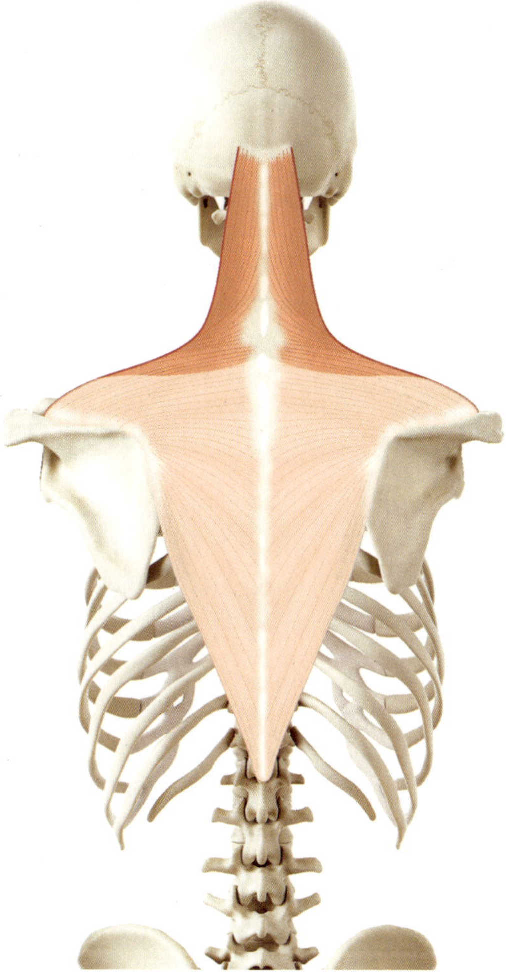

임상적 사실

등세모근은 보통 상부, 중부 및 하부의 3개 기능부분으로 나뉜다. 이것은 어깨뼈, 흉곽 및 어깨의 움직임에 영향을 주고, 안정화시키고 강화하기 위해 이들 섬유의 복합 수축 내에서 작용한다.

발생학적으로 상부 등세모근은 목빗근과 같은 중배엽의 분지로부터 발생한다. 상부 등세모근과 목빗근 양쪽 모두가 뇌신경 지배를 받는다(CN XI-척수더부신경).

큰뒤통수신경(대후두신경)은 등세모근의 상부섬유를 가로지른다. 긴장(tightness) 또는 신체적 외상, 만성 스트레스 또는 불안은 큰뒤통수신경의 압박을 야기하여 두통, 현기증 및 시각장애로 이어질 수 있다.

상부 등세모근섬유에 대한 손상은 같은 쪽 어깨가 아래로 처진 자세로 이어져 마지막 60°의 위팔어깨관절 외전을 통한 근약증을 초래한다.

촉진

1. 엎드려 누운 자세에서 시행한다.
2. 기시점과 정지점을 주의 깊게 고려함으로써 상부 등세모근 섬유 위에 촉진하는 손을 놓는다.
3. 촉진하지 않는 손을 통해 가해질 수 있는 일부 저항에 대항하여 팔/어깨를 올리도록 고객에게 요청한다.
4. 상부 등세모근섬유를 더 철저하게 촉진하기 위해 고객에게 머리와 목을 약간 펴도록 요청한다.

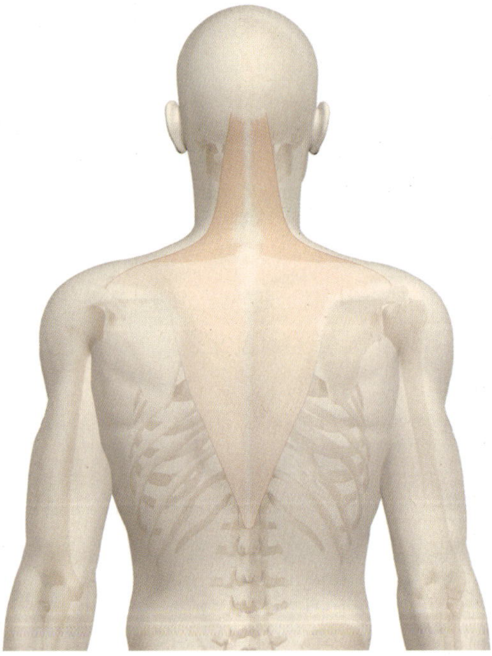

수동 근육검사

자세

앉은 자세 또는 엎드려 누운 자세로 한다. 앉은 자세인 경우, 머리가 가쪽 방향으로 굽고, 검사되는 쪽에서부터 멀리 떨어져 회전하고 약간 펴지는 것을 확인하는 것은 중요하다.

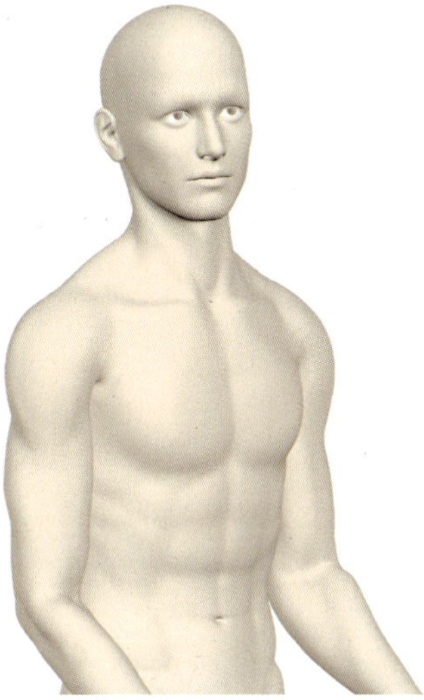

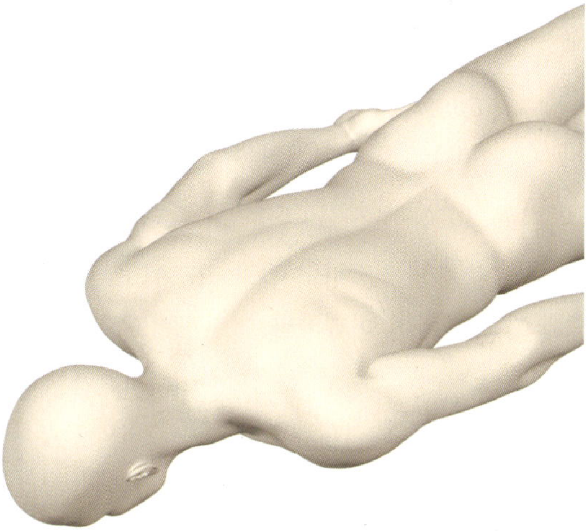

검사

검사자는 한쪽 손을 머리의 가쪽에 놓고 다른 쪽 손은 교차시켜 어깨 위에 놓는다. 너무 많은 힘의 사용을 방지하기 위해 손은 교차 위치로 한다. 검사자는 머리의 반대쪽 가쪽굽힘을 향해 약 75%의 저항력을 가한다. 추가로 25%의 힘은 오목위팔관절 위에 아래쪽으로 가한다. 상부 등세모근 섬유는 어깨 올림에 저항함으로써 양쪽으로 검사할 수도 있다는 것을 잊지 말아야 한다(어깨올림근의 검사에 비유할 수 있다).

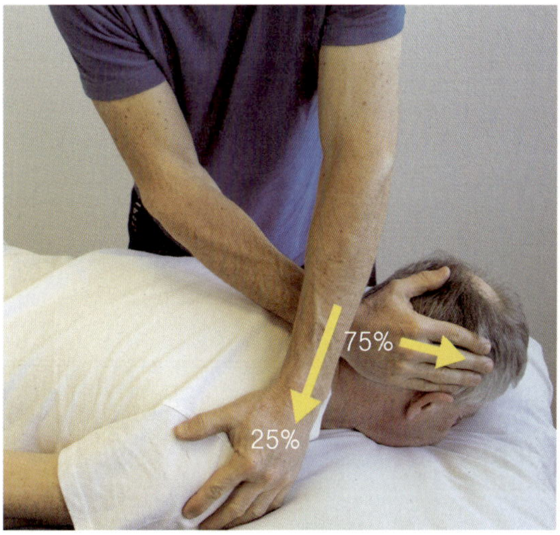

조사결과를 기록하기 위해서는 적절한 등급 척도를 사용한다. 그 범위 전체를 검사한다는 것을 잊지 말아야 한다.

중간범위(midrange) 검사는 등척성 강도를 평가하기 위해 사용될 수 있다. 이 경우, 검사자에 의해 저항력이 가해짐이 없이 자세를 유지하도록 고객에게 지시한다.

안정화

"팔짱을 낀" 자세를 사용하여 같은 쪽 어깨 위에서 안정화가 일어난다.

신체운동학 근육검사

자세

엎드려 누운 자세

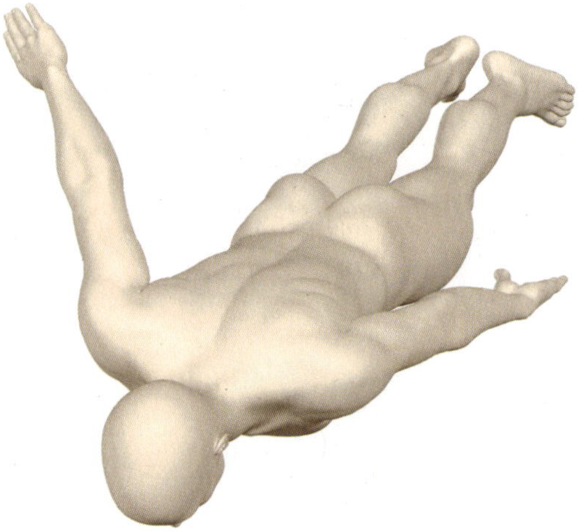

똑바른 팔을 45° 외전하고 팔을 30° 뒤로 약간 편다. 이렇게 하여 어깨뼈를 내전시키고 상부 등세모근 정지부를 서로 접근시킨다. 위팔뼈를 약간 바깥쪽으로 회전시키면 엄지손가락이 바닥을 가리킨다.

앉은 자세

머리에 닿도록 어깨를 올리면서 머리를 어깨를 향해 가쪽으로 굽힌다

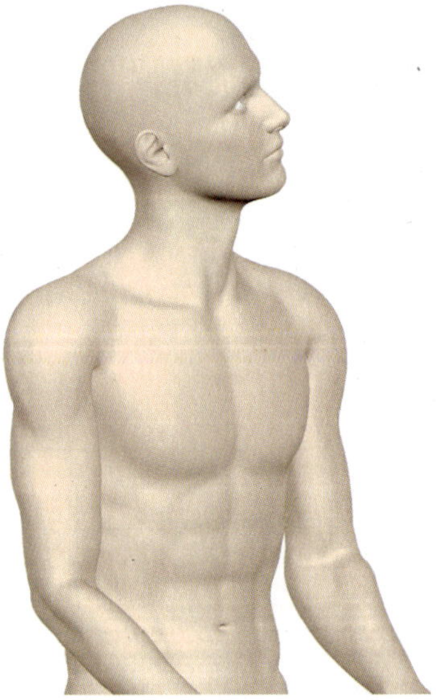

검사

엎드려 누운 자세

검사자는 자신의 몸을 흔들면서 고객에게 팔의 위치를 유지하도록 지시하고 마치 팔을 바닥을 향해 접근시키는 것처럼, 먼쪽 아래팔에 굽힘으로 향해 약간 약간의 힘을 아래쪽으로 가한다.

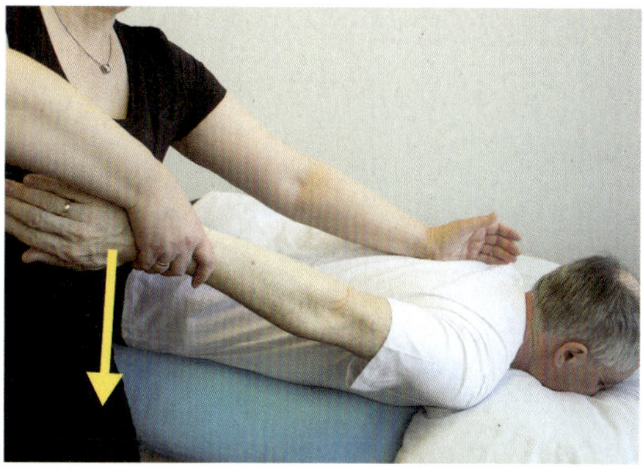

앉은 자세

고객에게 이 자세를 유지하도록 지시한다. 검사자는 팔을 교차시켜 마치 어깨와 머리 양쪽이 떨어지도록 움직이는 것처럼 어깨와 머리의 가쪽 모두를 가볍게 누른다. 경고: 이 방법은 상부 등세모근에 통증을 수반하는 경련을 일으킬 수 있기 때문에 고장성 상부 등세모근이 의심되는 경우는 피해야 한다.

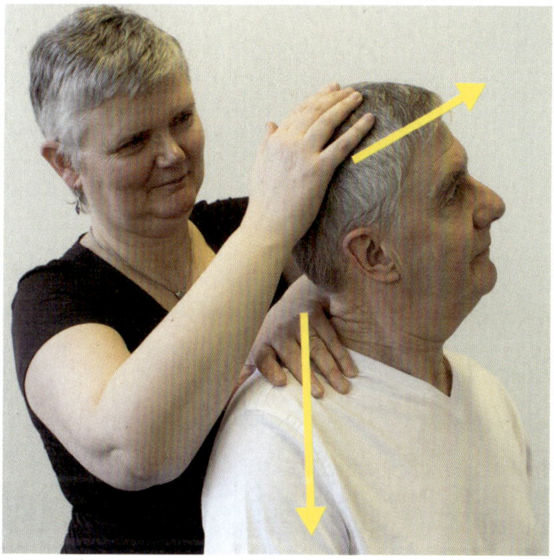

안정화

엎드려 누운 자세

검사자는 지지하는 손의 끝을 하부 갈비뼈에 가볍게 놓음으로써 움직임을 안정시킨다.

앉은 자세

안정화는 "팔을 교차시킨" 자세를 사용하여 같은 쪽 어깨 위에서 일어난다.

신체운동학적 연관성

기관 : 콩팥, 귀 및 눈

침술 경락 : 콩팥

감정 : 두려움과 정서적 스트레스

비디오 : 등세모근(상부섬유)

등세모근(승모근-중부섬유)
TRAPEZIUS(middle fibers)

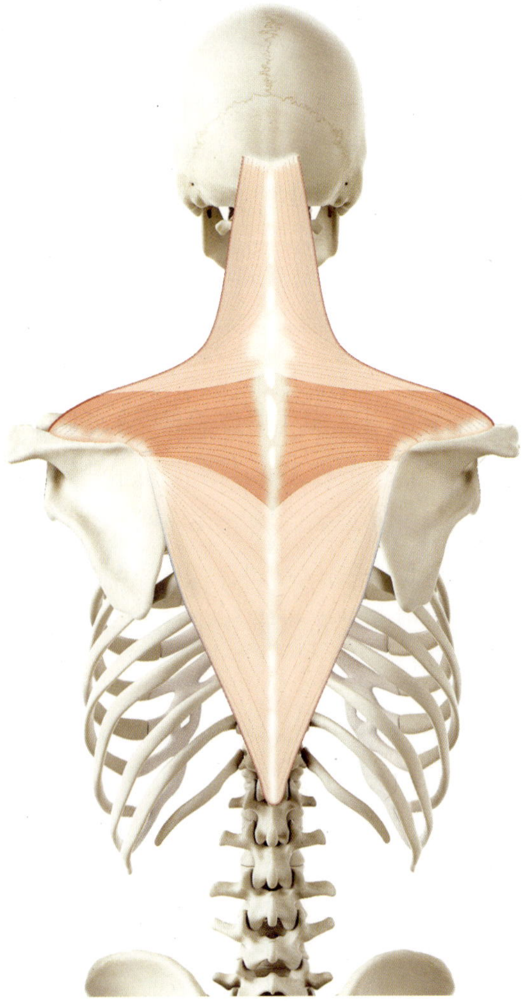

기시부

등세모근은 복수의 기시부를 갖고 있으며 이것에는 다음의 것이 포함된다. :

바깥쪽뒤통수융기

안쪽위쪽 목덜미선 및 목덜미인대

가시돌기 C7-T12

중부 등세모근섬유는 C7에서부터 상부등뼈(대략 T3)까지에서 시작되는 것으로서 분류된다.

정지부

등세모근은 복수의 정지부를 갖고 있으며 이것에는 다음의 것이 포함된다.: 빗장뼈의 가쪽 1/3, 어깨뼈봉우리(견봉) 및 어깨뼈가시

중부 등세모근섬유의 정지부는 어깨뼈봉우리의 안쪽 끝과 어깨뼈가시의 뒤 모서리에까지 미칠지도 모른다.

작용

어깨뼈의 올림과 뒤당김 - 어깨뼈 모음(내전)이 최고조에 도달한다.

팔을 움직이는 동안의 어깨뼈의 안정화

신장성으로 부하가 가해질 때에 어깨뼈 벌림(외전)의 조절을 보조한다.

신경분포

척수더부신경(CN XI)
배쪽 분지(ventral rami) C2-C4

동맥분포

가로목동맥 및 등쪽어깨동맥

임상적 사실

등세모근은 임상적으로 세 가지의 서로 다른 섬유(상, 중, 하)로 나뉘고 어깨의 굽힘과 외전의 마지막 50~60°에서 가장 활동적이다. 올림을 위해서는 어깨올림근과, 뒤로 당김을 위해서는 마름모근과, 그리고 어깨(GHJ)의 내림을 위해서는 넓은등근과 상승적으로 작용한다.

둥근 어깨를 가진 앞쪽으로 머리가 가는 것 같은 자세의 정렬불량은 등세모근의 피로를 야기하여 자세피로증후군으로 이어질지도 모른다. 등세모근이 마비되면, 같은 쪽 어깨가 내려가고 사람들은 60°가 지나면 어깨 외전으로 고생할 것이다.

촉진

1. 엎드려 누운 자세가 된다.
2. 촉진하는 손가락을 등세모근의 중부섬유 위에 놓는다.
3. 고객에게 그들의 어깨(GHJ)를 90°로 외전하도록 지시한다. 외전한 어깨에 약간의 과다압력을 가할 수 있다.
4. 근육조직 내의 수축에 주목하기 바란다. 어깨를 외전하는 동안에 어깨뼈의 위쪽으로의 자연스런 회전이 있고 이것은 상부섬유와 하부섬유의 공동수축을 수반한다는 것을 잊지 말아야 한다.

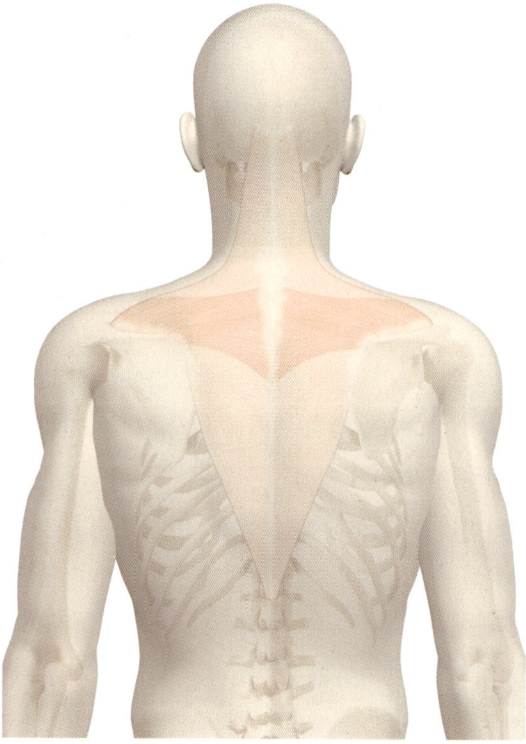

수동 근육검사

자세

엎드려 누운 자세. 어깨는 90°로 외전하고 위팔뼈는 바깥쪽으로 회전한다.

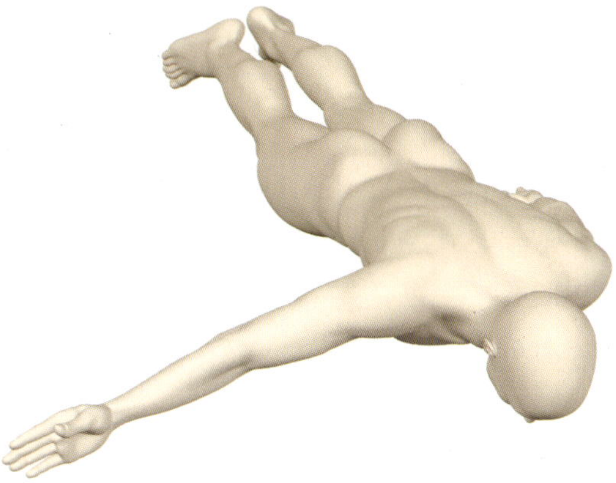

검사

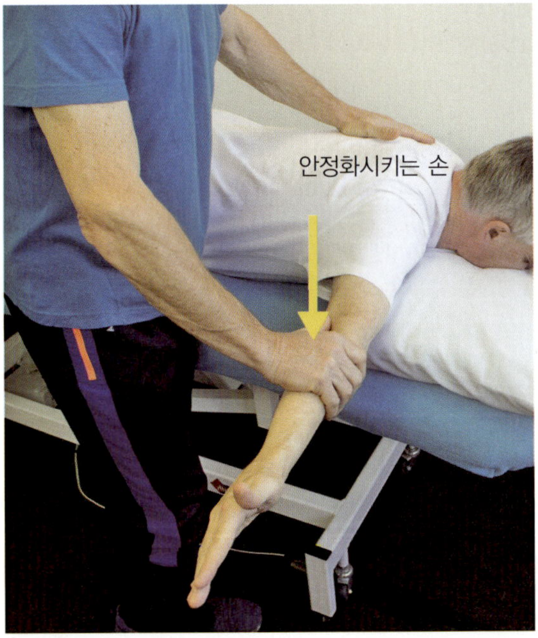

검사자는 수평으로 외전한 자세에서 바닥을 향해 아래쪽으로의 저항력을 가한다.

조사결과를 기록하기 위해서는 적절한 등급척도를 사용한다. 그 범위 전체를 검사한다는 것을 잊어서는 안 된다.

중간범위 검사는 등척성 강도를 평가하기 위해 사용될 수 있으며, 여기서 검사자에 의해 저항력이 가해짐이 없이 그 자세를 유지하도록 고객에게 지시한다.

안정화

검사자는 안정화시키는 팔을 반대쪽 어깨뼈 위에 놓을 수 있다.

신체운동학 근육검사

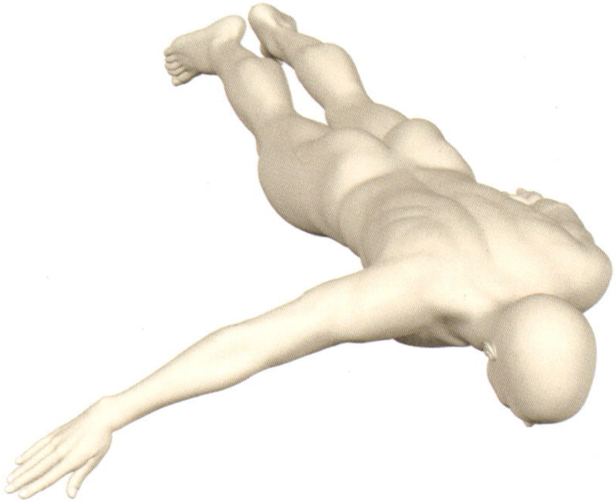

자세

엎드려 누운 자세가 되고 팔은 고객이 편안한 정도까지, 이상적으로는 엄지손가락이 천장을 가리키도록 90°로 외전하여 바깥쪽으로 회전한다.

검사

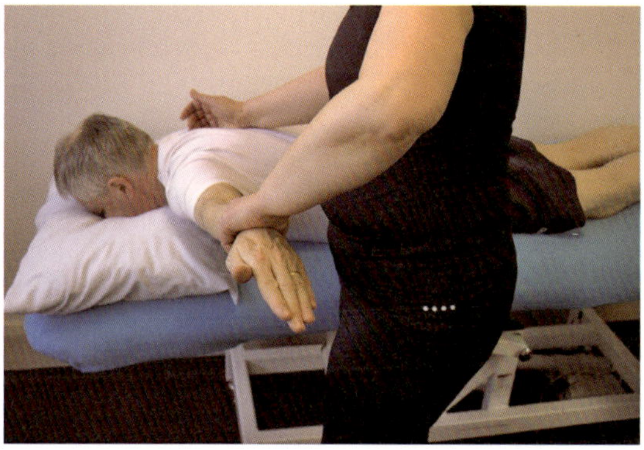

검사자가 자신의 몸을 약간 흔들고 있는 동안, 그 팔의 위치를 유지하도록 고객에게 지시하고, 마치 팔을 바닥에 접근시키는 것처럼 먼쪽 아래팔에 굽힘으로 향해 아래쪽으로의 약간의 힘을 가한다.

척주로 향한 어깨뼈의 내전을 일으키는 중부 등세모근의 수축을 관찰함으로써 검사가 강력한 것으로 간주된다. 어깨뼈의 내전이 일어나지 않는 경우, 검사는 약하다. 팔의 위치를 유지하는 고객의 능력에 의존해서는 안 된다. 호흡을 멈추는 것을 포함하는 다른 근육의 동원을 지켜보기 바란다.

안정화

검사자는 반대쪽 하부 갈비뼈에 손의 끝을 놓음으로써 안정화시킬 수 있다.

신체운동학적 연관성

기관 : 비장

침술 경락 : 비장, 췌장

감정 : 걱정, 피로

비디오 : 등세모근(중부섬유)

등세모근(승모근-하부섬유)
TRAPEZIUS(lower fibers)

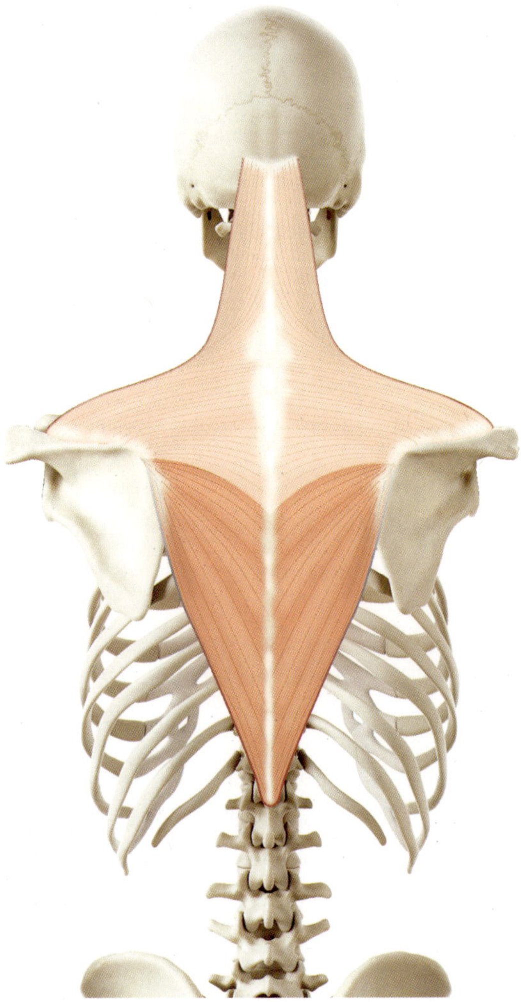

기시부
등세모근은 복수의 기시부를 갖고 있으며 다음의 것을 포함한다:

바깥뒤통수융기

안쪽위쪽목덜미선 및 목덜미인대

가시돌기 C7 - T12

하부등세모근섬유는 중부/하부 등뼈(대략 T4 에서 T12)에서 시작되는 것으로서 분류된다.

정지부
등세모근은 복수의 정지부를 갖고 있으며 다음의 것을 포함한다.:

빗장뼈의 가쪽 1/3, 어깨뼈봉우리 및 어깨뼈가시

하부등세모근섬유는 어깨뼈가시의 안쪽부분에서 널힘줄(건막)까지 이어진다.

작용
어깨뼈의 올림과 뒤당김 - 어깨뼈 내전과 위쪽 회전이 최고조에 도달한다.

팔을 움직이는 동안의 어깨뼈의 안정화

팔이 움직이는 동안에 어깨뼈의 아래쪽을 안정화시킨다.

신경분포
척수더부신경(CN X1)

배쪽 분지(ventral rami) C2-C4

동맥분포
가로목동맥 및 등쪽어깨동맥

임상적 사실

등세모근은 임상적으로 세 가지의 서로 다른 섬유(상, 중, 하)로 나뉘고 어깨의 굽힘과 외전의 마지막 50~60°에서 가장 활동적이다. 올림을 위해서는 어깨올림근과, 뒤로 당김을 위해서는 마름모근과, 그리고 어깨(GHJ)의 내림을 위해서는 넓은등근과 상승적으로 작용한다.

둥근 어깨를 가진 앞쪽으로 머리가 가는 것 같은 자세의 정렬불량은 등세모근의 피로를 야기하여 자세피로증후군으로 이어질지도 모른다. 등세모근이 마비되면, 같은 쪽 어깨가 내려가고 사람들은 60°가 지나면 어깨 외전으로 고생할 것이다.

촉진

1. 엎드려 누운 자세가 된다.
2. 촉진하는 손가락을 등세모근의 하부섬유 위에 놓는다.
3. 고객에게 그들의 어깨(GHJ)를 120°로 외전하도록 지시한다. 외전한 팔에 약간의 과다압력을 가할 수 있다.
4. 근육조직 내의 수축에 주목하기 바란다. 어깨를 외전하는 동안에 어깨뼈의 위쪽으로의 자연스런 회전이 있고 이것은 상부섬유와 하부섬유의 공동수축을 수반한다는 것을 잊지 말아야 한다.

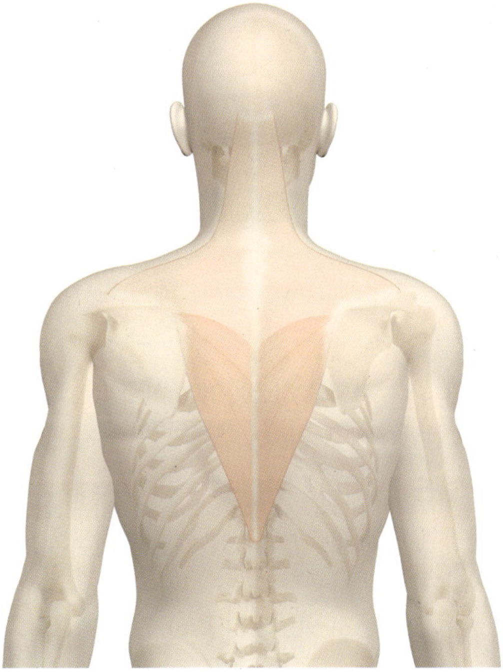

수동 근육검사

자세

엎드려 누운 자세가 된다. 어깨는 120°로 외전하고 위팔뼈는 바깥쪽으로 회전한다.

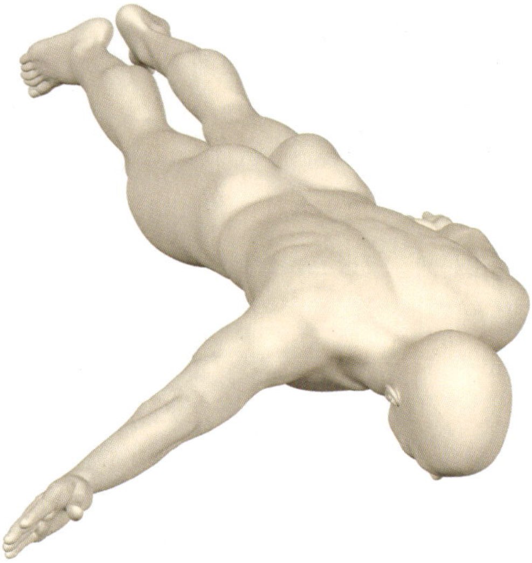

검사

검사자는 수평으로 내전한 위치에서 바닥을 향해 아래쪽으로의 저항력을 가한다.

적절한 등급 척도를 사용하여 조사결과를 기록한다. 범위 전체를 검사한다는 것을 잊지 말아야 한다.

중간범위(midrange) 검사는 등척성 강도를 평가하기 위해 사용될 수 있으며, 여기서 검사자에 의해 저항력이 가해짐이 없이 그 위치를 유지하도록 고객에게 지시한다.

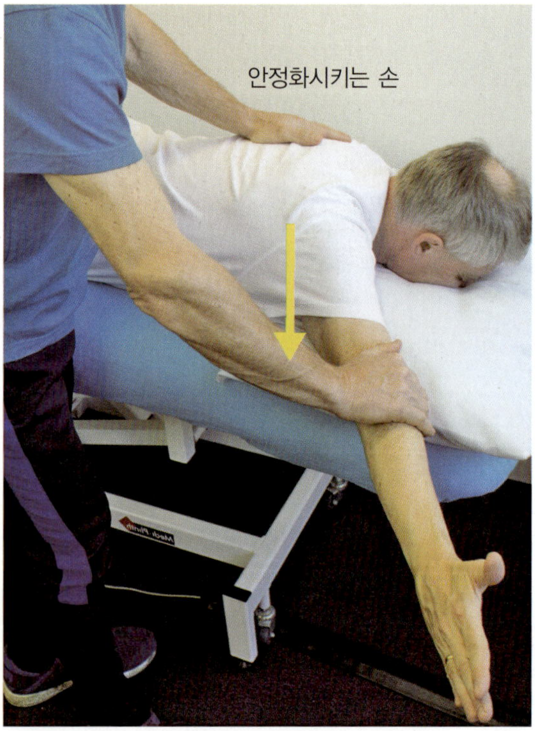

안정화

검사자는 안정화시키는 팔을 반대쪽 어깨뼈 위에 놓을 수 있다.

신체운동학 근육검사

자세

엎드려 누운 자세가 되고 팔을 120-150°로 외전한다. 그래서 팔은 하부등세모근섬유와 일직선이 되고 팔은 고객이 편안한 정도까지, 이상적으로는 엄지손가락이 천장을 가리키도록 하여 바깥쪽으로 회전한다.

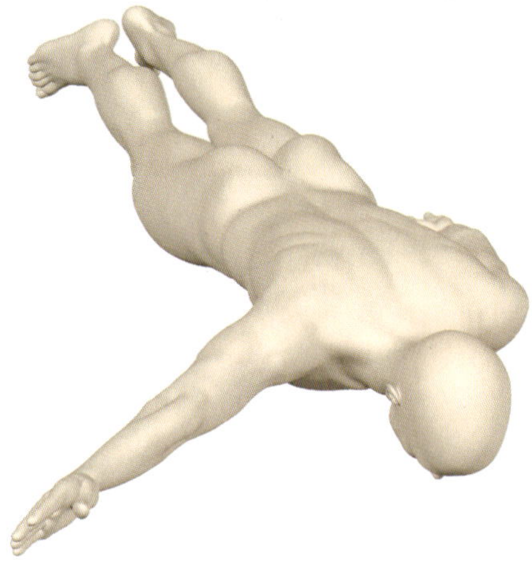

검사

검사자가 자신의 몸을 약간 흔들고 있는 동안, 팔의 위치를 유지하도록 고객에게 지시하고, 마치 팔을 바닥으로 접근시키는 것처럼 먼쪽 아래팔에 굽힘으로 향해 아래쪽으로의 약간의 힘을 가한다.

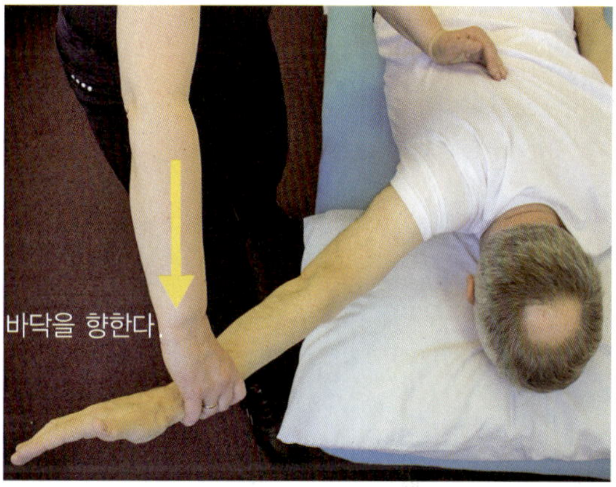

척주를 향한 어깨뼈의 내전을 일으키는 하부 등세모근의 수축을 관찰함으로써 검사는 강력한 것으로 간주된다. 어깨뼈의 내전이 일어나지 않는 경우, 검사는 약한 것이다. 팔의 위치를 유지하는 고객의 능력에 의존해서는 안 된다. 호흡의 멈춤과 팔꿈치 굽힘을 포함하는 다른 근육의 동원을 지켜보기 바란다.

안정화

검사자는 손날(손의 모서리)을 하부 갈비뼈에 놓음으로써 안정화시킬 수 있다.

신체운동학적 연관성

기관 : 비장
침술 경락 : 비장, 췌장
감정 : 걱정, 피로

비디오 : 등세모근(하부섬유)

가시위근(극상근)
SUPRASPINATUS

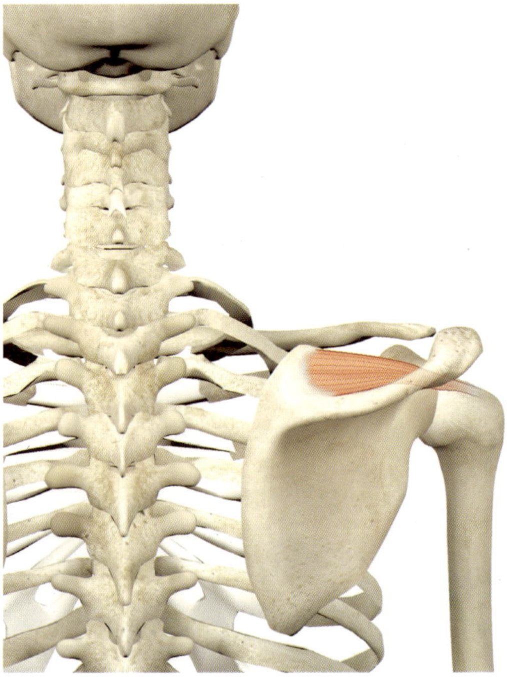

회전근개군은 "SITS" 근육, 즉 가시위근(supraspinatus), 가시아래근(infraspinatus), 작은원근(teres minor) 및 어깨밑근(subscapularis)으로 구성된다.

이것은 오목위팔관절(GHJ)의 움직임과 안정화를 가능케 하는 중요한 근육군이다. 이것은 믿을 수 없을 만큼 불안정한 관절이며 가동성에 대한 안정성을 손상시키기 때문에, 안정성을 유지하려면 관절을 에워싸는 기능을 하고 있는 근육을 필요로 한다. 티(tee) 표면의 거의 2배 크기가 되는 골프공이 티 위에 얹혀있는 것을 상상해보자. 이 비유(analogy)는 큰 위팔뼈머리(골프공)와 작고 얕은 관절오목(골프 티) 사이의 관계를 설명하고 있다.

기시부
어깨뼈의 가시위오목

정지부
위팔뼈 큰결절의 윗면

작용
약간의 굽힘을 수반하는 어깨(오목위팔관절)의 외전

위팔을 몸통에서부터 떨어져 유지한다.

신장성 수축을 하는 동안에 약간의 어깨 폄을 수반하는 내전을 조절하는 것을 보조한다.

신경분포
어깨위신경 C5, C6

동맥분포
어깨위동맥

임상적 사실

어깨세모근의 중부섬유와 상승적으로 작용한다.

어깨의 회전을 야기하지 않는 유일한 "회전근개" 근육이다.

어깨위신경 포착(entrapment)은 근육작용에 부정적으로 영향을 줄 수 있다.

과도한 스트레인과 외상은 시간의 경과와 더불어 석회힘줄염(석회화건염)과 연관성이 있을지도 모르는 힘줄염(건염) 또는 힘줄장애(tendinopathy)를 야기할 수 있다.

이것은 봉우리밑(견봉하) 공간을 지나서 봉우리밑주머니(견봉하낭)에 의해 보호된다. 봉우리밑주머니에 대한 자극은 윤활낭염(bursitis)으로 이어질 수 있다.

40세가 지나면, 가시위근힘줄의 파열과 찢어짐이 더 일반적으로 된다.

촉진

1. 고객은 엎드려 눕거나 앉은 자세가 된다.
2. 견봉돌기의 위치를 확인하여 이것을 안쪽과 뒤쪽으로 추적한다. 이것은 어깨뼈가시의 촉진을 가능케 한다.
3. 촉진은 섬유방향을 따라서 어깨뼈가시보다 위에서 시행된다.
4. 가시위근의 힘살을 찾기 위해 더 표면에 있는 등세모근을 통해 촉진한다.
5. 고객에게 어깨를 외전하여 작용에 저항하도록 요청한다.
6. 근육조직의 수축에 주목하기 바란다.

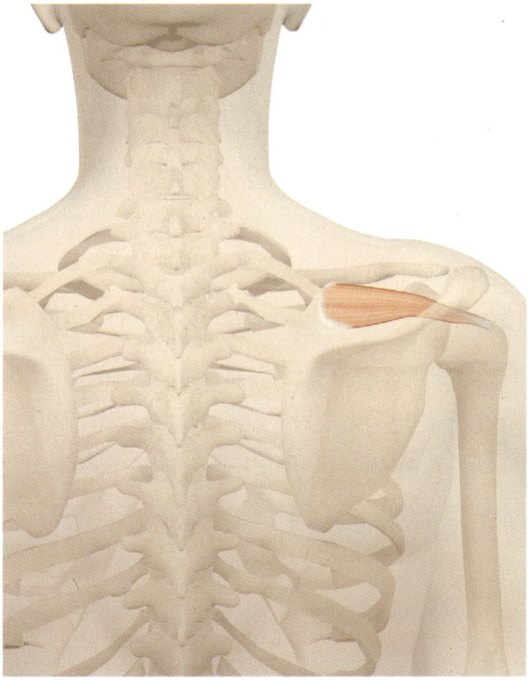

수동 근육검사

자세

반듯이 누운 자세. 고객의 팔이 안쪽으로 회전하고 어깨가 외전하여 앞쪽으로 10° 굽혀져 있는 것을 확인한다.

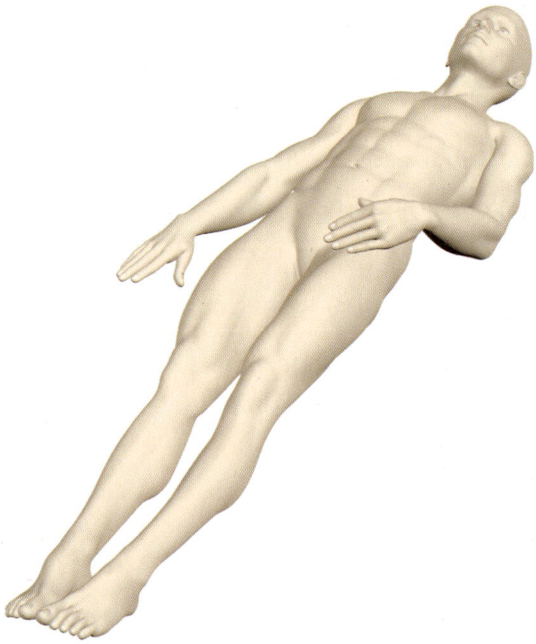

검사

검사자는 내전과 어깨의 약간의 폄에 대해 저항력을 대각선 방향으로(비스듬하게) 가한다.

조사결과를 기록하려면 적절한 등급 척도를 사용한다. 그 범위 전체를 검사한다는 것을 잊지 말아야 한다.

대체되는 또 다른 방법은 앉은 자세에서 검사하는 것이다. 검사자는 어깨뼈의 윗면을 안정화시키고 위팔뼈의 먼쪽 가쪽 면에 저항을 가한다. 고객에 대한 지시는 손바닥을 아래로 유지하고 팔을 옆으로(가쪽으로) 들어 올리는 것이다.

이것은 가시위근과 중간 어깨세모근 양쪽의 활성화를 촉진함으로써 어깨의 외전을 검사한다.

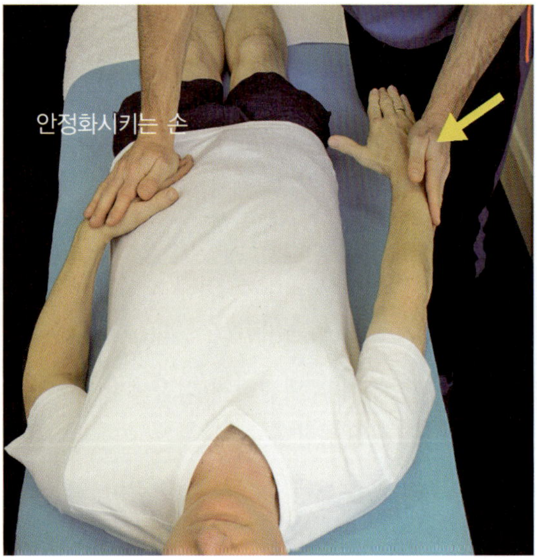

안정화

고객에게 그들의 손을 반대쪽 앞위엉덩뼈가시(ASIS) 위에 놓도록 요청한다. 그 다음에 검사자는 그들의 손을 고객 손의 맨 위에 놓는다.

신체운동학 근육검사

자세

반듯이 누운 자세 또는 앉은 자세가 된다. 오목위팔관절을 15° 굽힌 상태에서 팔을 대략 15° 외전한다. 고객의 손바닥은 신체를 향한다.

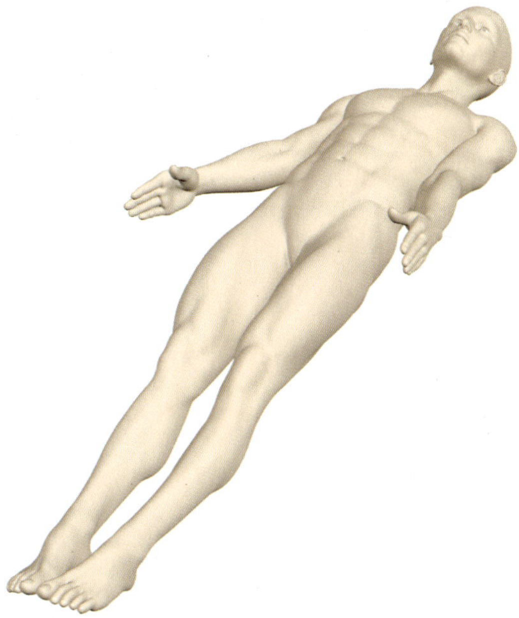

검사

검사자가 자신의 몸을 약간 흔들고 있는 동안에 고객에게 팔의 위치를 유지하도록 지시하고, 마치 팔을 고객 신체의 앞쪽 중간에 놓는 것처럼 모음(내전)을 향해 먼쪽 아래팔에 약간의 힘을 가한다.

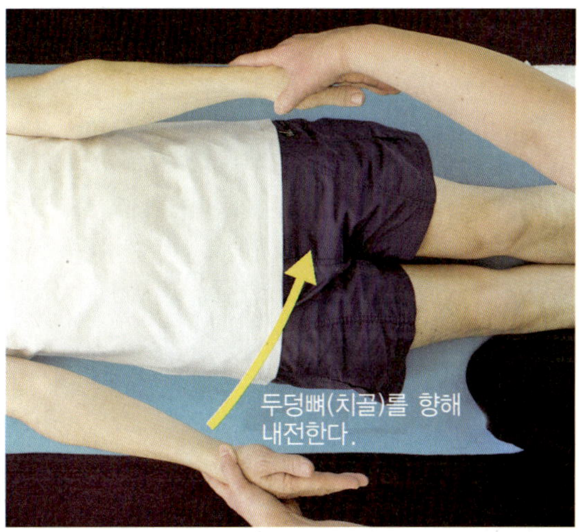

안정화

양쪽 팔을 동시에 위치시킬 수 있으며, 두 팔을 번갈아 시행한다.

신체운동학적 연관성

기관 : 뇌
침술 경락 : 임맥(任脈 ; conception vessel)
감정 : 과다 사고(over-thinking)

비디오 : 가시위근

가시아래근(극하근)
INFRASPINATUS

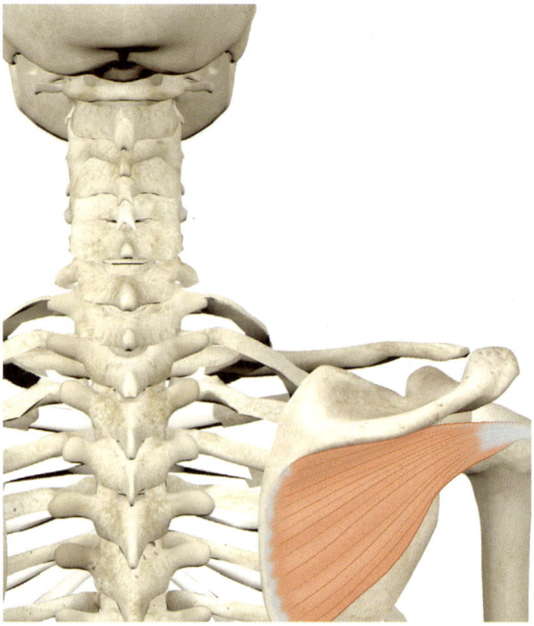

기시부
어깨뼈의 가시아래오목(극하와) 및 어깨뼈 가시 아랫부분

정지부
위팔뼈 큰결절의 중간 면

작용
어깨(오목위팔관절)의 가쪽회전

어깨(오목위팔관절)의 내전

어깨(오목위팔관절)의 안정화

신장성으로 수축할 때 어깨의 안쪽회전 조절을 돕는다.

신경분포
어깨위신경(견갑상신경)

C5, C6

동맥분포
어깨위동맥(견갑상동맥), 어깨휘돌이동맥(견갑회선동맥)

임상적 사실
작은원근 및 어깨세모근 뒤섬유와 상승적으로 작용한다.

섬유는 흔히 작은원근의 섬유와 혼합된다.

가시아래근의 힘줄이 어깨의 관절주머니(capsule)와 혼합된다.

가시아래근은 위팔신경얼기에 대한 상부 체간 외상으로 약해지거나 마비되는 일 조차도 있다.

촉진

1. 고객은 엎드려 누운 자세, 선 자세 또는 앉은 자세가 된다.
2. 견봉돌기의 위치를 찾아내어 안쪽과 뒤쪽으로 따라간다. 이것은 어깨뼈 가시의 촉진을 가능케 한다.
3. 촉진은 섬유방향을 따라 어깨뼈 가시의 아래쪽으로 시행된다.
4. 더 얕은 등세모근을 촉진하여 가시아래근 힘살의 위치를 찾아낸다.
5. 고객에게 어깨를 바깥쪽으로 회전하고 촉진하지 않는 손으로 작용에 온화하게 저항하도록 요청한다.
6. 가시아래근 근육조직의 수축에 주목하기 바란다.
7. 기시부에서부터 정지부까지 촉진한다.

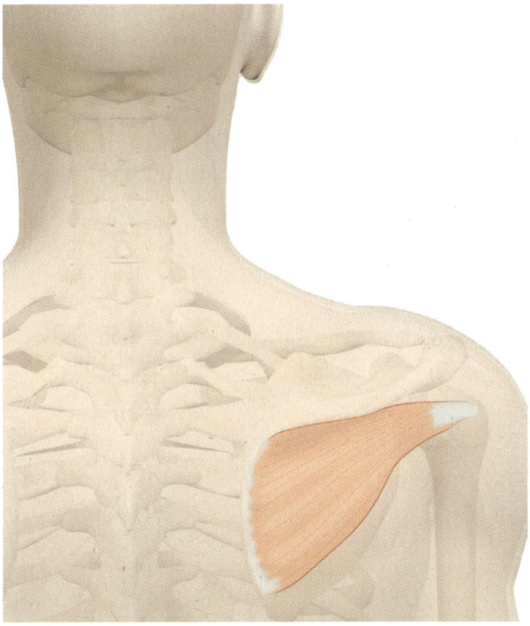

수동 근육검사

자세

반듯이 누운 자세가 된다. 팔꿈치를 90°로 굽힌 상태에서 어깨를 바깥쪽으로 약간 회전시킨다.

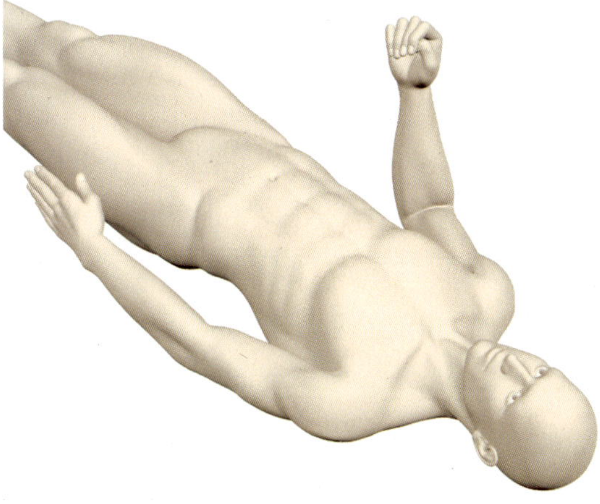

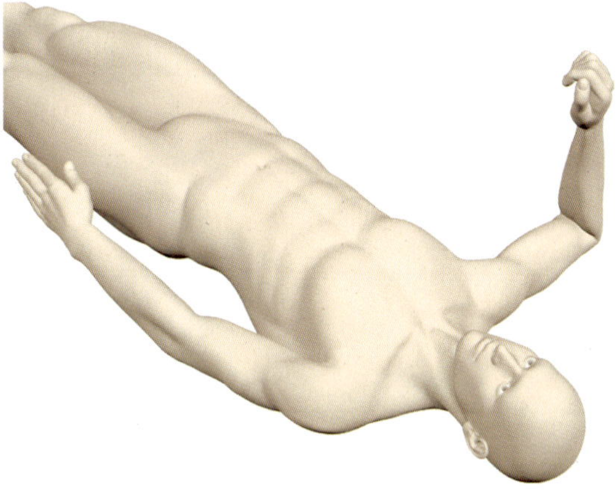

검사

검사는 두 가지 검사자세로 시행할 수 있다:

어깨가 0°에서의 자세

어깨를 90°로 외전한 자세

이들 검사자세의 각각에 대해서 검사자는 고객의 팔에 안쪽회전을 향해서 저항력을 가한다.

적절한 등급척도를 사용하여 조사결과를 기록한다.

그 범위 전체를 검사한다는 것을 잊지 말아야 한다.

안정화

안정화는 팔꿈치에서 일어나며, 이것에 의해 검사자는 검사하지 않은 팔을 뒤쪽 팔꿈치 위에 놓는다.

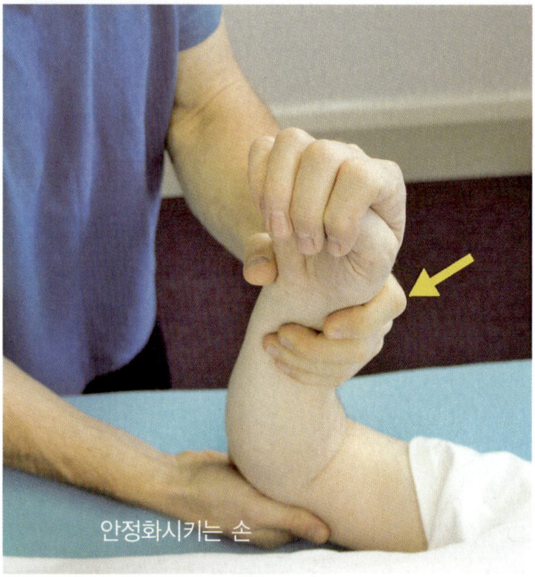

0°에서의 가시아래근

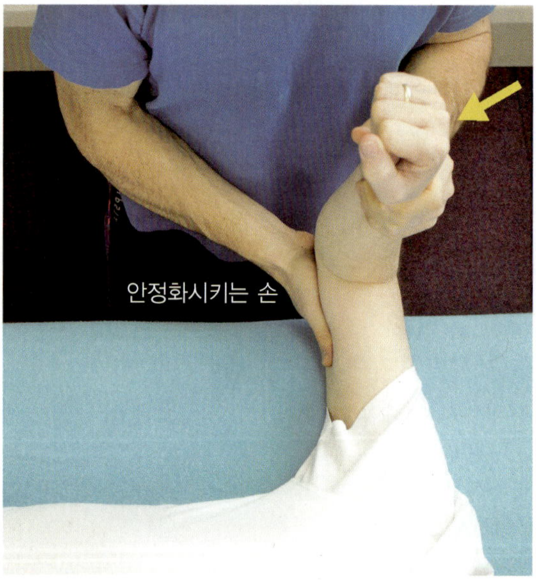

90°에서의 가시아래근

신체운동학 근육검사

자세

반듯이 누운 자세. 팔꿈치를 90°로 굽힌 상태에서 위팔뼈를 90°로 외전하여 위팔뼈의 바깥쪽 회전을 일으킨다.

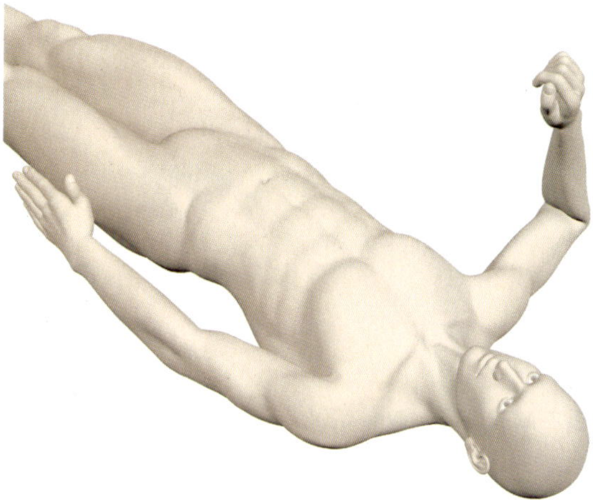

검사

고객에게 위팔뼈의 위치를 유지하도록 지시하고, 한편, 검사자는 자신의 신체를 약간 흔들면서 위팔뼈 안쪽회전을 향해 먼쪽 아래팔에 약간의 힘을 가한다.

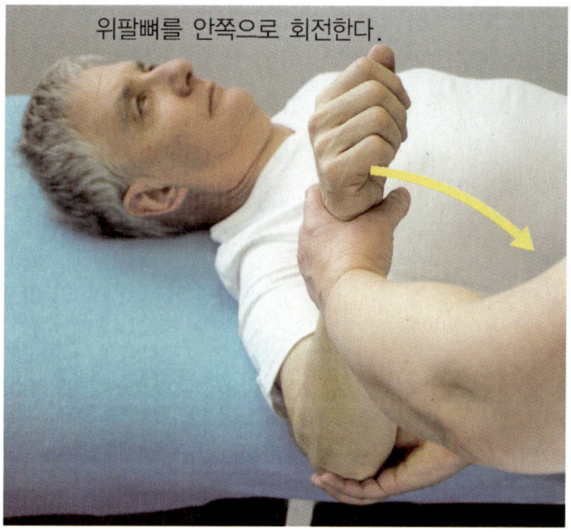

안정화

위팔뼈를 제자리에 유지하기 위해 팔꿈치를 지지한다.

신체운동학적 연관성

기관 : 가슴샘(흉선)

침술 경락 : 삼초(三焦) (san jiao, triple warmer, triple heater)

감정 : 스트레스, 불안, 자존감의 결여

비디오 : 가시아래근

작은원근(소원근)
TERES MINOR

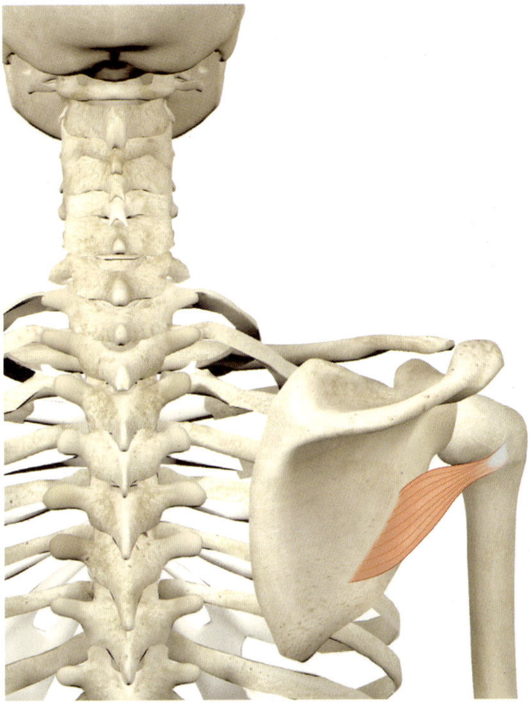

기시부
어깨뼈의 위 가쪽 모서리

정지부
위팔뼈 큰결절의 아랫면

작용
어깨(오목위팔관절)의 가쪽회전

어깨(오목위팔관절)의 약한 모음근(내전근)

어깨(오목위팔관절)의 안정화

신경분포
겨드랑신경(액와신경)

C5, C6

동맥분포
어깨뼈 휘돌이동맥 및 뒤쪽 위팔뼈 휘돌이동맥

임상적 사실
가시아래근 및 어깨세모근 뒤섬유와 상승적으로 작용한다.

작은원근은 큰원근과 길항적으로 작용하고 그 섬유는 흔히 가시아래근과 혼합되어 하나의 근육을 형성한다.

작은원근은 "회전근개근"의 하나이고 반면 큰원근은 그렇지 않다.

작은원근, 큰원근, 위팔세갈래근 및 위팔뼈에 의해 형성된 공간은 네모 공간(quadrangular space)이라 알려져 있다. 겨드랑신경 및 휘돌이동맥은 이 공간을 통해 뻗고 포착되어 네모 공간 증후군이라 알려진 증상을 초래할지도 모른다.

촉진

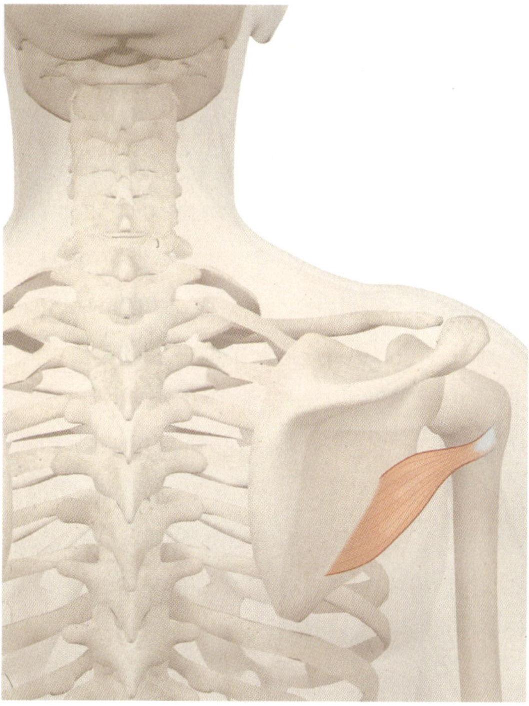

1. 고객은 엎드려 누운 자세, 선 자세 또는 앉은 자세가 된다.
2. 어깨뼈 가쪽 모서리와 위팔뼈 큰결절 사이의 섬유방향을 따라 촉진하는 손가락을 놓는다.
3. 고객에게 어깨를 바깥쪽으로 회전하고 촉진하지 않는 손으로 작용에 온화하게 저항하도록 요청한다.
4. 작은원근 근육조직의 수축에 주목하기 바란다.
5. 기시부에서부터 정지부까지 촉진한다.
6. 작은원근을 큰원근과 구별하기 위해 고객에게 그들의 어깨를 안쪽으로 회전하도록 요청한다. 작은원근은 이완하지만, 반면에 큰원근은 수축할 것이다.

수동 근육검사

자세

검사는 가시아래근의 검사와 같고 두 가지 검사 자세로 시행할 수 있다:

어깨가 0°에서의 자세

어깨를 90°로 외전한 자세

고객은 반듯이 누운 자세가 되고 어깨를 약간 바깥쪽으로 회전하고 팔꿈치를 90°로 굽힌다.

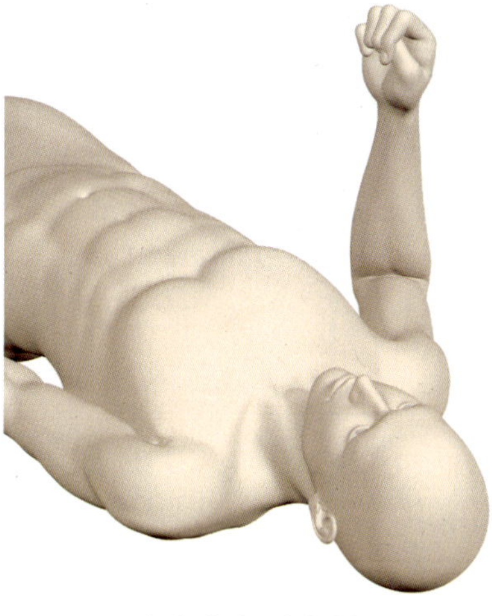

0°에서의 작은원근

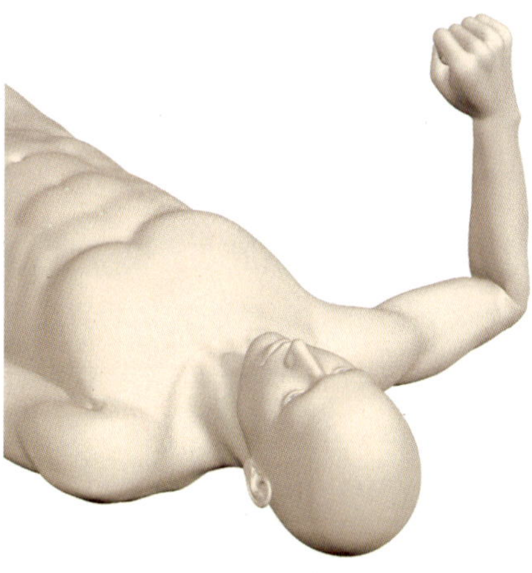

90°에서의 작은원근

검사

검사자는 위팔뼈의 안쪽회전을 향해서 아래팔에 저항력을 가한다.

기억할 것 : 안쪽회전 검사를 실행하기 전에 어깨밑근과 큰가슴근의 바깥쪽회전을 검사하는 것은 중요하다. 이것은 오목위팔관절의 관절주머니 패턴과 일치한다. 안쪽회전 및 바깥쪽회전에 대한 모든 근육검사는 위에서 언급한 두 가지 자세에서 실행되어야 한다.

조사결과를 기록하려면 적절한 등급척도를 사용한다. 그 범위 전체에서 검사한다는 것을 잊어서는 안 된다.

이것은 가시아래근과 작은원근 양쪽의 활성화를 촉진함으로써 어깨의 가쪽회전을 검사한다.

안정화

안정화는 팔꿈치의 뒷면에서 일어난다.

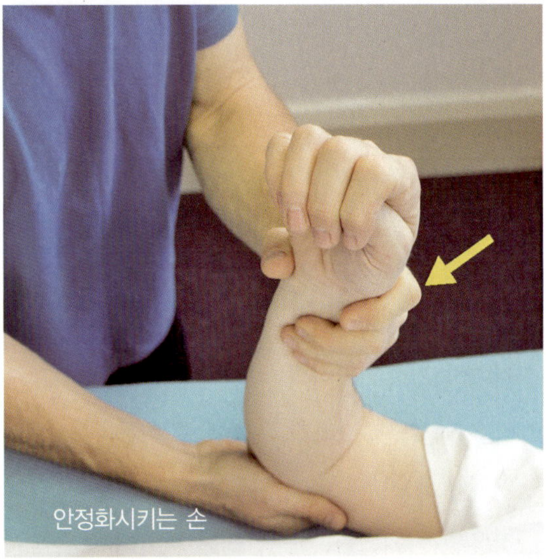

0°에서의 작은원근

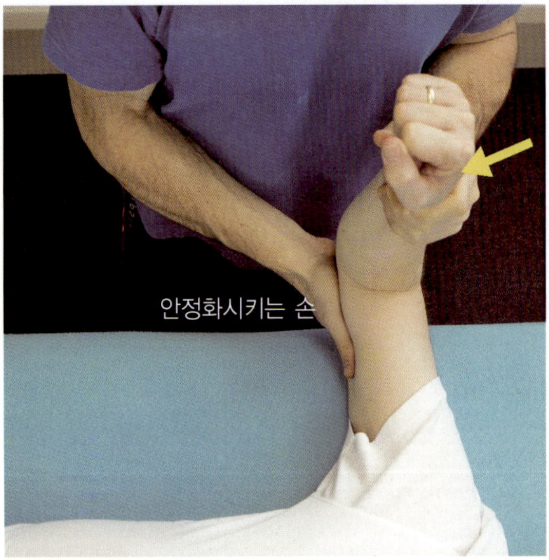

90°에서의 작은원근

신체운동학 근육검사

자세

반듯이 누운 자세. 팔꿈치를 90°로 굽히고 약간 바깥쪽회전을 하여 위팔뼈를 내전한다.

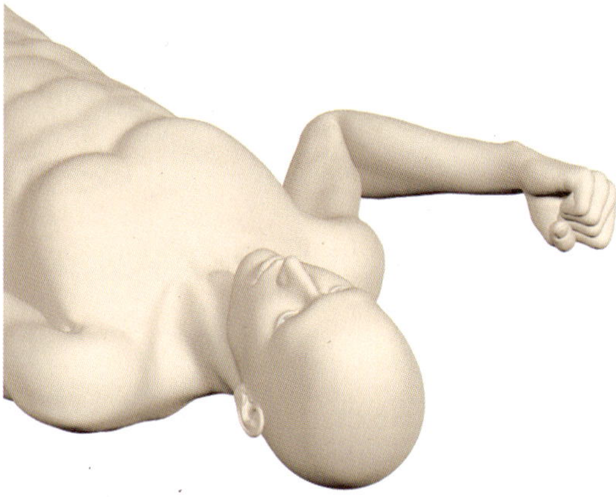

검사

검사자가 자신의 몸을 약간 흔드는 동안, 고객에게 팔의 위치를 유지하도록 지시하고 마치 위팔뼈를 안쪽으로 회전시키는 것처럼, 먼쪽 아래팔에 약간의 힘을 가한다.

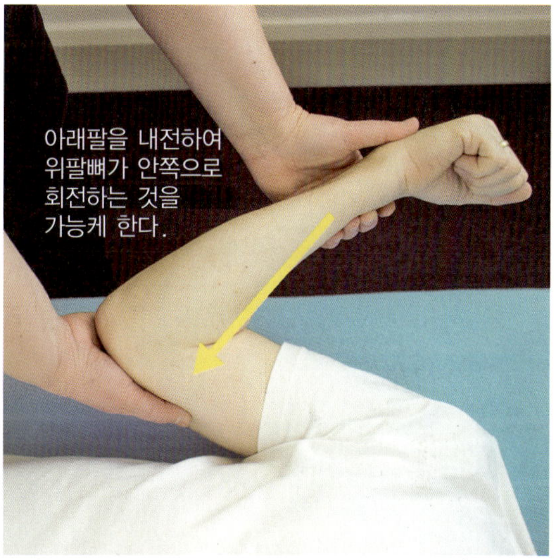

안정화

굽힌 팔꿈치를 지지하고 내전으로 몸통에 대항하여 유지한다.

신체운동학적 연관성

기관 : 갑상선

침술 경락 : 삼초(三焦) (san jiao, triple warmer, triple heater)

감정 : 스트레스 및 불안

비디오 : 작은원근

어깨밑근(견갑하근)
SUBSCAPULARIS

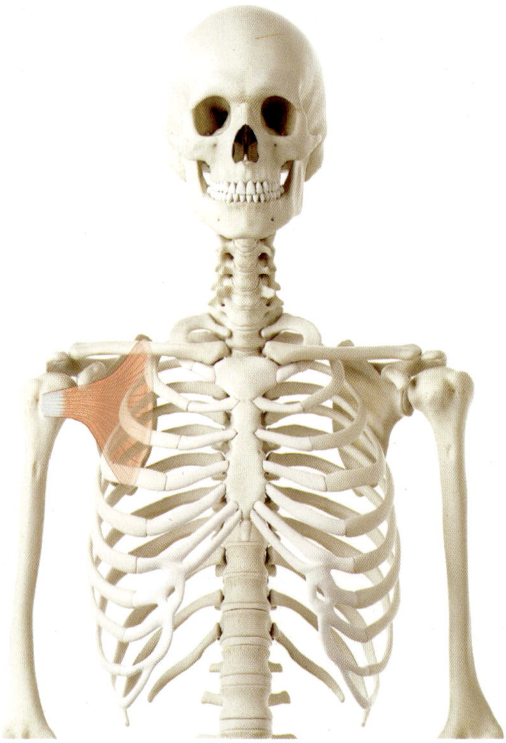

기시부

앞어깨뼈 표면에 있는 어깨뼈의 어깨뼈밑오목

정지부

위팔뼈의 작은결절

작용

어깨(오목위팔관절)를 안쪽으로 회전한다.

관절오목(관절와)에 있는 위팔뼈머리를 안정화시킨다.

신장성으로 부하가 가해질 때 어깨(오목위팔관절)의 가쪽회전을 조절한다.

4개의 회전근개근 중의 하나이다.

신경분포

위 및 아래 어깨밑신경
C5, C6

동맥분포

어깨휘돌이동맥(견갑회선동맥), 등쪽어깨동맥(배측견갑동맥)

임상적 사실

큰원근, 큰가슴근, 넓은등근과 상승적으로 작용한다. "SITS" 회전근개근 중에서 가장 크며 팔의 주된 안쪽회전근이다. 어깨밑오목과 앞톱니근 사이에 깊이 끼어 있다. 어깨밑힘줄은 위팔오목관절의 주머니에 부착하여 있고 촉진으로 그 근복에 거의 접근할 수 없다. 어깨밑근, 큰원근, 넓은등근이 뒤 겨드랑이 벽을 구성하고 있다. 상부체간 손상과 외상은 근육, 혈관 또는 신경학적 손상으로 인해서 어깨밑근을 약화시키거나 마비시킬 수 있다.

어깨밑근힘줄은 윤활주머니에 의해 어깨관절주머니로부터 분리되어 있다. 이 윤활주머니는 흔히 윤활막으로 연결된다. 만성적으로 염증이 있는 경우, 이 윤활낭염은 동결견(유착관절낭염)으로 이어질 수 있다.

촉진

1. 고객은 어깨를 외전하여 앞쪽으로 끌어당긴 상태에서 앉은 자세 또는 반듯이 누운 자세가 된다.
2. 고객의 팔을 검사자의 어깨에 올려놓는다.
3. 촉진하는 손가락을 뒤쪽 겨드랑이 주름을 따라 살짝 올려놓고 이들을 어깨밑오목(견갑하와)을 향해 안쪽을 향하게 한다.
4. 고객에게 팔을 안쪽으로 회전시키고 촉진하지 않는 손으로 작용에 온화하게 저항하도록 요청한다.
5. 근육조직의 수축에 주목하기 바란다.

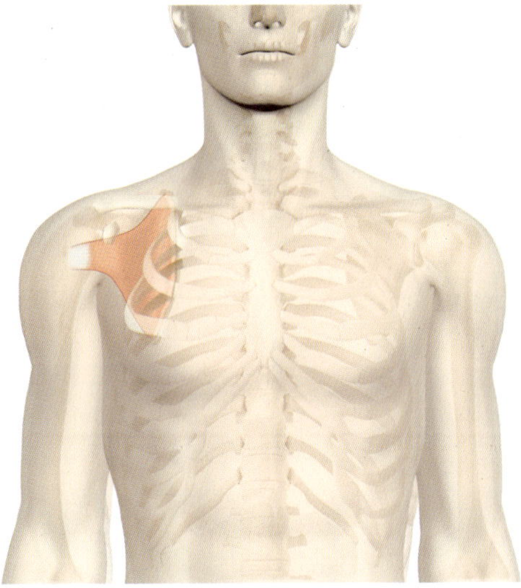

허리뼈(요추) 뒤에 손을 대고 옆으로 누운 자세로 고객을 위치시키고 고객에게 이완하도록 요청함으로써 안쪽 섬유가 촉진될지도 모른다는 것에 주목하기 바란다. 검사자는 어깨뼈의 안쪽 모서리 밑에서 손가락을 살짝 말아서 중부등세모근과 마름근(능형근)을 통해 촉진한다.

수동 근육검사

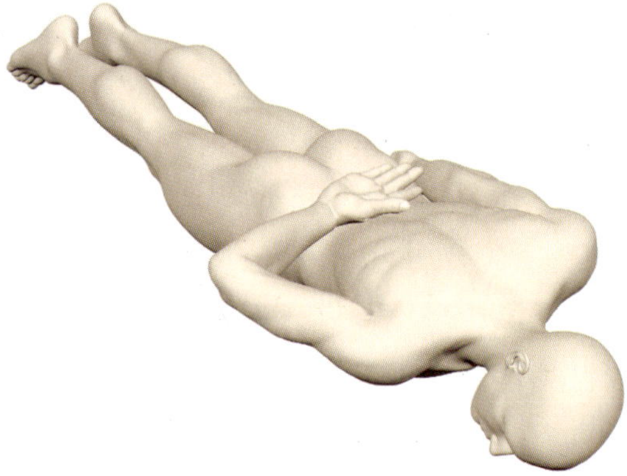

자세

엎드려 누운 자세가 된다. 위팔뼈를 안쪽으로 회전시키고 팔꿈치를 굽힘으로써 고객의 팔은 뒤로 접히고 그리하여 손은 하부 허리뼈 위에 놓인다.

검사

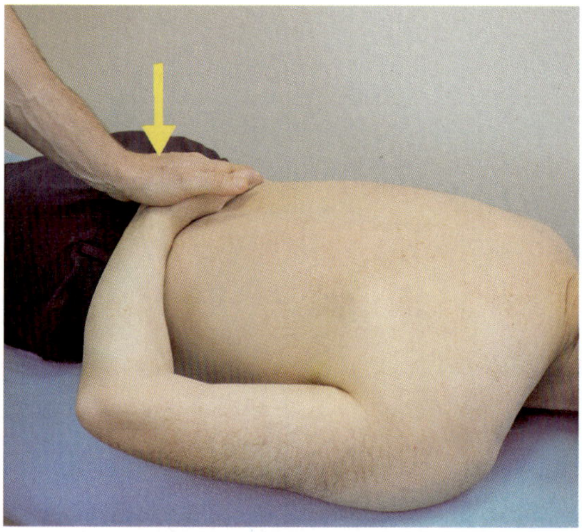

검사자는 뒤쪽에서부터 앞쪽으로 저항력을 가하여 환자가 검사받는 팔을 신체로부터 들어 올리도록 한다. 이것은 팔꿈치 폄의 검사는 아니다 (보상운동을 주의할 것).

어깨밑근은 어깨를 0° 및 90°로 하여 안쪽회전을 한 팔을 검사함으로써 큰가슴근으로 검사할 수 있을지도 모른다.

안정화

필요 없다.

신체운동학 근육검사

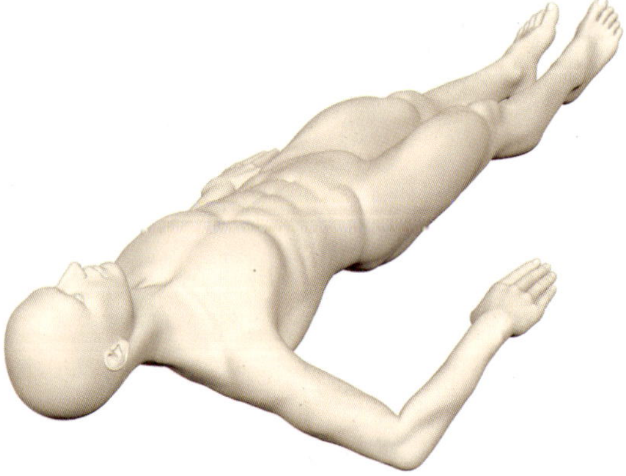

자세

반듯이 누운 자세가 된다. 팔꿈치를 90°로 굽히고 위팔뼈는 완전히 안쪽회전을 한 상태에서 어깨를 90°로 외전하면 아래팔은 바닥에 평행이 된다.

검사

검사자가 자신의 몸을 흔들고 있는 동안에 팔의 위치를 유지하도록 고객에게 지시하고, 위팔뼈의 바깥쪽(가쪽)회전을 향한 지렛대로서 먼쪽 아래팔에 약간의 힘을 가한다.

대체가 되는 또 다른 검사는 어깨를 90°로 외전하고 팔꿈치를 90°로 굽힌 상태의 엎드려 누운 자세에서 시행한다. 검사자는 위팔뼈를 약간 안쪽회전을 시켜 팔꿈치를 지지한다. 검사 방향은 먼쪽 아래팔을 지렛대로서 사용함으로써 위팔뼈를 바깥쪽으로 회전시키는 것과 같다. 팔의 움직임을 느끼는 것이 아니라 어깨뼈를 안정화시키지 못하는 것에 주의하기 바란다.

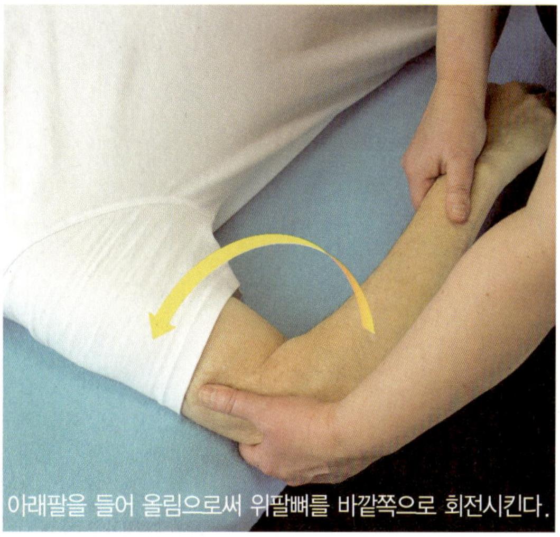

안정화

안정화시키기 위해 검사하는 동안 내내 팔꿈치를 잡는다. 이것은 어깨의 굽힘/폄/외전/내전의 어느 것이 아니라 위팔뼈를 안쪽으로 회전시키는 능력에 대한 하나의 검사이다.

신체운동학적 연관성

기관 : 심장

침술 경락 : 심장

감정 : 사랑, 혐오, 자존심

비디오 : 어깨밑근

큰원근(대원근)
TERES MAJOR

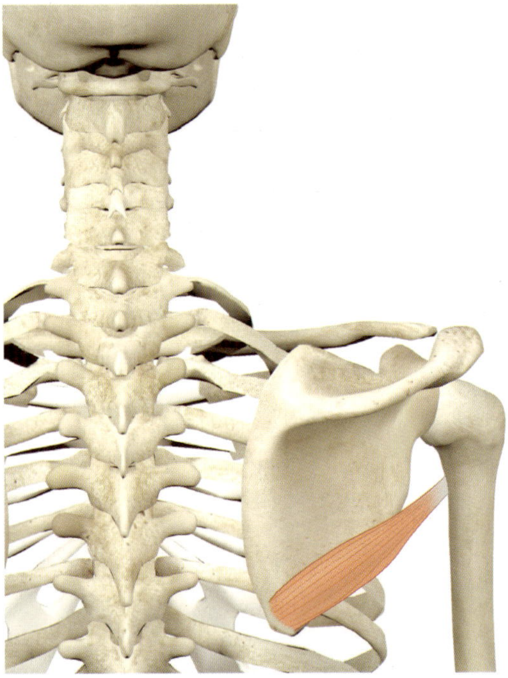

기시부
아래 가쪽 모서리 및 어깨뼈각

정지부
위팔뼈 앞부분 결절사이의 안쪽입술

작용
어깨(위팔오목관절)의 폄
어깨(위팔오목관절)의 내전
어깨(위팔오목관절)의 수평외전
위팔오목관절에서의 위팔뼈의 안쪽회전

신경분포
하부 어깨신경 또는 가슴등신경(흉배신경)
C5, C6, C7, C8

동맥분포
어깨휘돌이동맥 및 뒤쪽 위팔휘돌이동맥

임상적 사실
작은원근은 큰원근과 길항적으로 작용하며 그 섬유는 흔히 가시아래근의 섬유와 혼합하여 하나의 근육을 형성한다. 작은원근, 큰원근, 위팔세갈래근 및 위팔뼈에 의해 형성된 공간은 네모 공간으로서 알려져 있다. 겨드랑신경과 휘돌이동맥은 이 공간을 지나서 뻗고 포착되어 네모공간 증후군(quadrangular space syndrome)으로서 알려진 증상으로 이어진다.

큰원근은 "회전근개근"의 하나는 아니다.

큰원근은 넓은등근의 협동근이며 때로는 광배근의 작은 도우미(Lat's little helper)로서 기억된다. 큰원근은 마름모근군과 근육의 커플을 형성한다.

촉진

1. 고객은 엎드려 누운 자세, 선 자세, 또는 앉은 자세가 된다.
2. 어깨뼈의 가쪽 모서리와 위팔뼈 큰결절 사이의 섬유방향을 따라 촉진하는 손가락을 놓는다.
3. 고객에게 어깨를 안쪽으로 회전하고 여러분의 촉진하지 않는 손으로 작용에 온화하게 저항하도록 요청한다.
4. 큰원근의 근육조직의 수축에 주목하기 바란다.
5. 기시부에서부터 정지부까지 촉진한다.
6. 작은원근을 큰원근과 구별하기 위해서는 고객에게 어깨를 안쪽으로 회전시키도록 요청한다. 큰원근이 수축하는 동안 작은원근은 이완할 것이다.

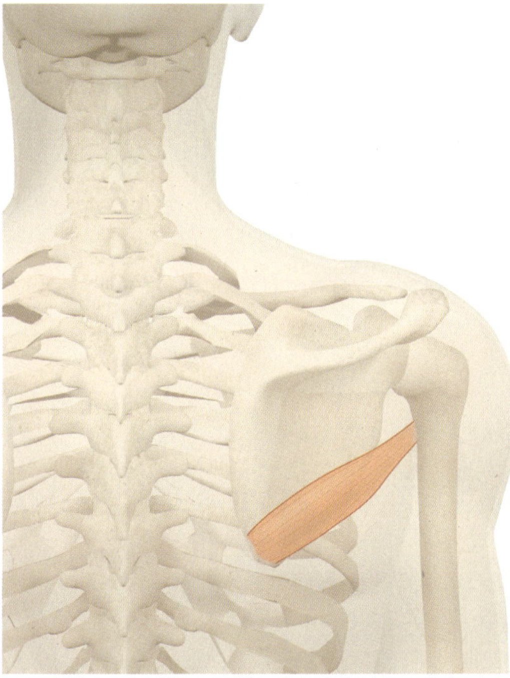

수동 근육검사

자세

엎드려 누운 자세가 되고 팔을 바깥쪽으로 회전하여 손등을 허리뼈 위에 얹는다.

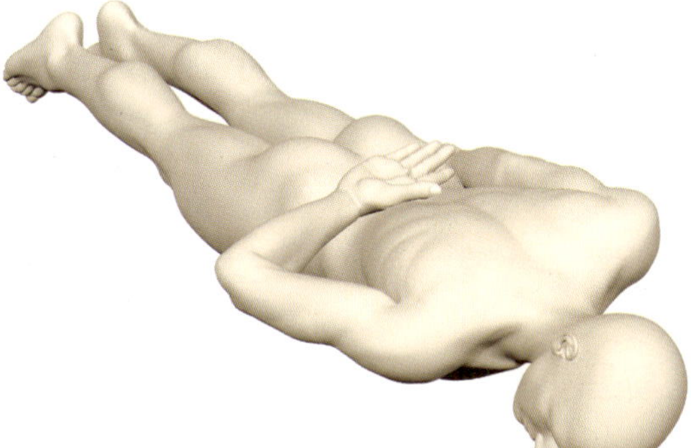

검사

그 다음에 검사자는 어깨 외전을 향해 저항력을 가한다.

안정화

안정화는 반대쪽 어깨뼈 위에서 이루어진다.

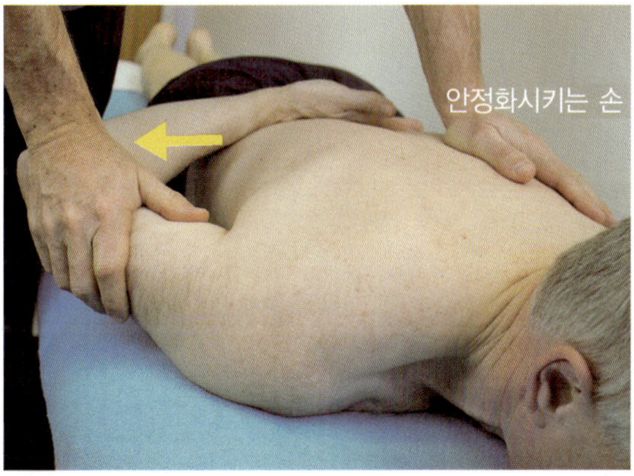

신체운동학 근육검사

자세

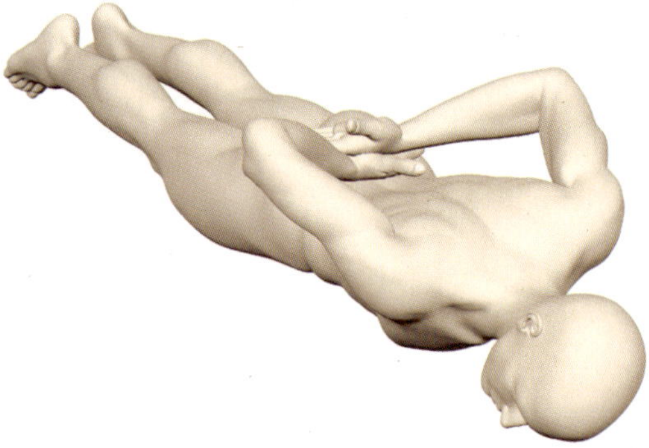

엎드려 누운 자세가 된다. 환자의 가동성이 허용되는 경우, 팔을 안쪽으로 회전시키고 팔꿈치를 굽혀 양손을 엉치뼈 위에 놓는다. 양손을 엉치뼈에 유지한 채로 양쪽 위팔뼈를 뒤로 편다.

검사

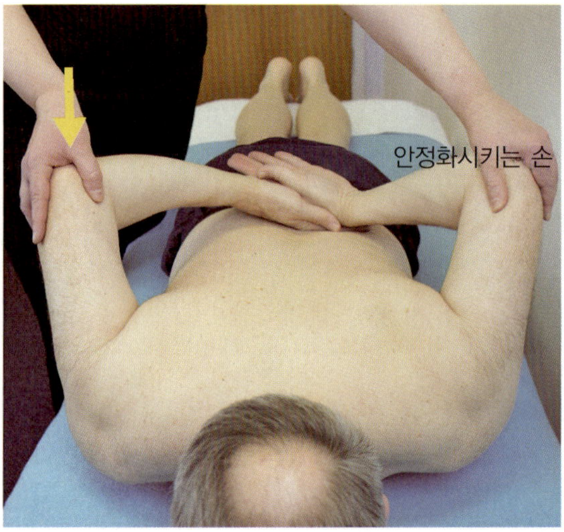

고객에게 이 자세를 유지하도록 요청한다. 전문가는 양 팔꿈치를 가볍게 잡고 마치 팔을 앞으로 굽히는 것처럼 자신의 신체를 약간 흔든다. 양쪽 또는 한쪽을 검사할 수 있다.

안정화

고객은 손등을 엉치뼈 위에 놓음으로써 안정화시킨다. 전문가는 필요에 따라 두 팔꿈치 중의 하나를 고객의 손에 가볍게 올려놓아 고정함으로써 안정화시킬 수 있다.

신체운동학적 연관성

기관 : 척추
침술 경락 : 지배적인 경락
감정 : 스트레스

비디오 : 큰원근

어깨세모근(삼각근-앞섬유)
DELTOID(anterior fibers)

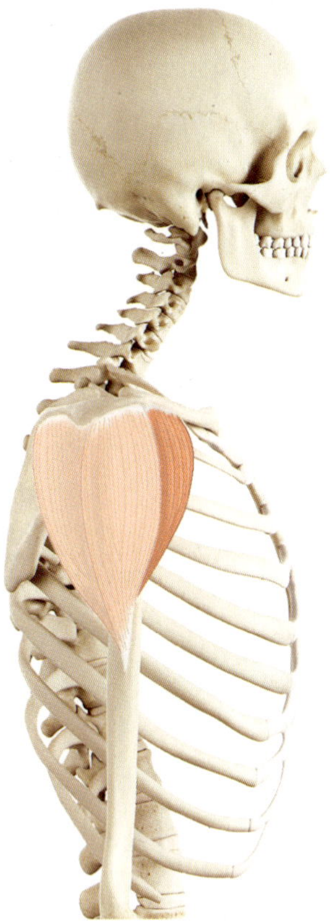

어깨세모근군은 3개의 서로 다른 섬유의 방향성을 가진 하나의 근육으로 구성된다. 즉, 앞섬유, 중간섬유, 뒤섬유이다.

기시부

빗장뼈의 가쪽 1/3, 견봉 및 어깨뼈가시

정지부

위팔뼈의 어깨세모근 결절

작용

모든 섬유

오목위팔관절에서 어깨를 외전시킨다.

신장성으로 부하가 가해질 때 오목위팔관절에서 어깨의 내전을 조절한다.

앞섬유

오목위팔관절에서 어깨를 굽힌다.

오목위팔관절에서 어깨를 안쪽으로 회전시킨다.

오목위팔관절에서 어깨를 수평으로 내전시킨다.

신경분포

겨드랑신경
C5, C6

동맥분포

뒤 및 앞 위팔휘돌이동맥
가슴봉우리동맥의 어깨세모근 분지

임상적 사실

외전을 위해 가시위근과 상승적으로 작용하고, 오목위팔관절의 앞쪽굽힘을 위해 부리위팔근(오훼완근), 큰가슴근, 및 위팔두갈래근과 상승적으로 작용한다.

어깨세모근 앞섬유는 강력한 굽힘근이고 오목위팔관절 굽힘의 주작용근으로 생각되고 있다.

어깨세모근 앞 및 뒤 섬유는 오목위팔관절이 외전하는 동안에 어깨세모근 중간섬유를 안정화시키도록 작용한다.

어깨세모근과 가시위근은 어깨의 전체 가동범위에 관여하고 있다.

어깨세모근은 어깨(오목위팔관절)의 탈구 또는 위팔뼈의 외과목(surgical neck)에 대한 골절에 의해 약화될 수 있으며, 이들 양쪽 모두는 겨드랑이신경을 손상시킬지도 모른다.

촉진

1. 고객은 앉은 자세 또는 선 자세에서 손을 허리뼈(요추) 위에 조심해서 둔다.
2. 촉진하는 손가락을 어깨세모근 앞섬유 위에 놓는다.
3. 고객에게 오목위팔관절에서 위팔뼈를 굽히도록 지시하고 이와 같이 하여 어깨세모근 앞섬유를 활성화시킨다.
4. 근육조직 내의 수축에 주목하기 바란다. 기시부에서부터 정지부까지 촉진한다는 것을 잊지 말아야 한다.

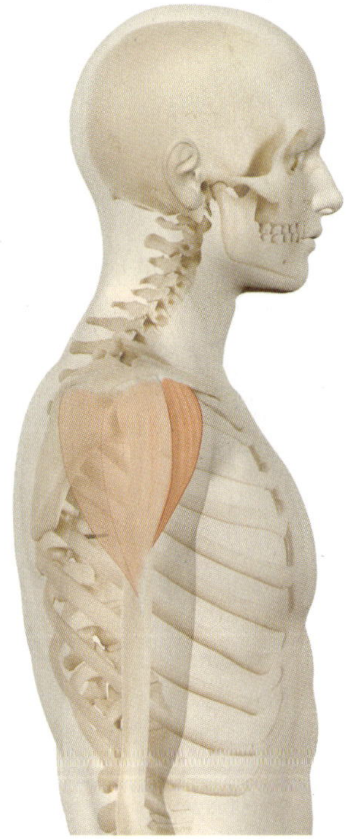

수동 근육검사

자세

어깨를 90°로 외전하고 팔꿈치를 90°로 굽힌 상태로 반듯이 누운 자세가 된다.

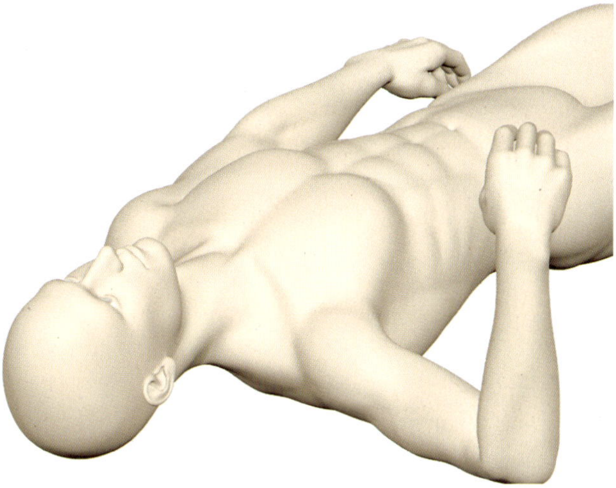

검사

검사자는 바닥을 향해서 아래로 저항력을 가한다.

조사결과를 기록하기 위해 적절한 등급척도를 사용한다.

전체 가동범위를 통해 검사한다는 것을 잊어서는 안 된다.

중간범위 검사는 등척성 강도를 평가하기 위해 사용될 수 있으며 여기서 고객에게 검사자가 가하는 저항력 없이 자세를 유지하도록 지시한다.

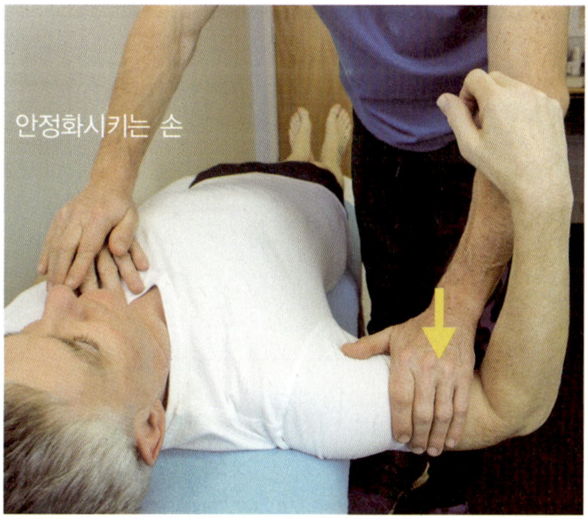

안정화

검사자는 지지하는 손을 반대쪽 어깨에 놓음으로써 움직임을 안정화시킬 수 있다.

신체운동학 근육검사

자세

반듯이 누운 자세 또는 앉은 자세가 된다.
오목위팔관절은 팔을 똑바르게 한 상태에서 대략 30–45°로 앞쪽으로 굽힌다.

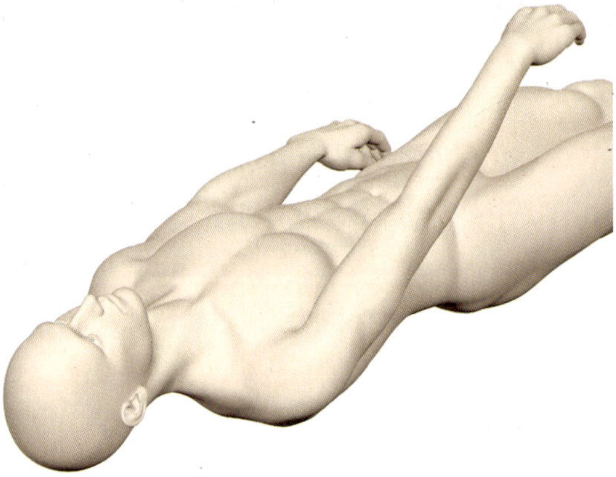

검사

고객에게 이 자세를 유지하도록 지시하고, 한편 검사자는 자신의 신체를 약간 흔들고 마치 팔을 펴는 방향으로 움직이는 것처럼 약간의 힘을 먼쪽 아래팔에 가한다. 모든 협동근이 관여할지도 모르기 때문에 어깨세모근 앞섬유만을 분리하는 것은 어렵다.

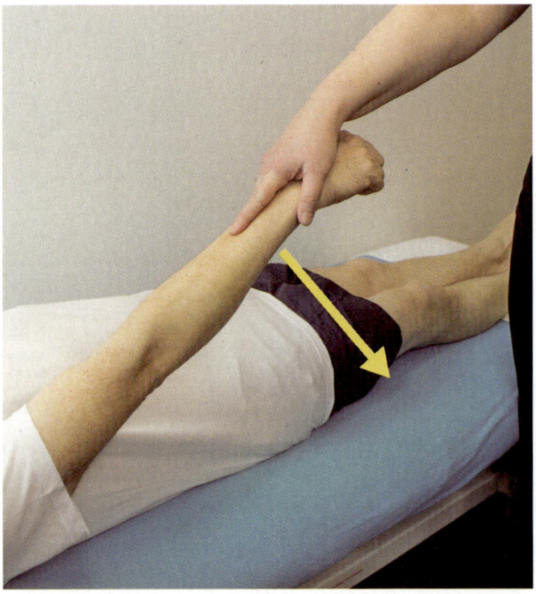

안정화

필요 없다.

신체운동학적 연관성

기관 : 담낭
침술 경락 : 담낭
감정 : 짜증, 스트레스

비디오 : 어깨세모근(앞섬유)

어깨세모근(삼각근-중간섬유)

DELTOID(middle fibers)

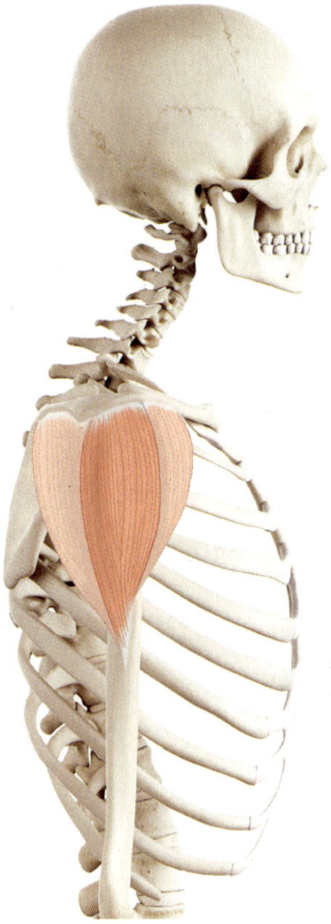

어깨세모근군은 3개의 서로 다른 섬유의 방향성을 가진 하나의 근육으로 구성된다. 즉, 앞섬유, 중부섬유, 뒤섬유이다.

기시부

빗장뼈의 가쪽 1/3, 견봉 및 어깨뼈가시

정지부

위팔뼈의 어깨세모근 결절

모든 섬유

오목위팔관절에서 어깨를 외전시킨다.

신장성으로 부하가 가해질 때 오목위팔관절에서 어깨의 내전을 조절한다.

중간섬유

오목위팔관절에서 어깨를 굽힌다.

오목위팔관절에서 어깨를 안쪽으로 회전시킨다.

오목위팔관절에서 어깨를 수평으로 내전시킨다.

신경분포

겨드랑신경
C5, C6

동맥분포

뒤 및 앞 위팔휘돌이동맥

가슴봉우리동맥의 어깨세모근 분지

임상적 사실

중간섬유는 강력한 오목위팔관절 외전근이다. 앞 및 뒤섬유는 오목위팔관절이 외전하는 동안 중간섬유를 안정화시키도록 작용한다.

어깨세모근은 위팔뼈의 외과목(surgical neck)에 대한 골절로부터 야기되는 어깨(오목위팔관절)의 탈구를 통해 약화될 수 있으며, 이것은 겨드랑신경을 손상시킬지도 모른다.

촉진

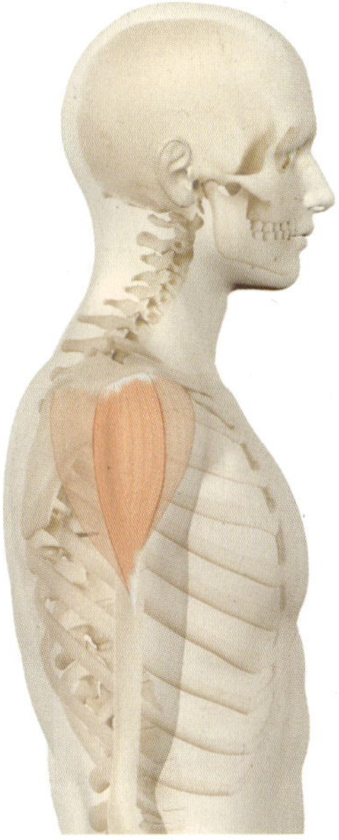

1. 고객은 앉은 자세 또는 선 자세에서 손을 허리뼈(요추) 위에 조심해서 놓는다.
2. 촉진하는 손가락을 어깨세모근 중간섬유 위에 놓는다.
3. 고객이 팔꿈치를 바깥쪽으로 움직임으로써 오목위팔관절의 외전을 시행하도록 지시한다.
4. 근육조직 내의 수축에 주목하기 바란다. 기시부에서부터 정지부까지 촉진한다는 것을 잊지 말아야 한다.

수동 근육검사

자세

오목위팔관절/어깨 복합체는 팔꿈치를 90°로 굽혀서 90°로 외전한다.

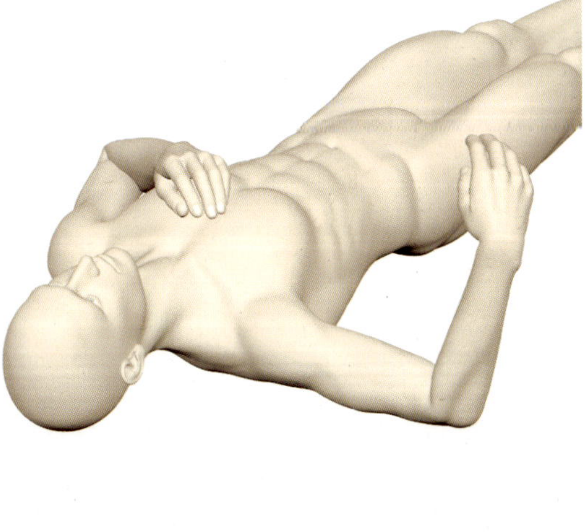

검사

검사자는 팔에 저항력을 가하여 팔을 아래쪽으로 움직여 내전시킨다.

조사결과를 기록하기 위해 적절한 등급척도를 사용한다. 전체 가동범위를 통해 검사한다는 것을 잊어서는 안 된다.

중간범위 검사는 등척성 강도를 평가하기 위해 사용될 수 있으며 여기서 고객에게 검사자가 가하는 저항력 없이 그 자세를 유지하도록 지시한다.

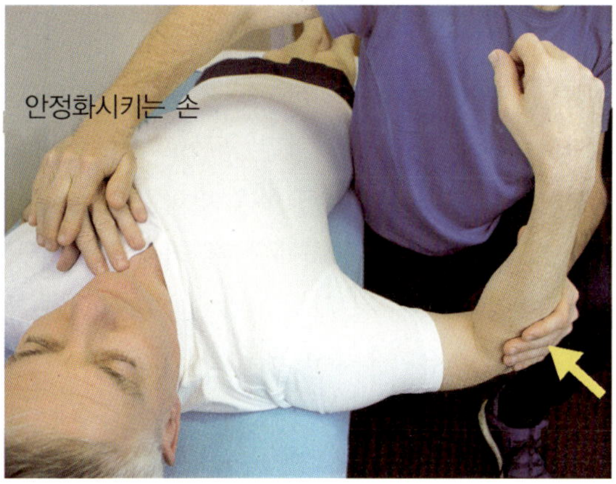

안정화

검사자는 어깨세모근 중간섬유 검사를 위해 반대쪽 어깨 위에 지지하는 손을 놓음으로써 움직임을 안정화시킬 수 있다.

신체운동학 근육검사

자세

앉은 자세, 반듯이 누운 자세 또는 엎드려 누운 자세가 된다.

오목위팔관절을 90°로 외전하고 팔꿈치는 90°에서 굽혀져 있다. 더 긴 지렛대가 필요하거나 또는 검사를 엎드려 누운 자세에서 시행하는 경우에는 팔을 똑바로 유지한다.

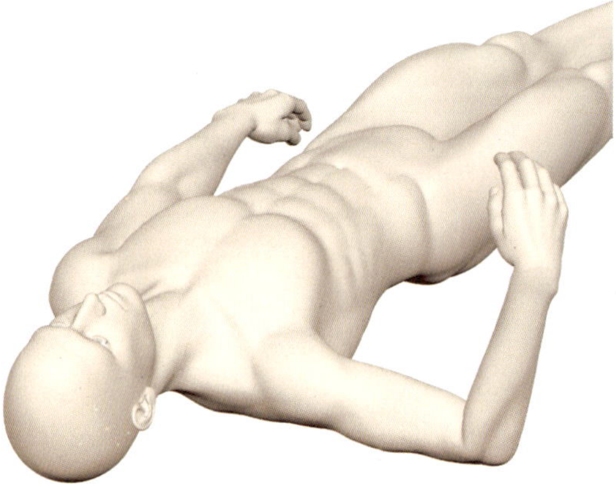

검사

고객에게 이 자세를 유지하도록 지시하고, 한편 검사자는 자신의 신체를 약간 흔들고 마치 팔을 내전시키는 것처럼 약간의 힘을 팔꿈치(엎드려 누운 자세인 경우 먼쪽 아래팔)에 가한다. 모든 협동근이 관여하게 될지도 모르기 때문에 어깨세모근 중간섬유만을 분리하는 것은 어렵다.

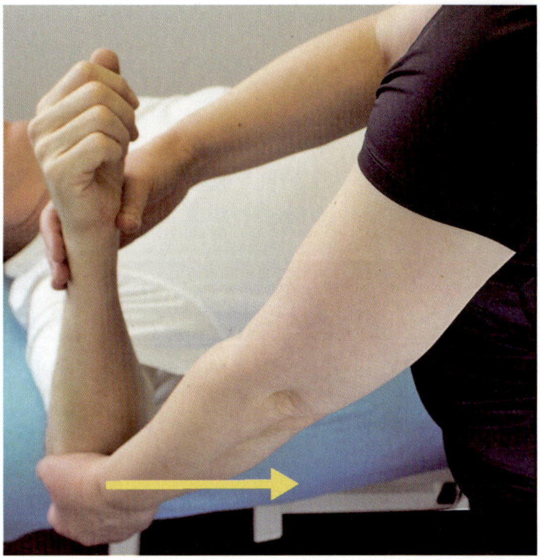

안정화

팔꿈치가 굽은 경우, 먼쪽 아래팔을 지지한다.

신체운동학적 연관성

기관 : 폐
침술 경락 : 폐
감정 : 슬픔

비디오 : 어깨세모근(중간섬유)

# 어깨세모근(삼각근-뒤섬유)
DELTOID(posterior fibers)

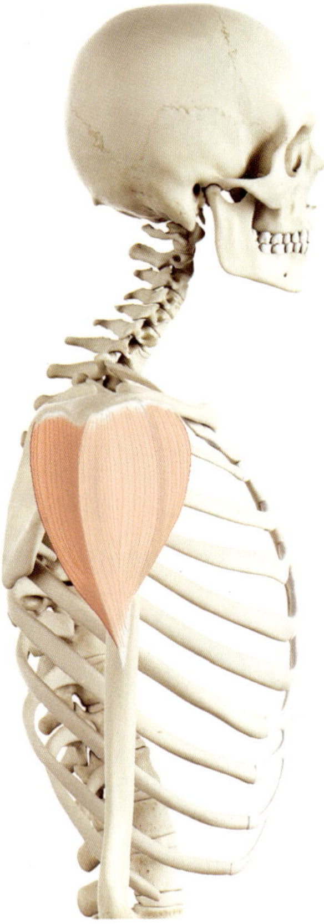

어깨세모근군은 3개의 서로 다른 섬유의 방향성을 가진 하나의 근육으로 구성된다. 즉, 앞섬유, 중간섬유, 뒤섬유이다.

기시부

빗장뼈의 가쪽 1/3, 견봉 및 어깨뼈가시

정지부

위팔뼈의 어깨세모근 결절

모든 섬유
오목위팔관절에서 어깨를 외전한다.

뒤섬유
어깨의 폄(과다 폄[젖힘]에서 가장 활동적이다. 즉 팔을 엉덩관절 뒤로 편다)

어깨의 수평 외전(어깨가 안쪽회전 상태에 있을 때 가장 활동적이다.)

어깨의 바깥쪽회전

신경분포

겨드랑신경

C5, C6

동맥분포

뒤 및 앞 위팔휘돌이동맥

가슴봉우리동맥의 어깨세모근 분지

임상적 사실

뒤섬유의 수축은 오목위팔관절의 폄에 중요한 역할을 수행한다.

어깨세모근은 오목위팔관절의 탈구 또는 위팔뼈의 외과목(surgical neck)에 대한 골절에 의해 약화될 수 있으며, 이들 양쪽 모두는 겨드랑신경을 손상시킬지도 모른다.

촉진

1. 고객은 앉은 자세 또는 선 자세에서 손을 허리뼈(요추) 위에 조심해서 놓는다.
2. 촉진하는 손가락을 평가되는 부위(앞, 중간, 또는 뒤)의 섬유 위에 놓는다.
3. 오목위팔관절을 펴고 팔을 뒤로 가져가도록 고객에게 지시한다.
4. 근육조직 내의 수축에 주목하기 바란다. 기시부에서부터 정지부까지 촉진한다는 것을 잊지 말아야 한다.

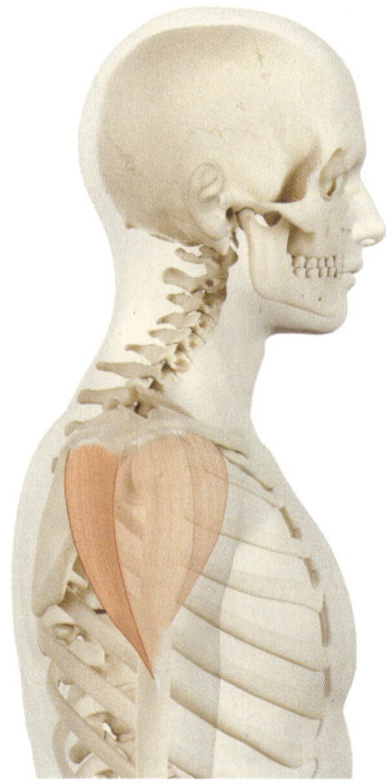

수동 근육검사

자세

반듯이 누운 자세.

오목위팔관절/어깨 복합체는 팔꿈치를 90°로 굽혀서 90°로 외전한다.

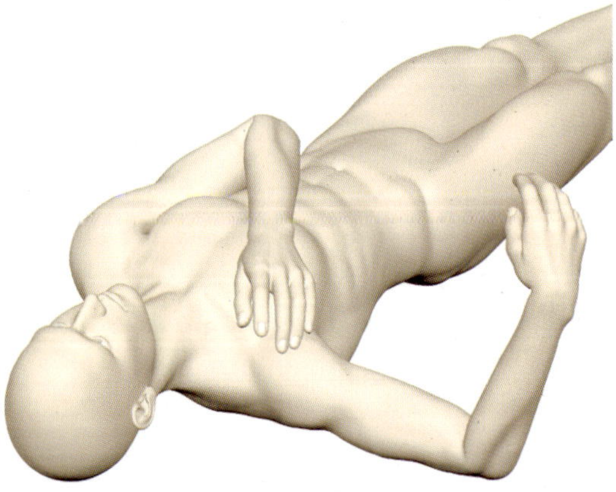

검사

검사자는 팔에 천장을 향해서 저항력을 가하고 수평 내전을 촉구한다.

조사결과를 기록하기 위해 적절한 등급척도를 사용한다. 전체 가동범위를 통해 검사한다는 것을 잊어서는 안 된다.

중간범위 검사는 등척성 강도를 평가하기 위해 사용될 수 있으며 여기서 고객에게 검사자가 가하는 저항력 없이 자세를 유지하도록 지시한다.

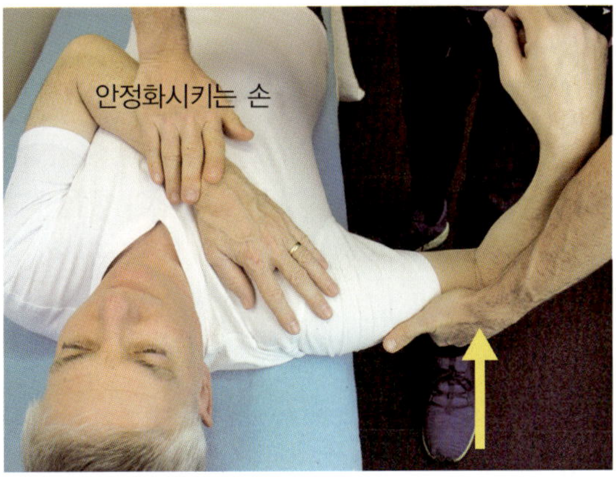

안정화

지지하는 손은 같은 쪽 어깨에 놓을 수 있다.

신체운동학 근육검사

자세

앉은 자세 또는 반듯이 누운 자세가 된다.
팔꿈치를 90°로 굽히고 위팔뼈를 약간 안쪽으로 회전시킨다.

팔꿈치를 GHJ(오목위팔관절)의 약간의 과다 폄(젖힘)으로 되돌려 뒤어깨세모근섬유의 기시부와 정지부가 더 가까워지도록 한다.

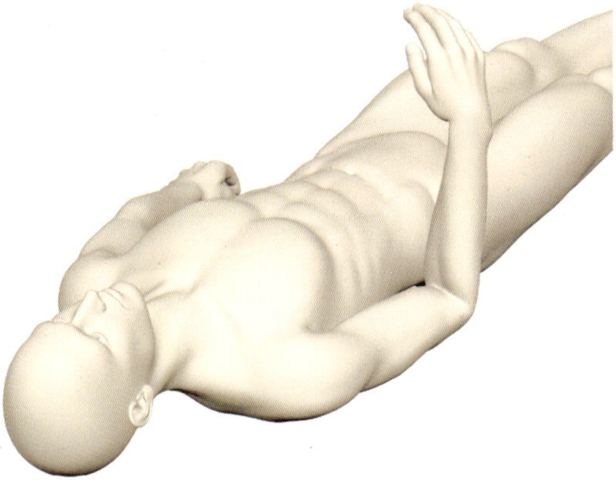

검사

고객에게 이 자세를 유지하도록 지시하고, 한편 검사자는 자신의 신체를 약간 흔들고 마치 팔을 약간 굽혀서 내전시키는 것처럼 약간의 힘을 팔꿈치 및 먼쪽 위팔에 가한다. 모든 협동근이 관여하게 될지도 모르기 때문에 어깨세모근 뒤섬유만을 분리하는 것은 어렵다.

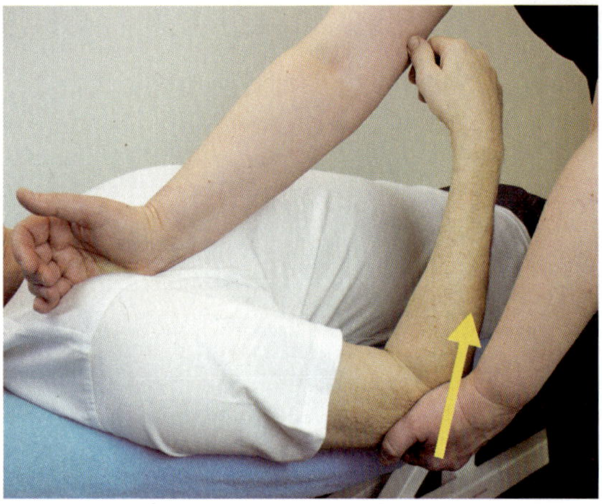

안정화

같은 쪽 어깨 또는 팔목은 검사자 손의 측면으로 지지할 수 있다.

신체운동학적 연관성

기관 : 폐
침술 경락 : 폐
감정 : 슬픔

비디오 : 어깨세모근(뒤섬유)

부리위팔근(오훼완근)
CORACOBRACHIALIS

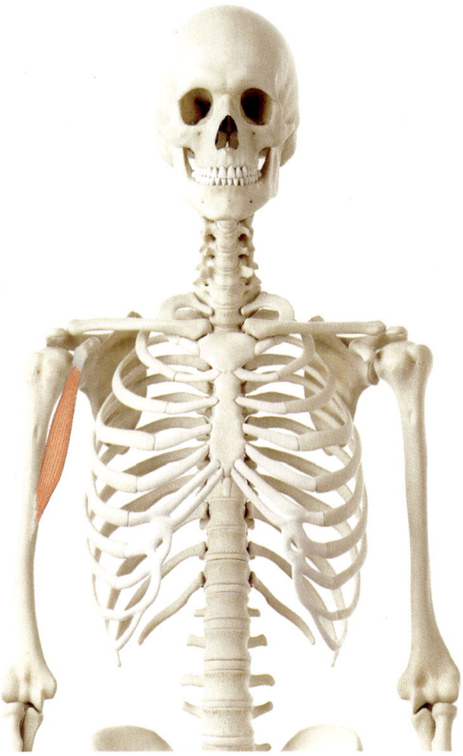

기시부
어깨뼈의 부리돌기

정지부
위팔뼈 안쪽 축의 중간 1/3

작용
수평 내전과 결합된 어깨(오목위팔관절)의 굽힘과 내전

신장성으로 수축할 때 어깨의 폄과 외전을 조절하는 것을 돕는다.

신경분포
팔신경얼기, 근피신경

C5, C6, C7

동맥분포
팔신경얼기의 근육분지 및 앞위팔휘돌이동맥

임상적 사실
큰가슴근, 위팔두갈래근 및 어깨세모근의 앞섬유와 상승적으로 작용한다.

이 근육은 하나의 강력한 어깨의 수평 모음근(내전근)이다. 이 기능에도 불구하고 이것은 가장 작은 앞쪽 팔의 근육이다. 이것은 부리돌기에 부착하는 오로지 3개 근육 중의 하나이다. 다른 두 근육은 위팔두갈래근의 짧은 갈래(short head)와 작은가슴근이다.

근육에의 신경분포인 근피신경은 흔히 직접 근육힘살을 통해 신경전도로를 따라간다. 이 신경에 대한 손상은 아래팔 뒤침(회외), 팔꿈치 굽힘, 오목위팔관절 굽힘의 약화 및 가쪽 아래팔의 저림을 야기한다. 근육 비대(hypertrophy)는 보통 신경 포착(entrapment)으로 이어진다.

촉진

1. 고객은 앉은 자세 또는 반듯이 누운 자세가 되어, 어깨(오목위팔관절)를 가쪽으로 회전하고 대략 45°로 외전한다.
2. 팔의 중앙 안쪽 면에 있는 섬유 위에 촉진하는 손가락을 놓고 겨드랑이를 향해 이동한다.
3. 저항력에 대항하여 GHJ를 수평으로 내전하도록 고객에게 지시한다.
4. 근육조직 내 수축에 주목하기 바란다. 기시부에서부터 정지부까지 촉진한다는 것을 잊어서는 안 된다.

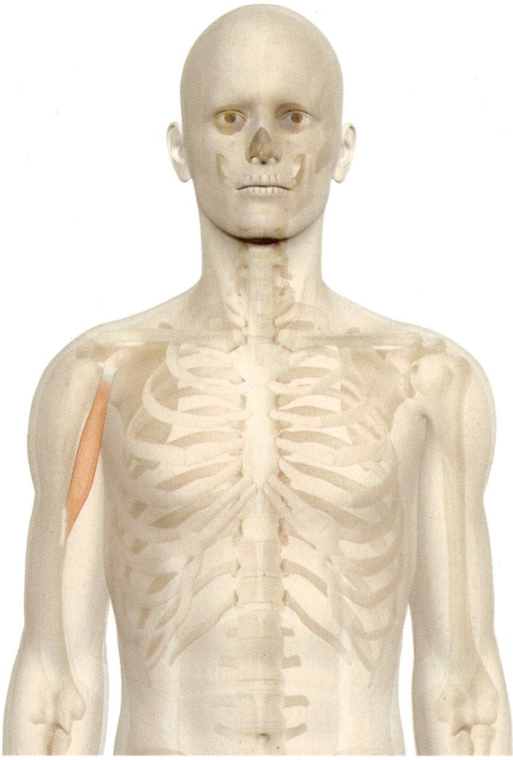

수동 근육검사

자세

반듯이 누운 자세가 된다. 어깨 복합체(오목위팔관절)를 45°로 굽혀 30°로 외전하며 팔꿈치를 150°로 굽힌다.

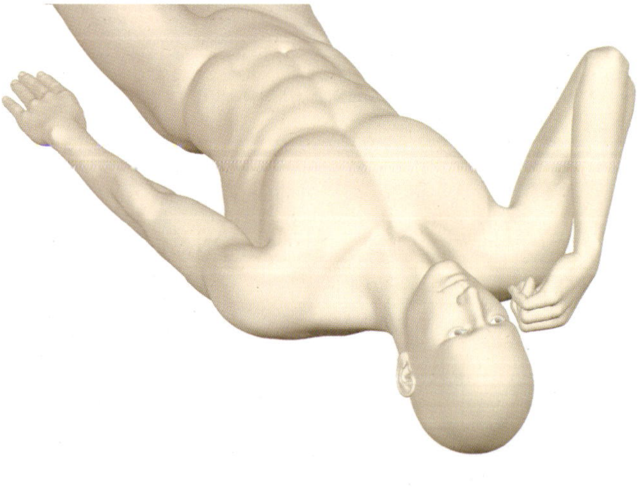

검사

검사자는 폄과 약간의 오목위팔관절 외전을 향해 대각선방향으로 저항력을 가한다.

조사결과를 기록하기 위해 적절한 등급척도를 사용한다. 전체 범위를 통해 검사한다는 것을 잊어서는 안 된다.

중간범위 검사는 등척성 강도를 평가하기 위해 사용할 수 있으며, 이 경우 고객에게 검사자에 의해 가해지는 저항력이 없이 자세를 유지하도록 지시한다.

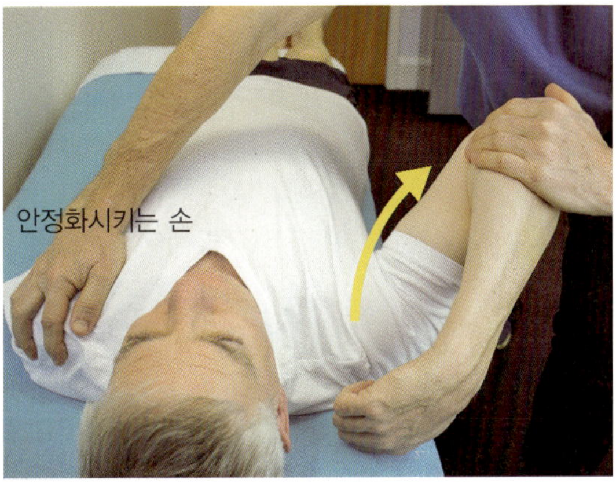

안정화

검사자는 반대쪽 어깨에 지지하는 손을 놓음으로써 움직임을 안정화시킬 수 있다.

신체운동학 근육검사

자세

앉은 자세 또는 반듯이 누운 자세가 된다.

어깨 복합체(오목위팔관절)는 45°로 굽히고 약간의 가쪽 회전을 시켜 30°로 외전한다. 위팔두갈래근의 관여를 감소시키기 위해 팔꿈치를 150°까지 완전히 굽힌다.

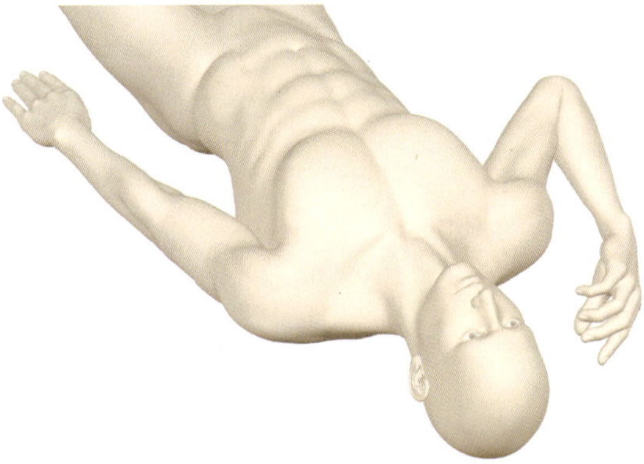

검사

고객에게 이 자세를 유지하도록 지시한다. 검사자는 자신의 신체를 약간 흔들면서 폄과 약간의 오목위팔관절 외전을 향해 먼쪽 위팔뼈에 약간의 압력을 가한다.

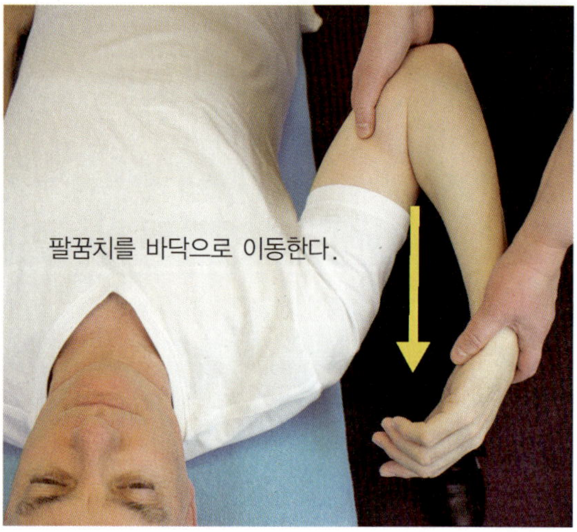

안정화

반듯이 누운 자세인 경우는, 보통 위팔뼈에 양손을 사용한다. 앉은 자세 때 안정화가 필요한 경우는 같은 쪽 어깨 또는 팔목에 지지하는 손의 모서리를 사용할 수 있다.

신체운동학적 연관성

기관 : 폐
침술 경락 : 폐
감성 : 슬픔

비디오 : 부리위팔근

위팔두갈래근(상완이두근)
BICEPS BRACHII

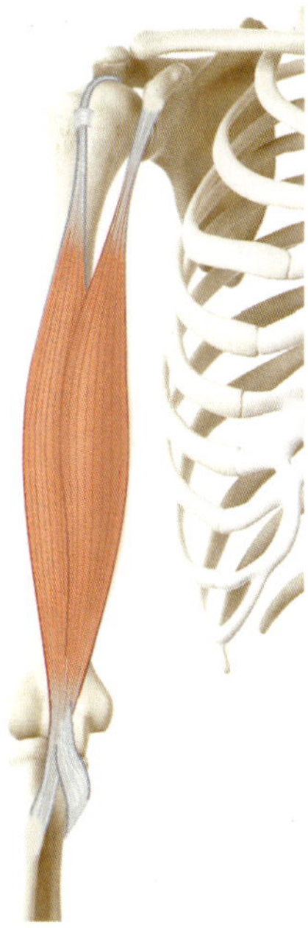

기시부

긴 갈래

위팔뼈의 관절오목위결절(supraglenoid tubercle) 및 오목위팔테두리(glenohumeral labrum)

짧은 갈래

어깨뼈의 부리돌기

정지부

노뼈의 거친면 및 두갈래근 널힘줄(건막)

작용

팔꿈치의 굽힘
아래팔의 뒤침
어깨(오목위팔관절)의 굽힘
어깨 앞면의 안정화(주로 긴 갈래를 통해서),
한편, 짧은 갈래는 오목위팔관절의 내전에
관여하고 있다.
신장성으로 수축할 때 팔꿈치 폄의 조절을 돕는다.

신경분포

팔신경얼기 – 근피신경 C5, C6

동맥분포

위팔동맥의 근육분지

임상적 사실

팔꿈치의 굽힘을 조절하기 위한 위팔근(상완근) 및 위팔노근(상완요골근), 아래팔 뒤침(회외)을 위한 뒤침근 및 오목위팔관절의 앞굽힘을 위한 어깨세모근 앞섬유, 큰가슴근 및 부리위팔근(오훼완근)과 상승적으로 작용한다.

EMG 연구에서는 10%의 사람에서 위팔뼈에서 시작하여 위팔두갈래근의 근육힘살에 합류하는 세 번째 갈래가 보인다고 나타내어 보여주었다. 특히 드물기는 하지만 네 번째 갈래도 또한 볼 수 있었다. 대부분의 경우, 긴 갈래는 뒤테두리(후순, posterior labrum)에 부착하지만 극히 일부는 앞테두리(전순)에 부착한다.

전형적으로, 위팔두갈래근은 팔꿈치를 굽혔을 때에 아래팔의 강력한 뒤침근(회외근)이다. 이것은 체육관에서 아령운동을 통해 위팔두갈래근에 작용할 때 볼 수 있다. 팔꿈치 굽힘의 가장 강력한 지점은 위팔두갈래근이 최대로 효율적이고 아래팔이 회외될 때의 80–90°이다. C5 척수 신경반사는 위팔두갈래근의 심부 힘줄과 직접적으로 관련된다.

촉진

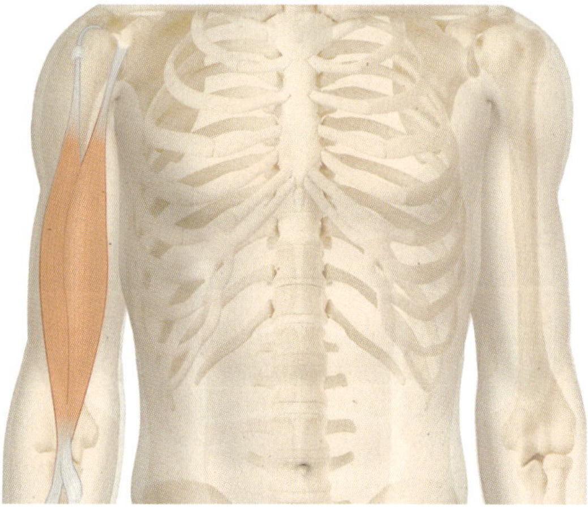

1. 고객은 아래팔을 회외한 상태에서 앉은 자세 또는 선 자세가 된다.
2. 촉진하는 손가락을 팔의 앞면에 있는 섬유 위에 놓는다.
3. 고객이 저항에 대항하여 팔꿈치를 굽히도록 지시한다.
4. 근육조직 내의 수축에 주목한다.
5. 근육은 저항이 가해짐이 없이 촉진될 수 있다.

수동 근육검사

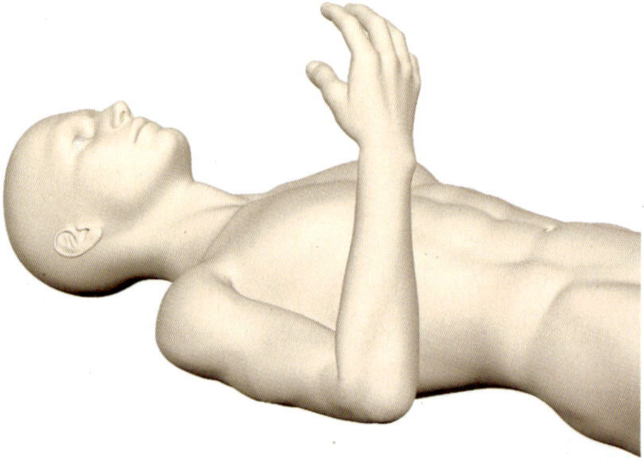

자세

반듯이 누운 자세가 된다. 아래팔을 회외하여 팔꿈치를 90°로 굽힌다.

검사

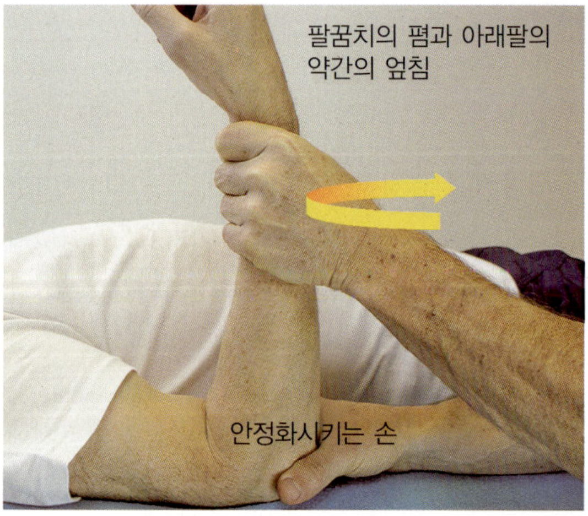

검사자는 팔꿈치 폄과 약간의 아래팔 엎침(회내)의 방향으로 저항력을 가한다.

조사결과를 기록하기 위해 적절한 등급척도를 사용한다. 전체 범위를 통해 검사한다는 것을 잊어서는 안 된다.

중간범위 검사는 등척성 강도를 평가하기 위해 사용할 수 있으며, 이 경우 고객에게 검사자에 의해 가해지는 저항력이 없이 자세를 유지하도록 지시한다.

안정화

검사자는 지지하는 손을 검사되는 고객 팔의 팔꿈치에 놓음으로써 움직임을 안정화시킬 수 있다.

신체운동학 근육검사

자세

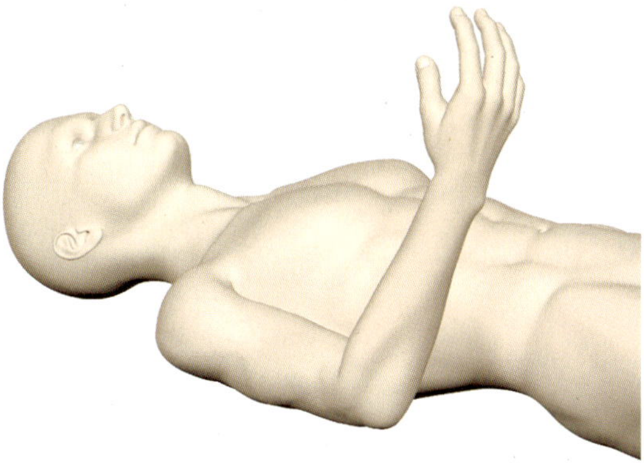

앉은 자세 또는 반듯이 누운 자세가 된다. 아래팔을 뒤침으로 하여 팔꿈치를 대략 75°로 굽힌다.

검사

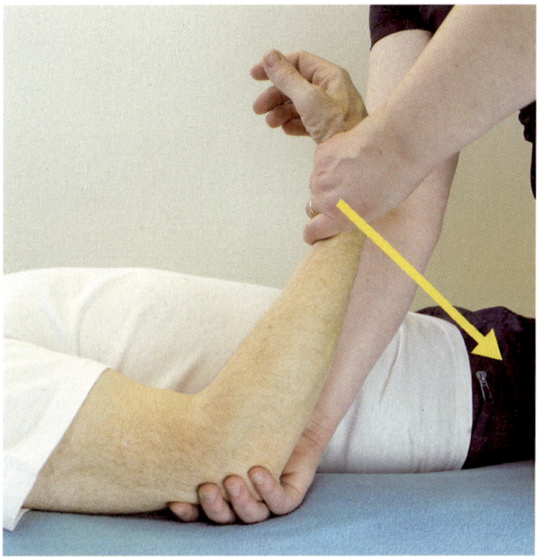

고객에게 자세를 유지하도록 지시하고, 한편 검사자는 자신의 신체를 약간 흔들면서 마치 팔꿈치를 펴는 것처럼 먼쪽 아래팔에 약간의 압력을 가한다.

안정화

검사되는 팔의 팔꿈치를 지지한다.

신체운동학적 연관성

기관 : 위(stomach)
침술 경락 : 위
감정 : 걱정

비디오 : 위팔두갈래근

위팔세갈래근(상완삼두근)
TRICEPS BRACHII

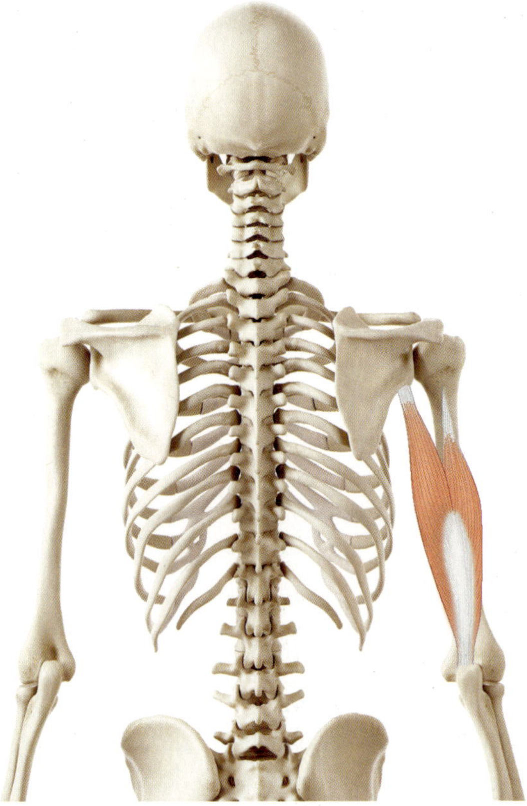

3개의 근육갈래의 복합체이며, 전형적으로 긴 갈래, 가쪽 갈래 및 안쪽 갈래로서 설명된다.

기시부

긴 갈래
접시아래결절(관절하결절)과 어깨뼈 목

가쪽 갈래
노신경고랑(요골신경구) 위의 위팔뼈 후부 몸통의 위 1/3

안쪽 갈래
노신경고랑 바로 밑의 위팔뼈 후부몸통

정지부

자뼈(척골) 팔꿈치돌기

작용

전체 갈래
팔꿈치의 폄

신장성으로 수축할 때 팔꿈치 굽힘을 조절하는 것을 돕는다.

긴 갈래
어깨(오목위팔관절)의 폄

어깨(오목위팔관절)의 내전

신경분포

노신경. 긴갈래는 추가로 겨드랑신경에 의해 지배된다.
C6, C7, C8, T1

동맥분포

위팔동맥의 근육분지

위자쪽곁동맥(상척측측부동맥), 및 깊은 위팔동맥

임상적 사실

팔꿈치근과 상승적으로 작용한다. 안쪽 갈래는 깊은 갈래이다. EMG 연구에서는 긴 갈래 및 가쪽 갈래의 온힘줄(공통건)과는 다른, 그리고 깊숙이 있는 하나의 힘줄을 밝혀냈다. 이 깊은 힘줄의 파열은 팔꿈치를 90° 이상으로 굽히면 팔꿈치 폄의 약화를 야기할 수 있다. 따라서 위팔세갈래근의 근육을 검사할 때 깊은 갈래에 대한 손상이 의심될 경우는 팔꿈치가 완전히 굽혀져 있는 것이 중요하다.

위팔세갈래근은 위팔 질량의 약 60%를 차지하고 주요 팔꿈치 폄근이다. 팔꿈치가 15°에서부터 30°의 범위에 있을 때 최대로 효율적이다.

노신경은 가쪽 갈래와 안쪽 갈래를 가로지르고 있으며 특히 위팔뼈의 외과목(surgical neck)이 골절했을 때 압박되거나 손상될 수 있다. 이것은 위팔세갈래근 내의 약화 및 저림으로 이어질 수 있다.

C7 척수신경 검사에서는 위팔세갈래근의 깊은 힘줄을 검사한다.

촉진

1. 고객은 엎드려 누운 자세가 되어 어깨를 90°로 외전하고 아래팔을 치료 테이블에서 늘어뜨린다. – 아래팔은 90°로 굽혀져야 한다.
2. 촉진하는 손가락을 팔꿈치돌기 몸쪽의 뒤팔에 있는 섬유 위에 놓는다.
3. 고객에게 팔을 펴고 한편 검사자가 가한 반력(counter force)에 살짝 저항하도록 지시한다.
4. 근육조직 내의 수축에 주목하고 세 갈래 모두를 촉진하도록 노력한다. 기시부에서부터 정지부까지 촉진한다는 것을 잊어서는 안 된다.

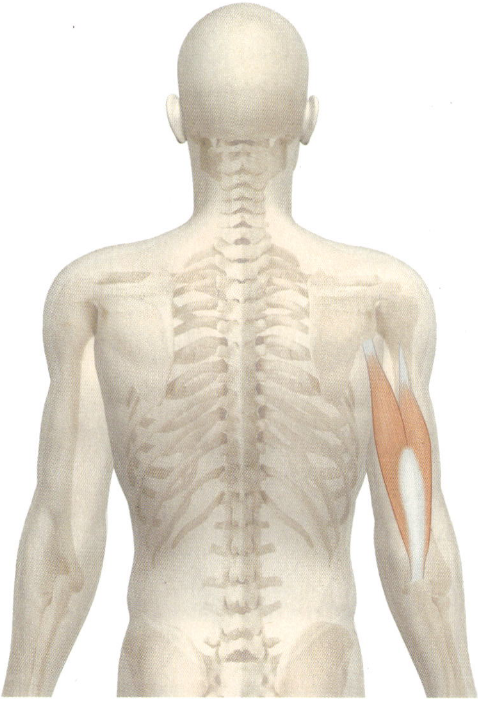

수동 근육검사

자세

반듯이 누운 자세가 된다. 어깨 복합체(오목위팔 관절)는 팔꿈치를 약간 굽힌 상태에서 90°로 굽힌다.

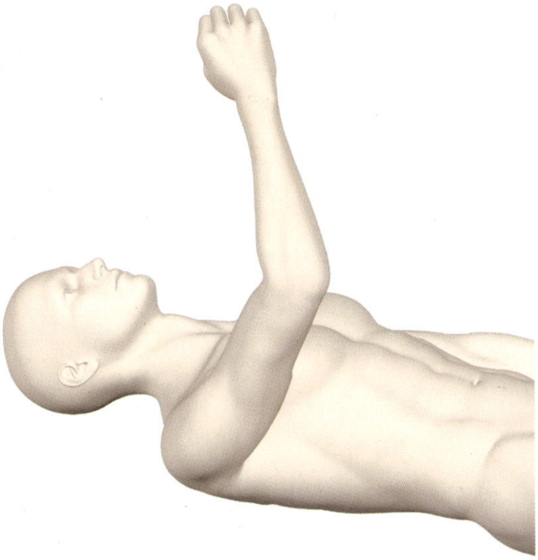

검사

검사자는 팔꿈치 굽힘을 향해 저항력을 가한다. 어깨를 굽히지 않도록 주의한다.

조사결과를 기록하기 위해 적절한 등급척도를 사용한다. 전체 범위를 통해 검사한다는 것을 잊어서는 안 된다.

중간범위 검사는 등척성 강도를 평가하기 위해 사용할 수 있으며, 이 경우 고객에게 검사자에 의해 가해지는 저항력이 없이 자세를 유지하도록 지시한다.

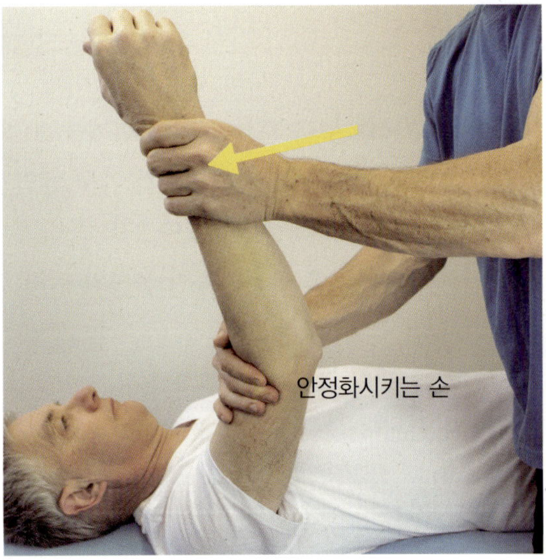

안정화

검사자는 지지하는 손을 검사되는 고객의 팔꿈치에 놓음으로써 움직임을 안정화시킬 수 있다.

신체운동학 근육검사

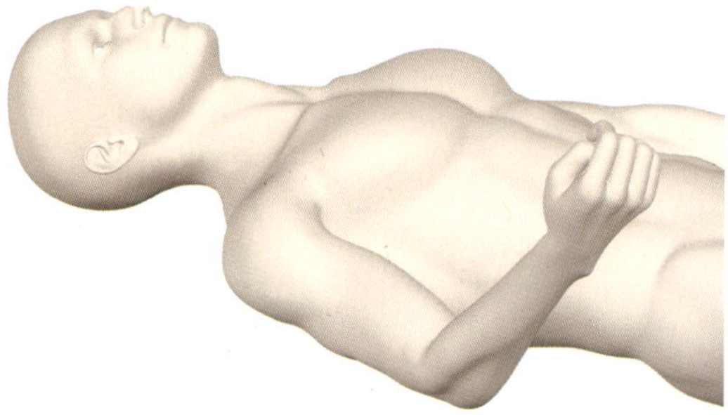

자세

앉은 자세 또는 반듯이 누운 자세가 된다. 어깨(오목위팔관절)를 45°로 약간 외전하고 팔꿈치를 30°(어린이에서는 15 – 30°)로 굽힌다.

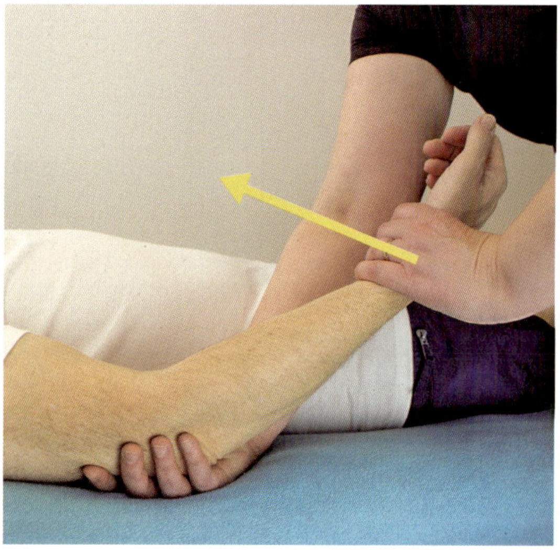

검사

고객에게 이 자세를 유지하도록 지시한다.
검사자는 자신의 신체를 약간 흔들고 한편 마치 팔꿈치를 굽히는 것처럼 먼쪽 아래팔에 약간의 압력을 가한다.

안정화

검사자는 오목위팔관절의 굽힘을 방지하기 위해 검사되는 팔의 팔꿈치를 지지할 수 있다.

신체운동학적 연관성

기관 : 췌장 및 비장
침술 경락 : 비장 췌장
감정 : 걱정

비디오 : 위팔세갈래근

위팔노근(상완요골근)
BRACHIORADIALIS

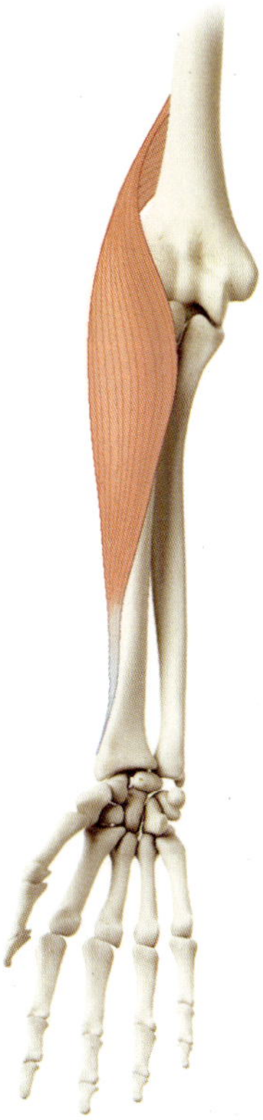

기시부
위팔뼈의 가쪽 위관절융기 능선

정지부
노뼈 붓돌기(요골 경상돌기)

작용
팔꿈치 굽힘

회외되었을 때의 아래팔 회내의 작용 및 회내되었을 때의 아래팔 회외의 작용을 지지한다.

이들의 움직임이 저항을 받았을 때의 위팔노관절의 회내 및 회외를 보조한다.

신장성으로 수축할 때의 팔꿈치 폄을 조절하는 것을 돕는다.

신경분포
위팔신경얼기 - 노신경 C5, C6

동맥분포
위팔 및 노쪽 되돌이동맥(회귀동맥)

임상적 사실
위팔근 및 위팔두갈래근과 상승적으로 작용한다.

위팔노근은 노신경에 의해 지배되는 유일한 팔꿈치 굽힘근이다.

위팔노근에 대한 십부힘줄반사는 주로 C6을 검사한다.

위팔노근은 아래팔의 빠른 움직임 동안에 특히 활동적이고 팔꿈치 굽힘의 100° 및 110° 사이에서 기능적으로 효율적이다.

노동맥(요골동맥) 맥박은 위팔노근의 정지부와 노쪽손목굽힘근의 먼쪽 힘줄의 부근에서 촉진될 수 있다.

위팔노근은 유리컵을 입으로 가져갈 때 활동적이기 때문에 일반적으로 맥주를 마시는 사람의 근육이라 불린다.

위팔노근은 원래 아래팔의 주된 회외근이라 생각되었으며 따라서 "긴 회외근(supinator longus)"이라 잘못 불렸다.

촉진

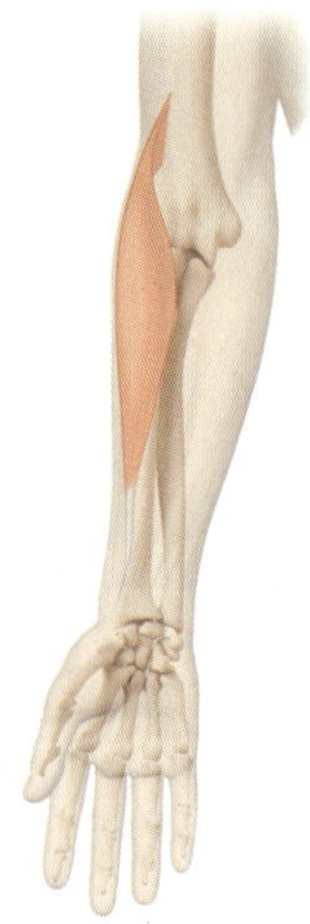

1. 고객은 앉은 자세 또는 선 자세가 되어 팔꿈치를 90°로 굽히고 엄지손가락을 위를 가리키게 한다.
2. 촉진하는 손가락을 노뼈의 몸쪽 면에 있는 섬유 위에 놓는다.
3. 고객에게 팔꿈치를 펴는 힘에 저항하도록 지시한다.
4. 근육조직 내 수축에 주목하기 바란다.
5. 기시부에서부터 정지부까지 촉진한다는 것을 잊지 말아야 한다.

수동 근육검사

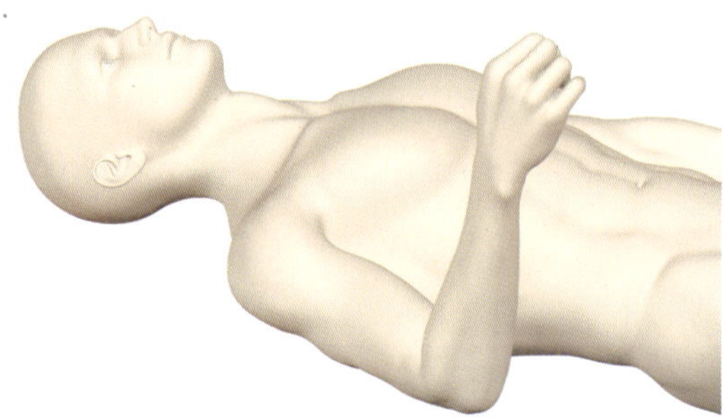

자세

반듯이 누운 자세가 된다. 팔꿈치를 90°로 굽히고 엄지손가락이 위를 가리키게 하여 아래팔을 중립 위치로 한다.

검사

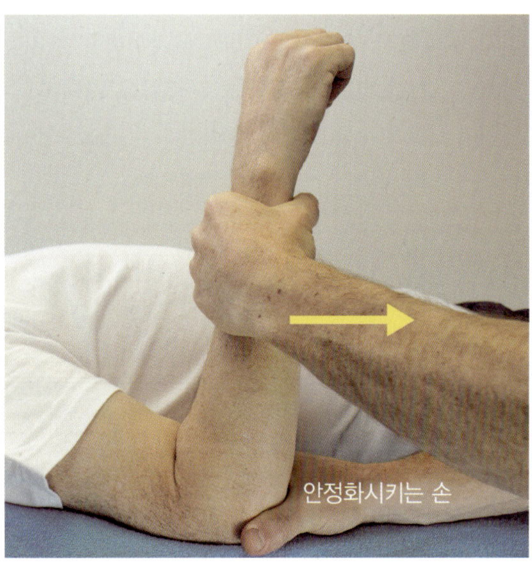

검사자는 팔꿈치가 펴지는 방향으로 저항력을 가한다.

조사결과를 기록하기 위해 적절한 등급척도를 사용한다.

전체 범위를 검사한다는 것을 잊어서는 안 된다. 중간범위 검사는 등척성 강도를 평가하기 위해 사용할 수 있고, 이 경우, 고객에게 검사자에 의해 저항력이 가해짐이 없이 그 자세를 유지하도록 지시한다.

안정화

검사자는 검사하는 고객의 팔꿈치 위에 지지하는 손을 놓음으로써 움직임을 안정화시킬 수 있다.

신체운동학 근육검사

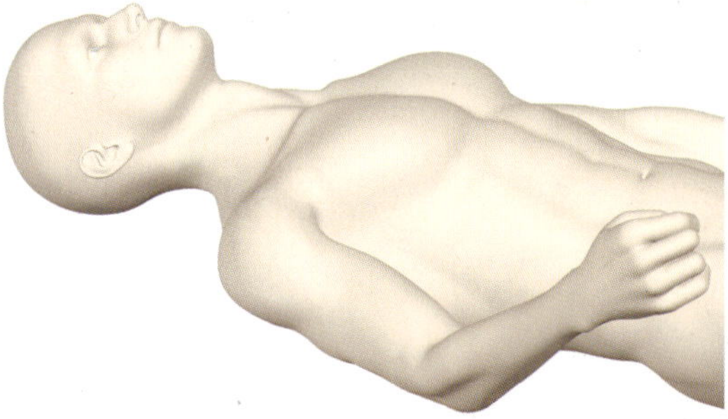

자세

반듯이 누운 자세 또는 앉은 자세가 된다. 팔꿈치는 45–75°로 굽힌다. 아래팔은 엄지손가락이 위쪽을 가리키면서 중립 회전을 하고 있다.

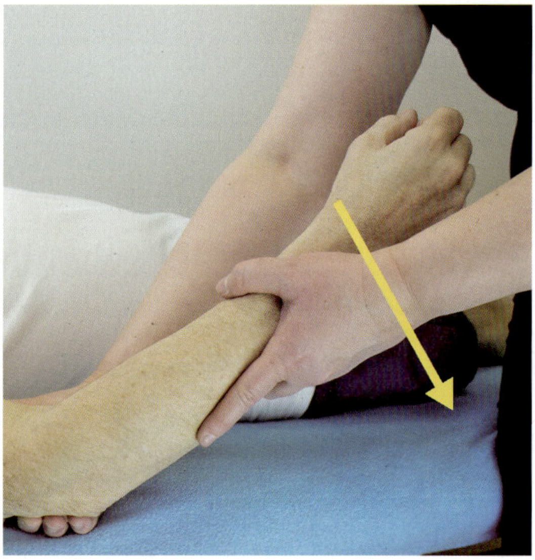

검사

고객에게 이 자세를 유지하도록 지시한다.

검사자는 자신의 몸을 약간 흔들고 마치 팔꿈치를 펴는 것처럼 먼쪽 아래팔에 약간의 압력을 가한다.

안정화

검사자는 오목위팔관절의 굽힘 또는 폄을 방지하기 위해 검사되고 있는 팔의 팔꿈치를 지지할 수 있다.

신체운동학적 연관성

기관 : 위(stomach)

침술 경락 : 위

감정 : 걱정

비디오 : 위팔노근

손뒤침근(회외근)
SUPINATOR

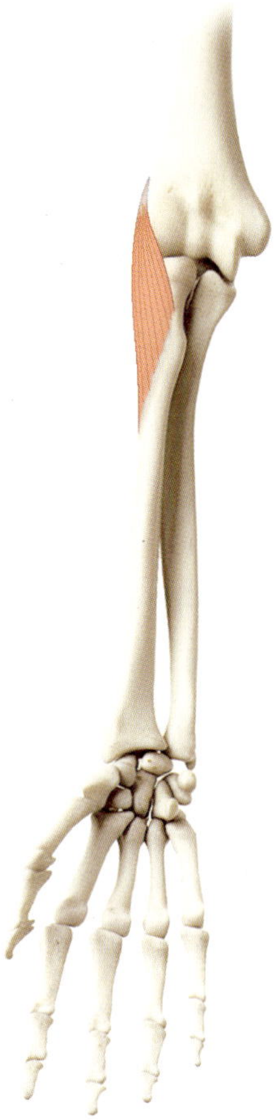

기시부

위팔뼈의 가쪽 위관절융기(상과), 자뼈(척골)의 뒤침근 능선, 노쪽곁인대(요측측부인대), 고리인대(윤상인대)

정지부

노뼈 몸쪽 1/3의 앞쪽, 가쪽 면

작용

몸쪽 노자관절(요척골관절)에서의 아래팔의 뒤침

신경분포

노신경(요골신경)
C6, C7

동맥분포

노쪽되돌이동맥(요측회귀동맥)

임상적 사실

작고 깊은 근육이며, 위팔두갈래근 및 위팔노근과 상승적으로 작용하고 원엎침근(원형회내근)과는 길항적으로 작용한다.

뒤침근의 섬유는 팔꿈치의 관절주머니 내에서 노쪽곁인대 및 고리인대와 융합할지도 모른다.

뒤침근에는 2개의 주요 층이 있다. 하나는 표층이고 또 하나는 심층이다. 흥미롭게도 뒤뼈사이신경(후골간신경)은 2개의 층 사이에 포착될지도 모르고 뒤침근이 압박되면 아래팔 아래로 예리하고 쿡쿡 찌르는 감각이 발생할지도 모른다.

라켓 스포츠, 운전 및 가정 일에서 사용된다.

촉진

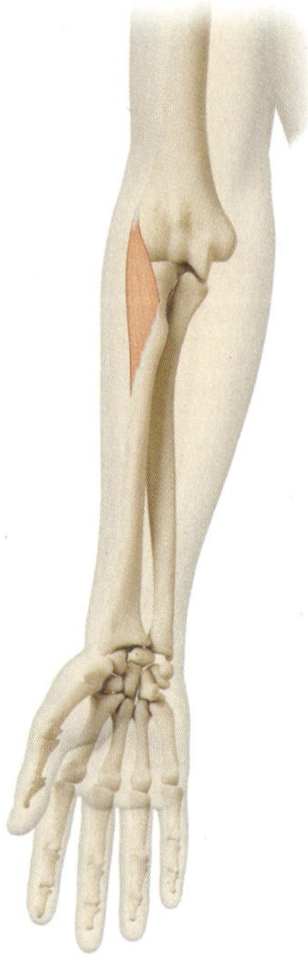

1. 고객은 보통 앉은 자세 또는 반듯이 누운 자세가 되어 팔꿈치를 90°로 굽힌다.
2. 섬유를 따라 주의 깊게 촉진하고 고객의 손을 꽉 잡고 악수를 함으로써 뒤침근의 근육힘살을 찾아낸다.
3. 환자에게 손바닥을 뒤침으로 바깥쪽으로 돌리도록 요청하고, 한편 그 작용에 저항하도록 시도한다.
4. 근육섬유의 수축에 주목하고 기시부에서부터 정지부까지 촉진한다. 뒤침근의 움직임을 분리하는 것은 어려울지도 모른다. 위팔노근의 수축은 표면상에서 느껴지지만 뒤침근의 수축은 폄근보다 훨씬 깊숙이 느껴진다.

수동 근육검사

자세

앉은 자세 또는 반듯이 누운 자세가 되어 어깨를 90°로 굽히고 팔꿈치를 135°로 굽힌다. 아래팔은 뒤침이 되어야 한다.

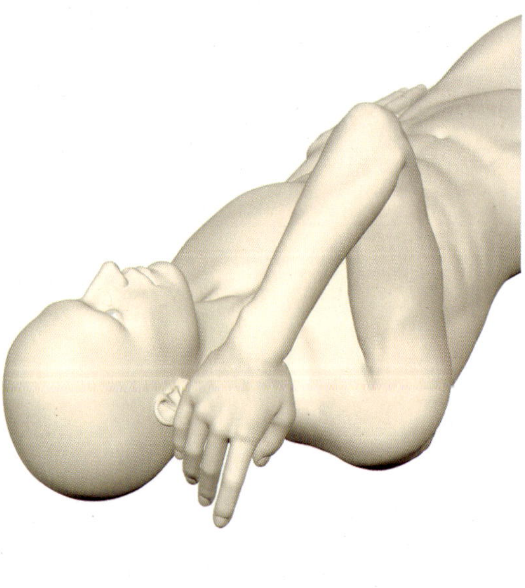

검사

전문가는 아래팔을 강제적으로 엎침(회내)을 시키려고 시도하면서 75%의 저항을 가한다. 고객에게 이 작용에 저항하고 뒤침을 유지하도록 요청한다.

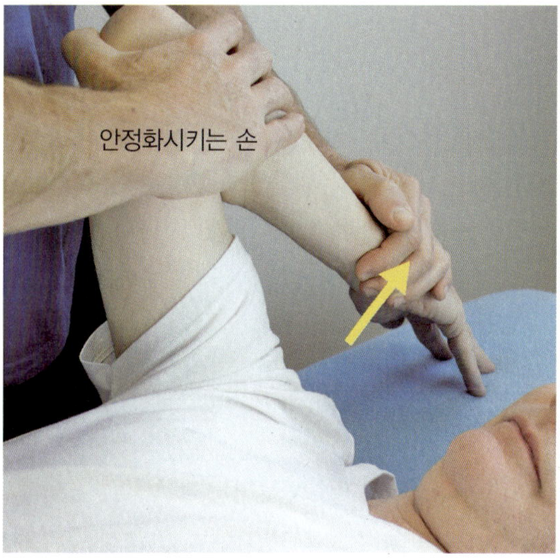

안정화

전문가에 의한 검사를 통해 고객의 팔꿈치를 안정화시킬 수 있다.

신체운동학 근육검사

자세

앉은 자세 또는 반듯이 누운 자세가 된다. 팔꿈치를 완전히 굽히고(위팔두갈래근의 동원을 제거하기 위해) 어깨(오목위팔관절)를 90°로 굽혀서 아래팔을 완전히 회외시킨다. 대안으로서 위팔세갈래근의 동원을 제거하기 위해 팔꿈치와 어깨(오목위팔관절)를 뒤로 완전히 편다.

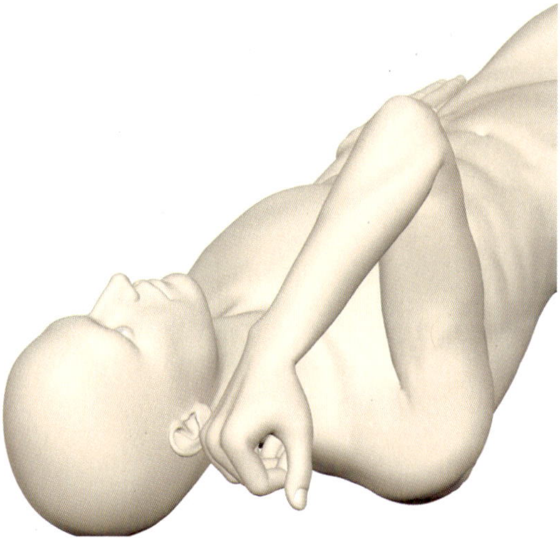

검사

고객에게 이 자세를 유지하도록 요청한다. 전문가는 팔목을 잡고 자신의 신체를 약간 흔들면서 마치 아래팔을 엎침으로 이동하는 것처럼 팔목에 약간의 압력을 가한다. 이러한 것은 통증을 유발할 수 있기 때문에 팔목에 지나친 압력을 가하지 않도록 주의한다.

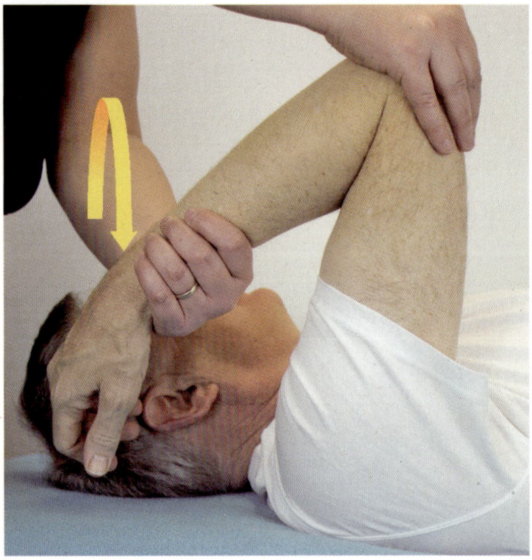

안정화

뒤침근이 등척성 수축에서 신장성 수축으로 이동할 때의 위팔뼈 회전을 방지하기 위해 팔꿈치와 위팔뼈를 지지한다.

신체운동학적 연관성

기관 : 위(stomach)

침술 경락 : 위

감정 : 걱정

비디오 : 손뒤침근

원엎침근(원형회내근)
PRONATOR TERES

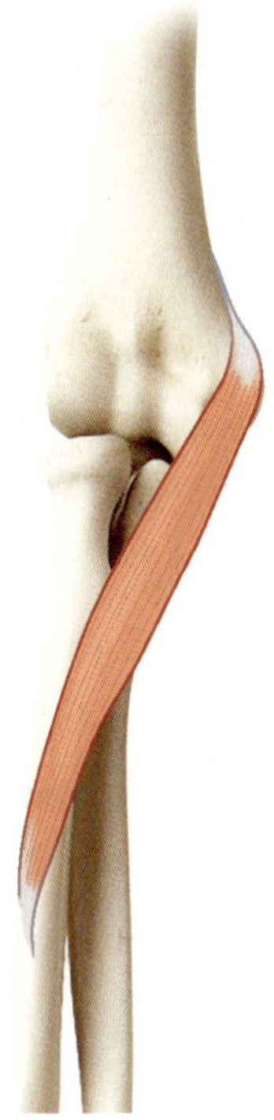

기시부

위팔뼈 안쪽위관절융기로부터의 공통 굽힘근힘줄

자갈래(척골두)의 갈고리돌기(심부의 기시부)

정지부

가쪽 노뼈의 중간 몸통에서의 엎침근 거친면

작용

노자관절(요골척골관절)에서의 아래팔 엎침.

위팔자관절(상완척골관절)에서의 팔꿈치 굽힘을 약하게 보조한다.

신장성으로 수축할 때 노자관절의 뒤침 조절을 돕는다.

신경분포

정중신경 C6, C7

혈관분포

노동맥(요골동맥) 및 자동맥(척골동맥)

임상적 사실

위팔두갈래근과 상승적으로 작용하고 뒤침근과는 길항적으로 작용한다.

정중신경이 원엎침근의 두 갈래를 가로지르기 때문에 정중신경의 경로에 주목하는 것은 중요하다. 이것은 포착으로 이어지고 원엎침근 증후군과 엄지두덩 복합체의 근육을 포함하는 앞쪽 아래팔 근육구조의 약화를 야기할 수 있다. – 이것은 흔히 임상의가 손목굴증후군(수근관 증후군)을 검토할 때에 간과하기 쉽다.

해부학적으로 – 원엎침근의 자갈래(척골두)가 없을지도 모른다.

수영의 프런트 크롤링(front crawl), 라켓 스포츠 및 문손잡이를 돌리는 것과 같은 일상 활동, 심지어는 손짓과 같은 제스처에서 사용된다.

촉진

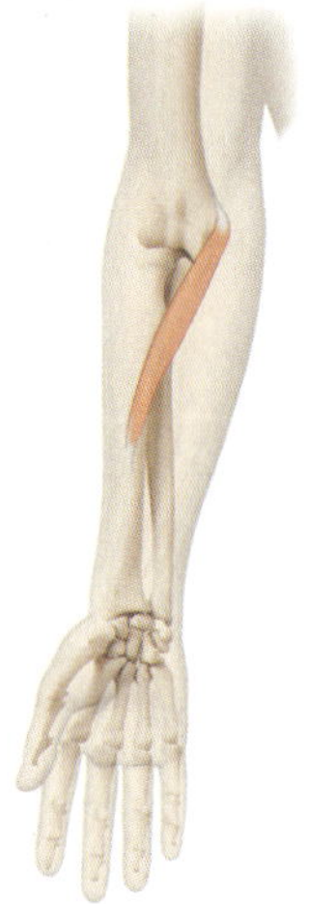

1. 고객은 팔꿈치를 15°로 약간 굽히고 엄지손가락이 위쪽을 향하는 방식으로 위치한다.
2. 촉진은 앞쪽 아래팔 근육구획의 원엎침근 섬유 위에서 일어난다.
3. 임상의가 저항력을 가하면서 고객에게 아래팔의 엎침을 (회내)하도록 요청한다. 원엎침근은 부드러운 덩어리라기 보다는 비스듬히 뻗는 섬유를 가진 단단한 수축된 근육으로서 느껴진다.
4. 기시부에서부터 정지부까지 촉진한다는 것을 명심하기 바란다.

수동 근육검사

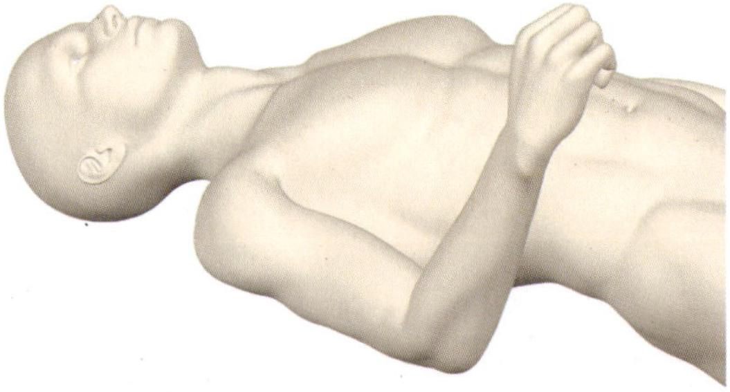

자세

반듯이 누운 자세가 되어 팔꿈치를 55°로 굽히고 아래팔을 완전히 엎침을 시킨다.

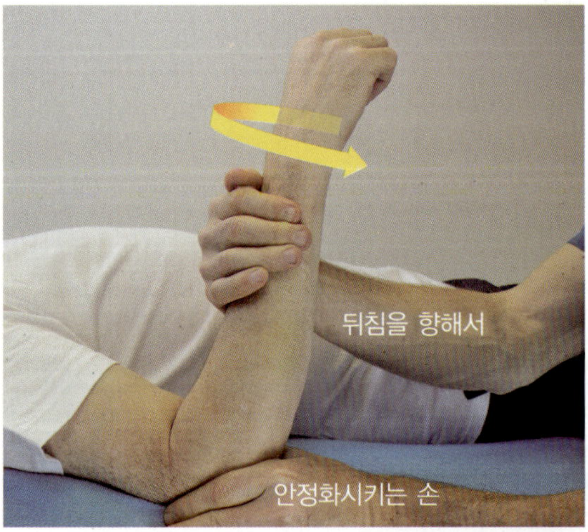

검사

전문가는 아래팔의 뒤침을 시키려고 시도하고 한편 고객은 이 작용에 저항한다.

안정화

고객의 팔꿈치는 전문가에 의해 안정화될 수 있다.

신체운동학 근육검사

자세

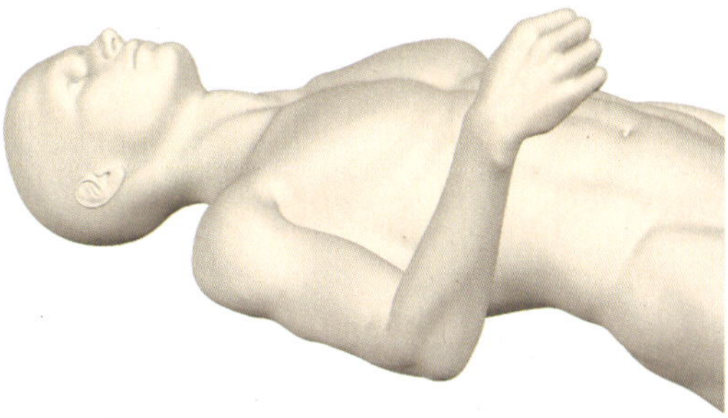

앉은 자세 또는 반듯이 누운 자세가 되어 위팔뼈를 모음(내전)으로 하고, 아래팔을 엎침(회내)으로 하며 그리고 팔꿈치를 60°로 굽힌다.

검사

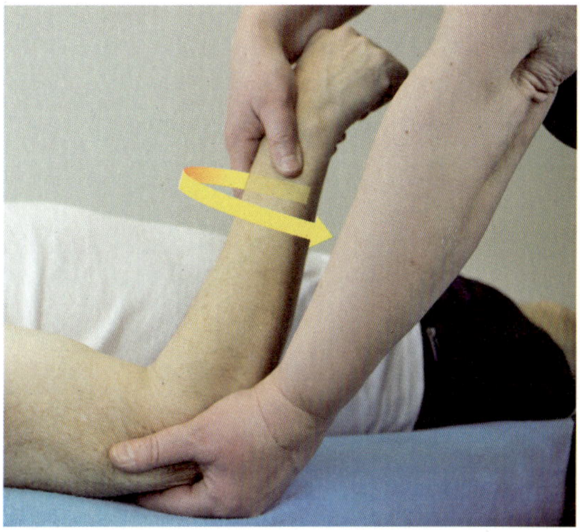

고객에게 이 자세를 유지하도록 요청한다. 전문가는 팔목의 안쪽을 잡고 자신의 신체를 약간 흔들어 마치 팔목을 뒤침으로 이동하는 것처럼 팔목에 약간의 압력을 가한다. 고객에게 과도한 힘을 가하거나 팔목 또는 아래팔에 통증을 야기하지 않도록 주의한다.

안정화

팔꿈치를 지지하여 위팔뼈를 제자리에 유지한다.

신체운동학적 연관성

기관 : 위(stomach)

침술 경락 : 위

감정 : 걱정, 긴장

비디오 : 원엎침근

네모엎침근(방형회내근)
PRONATOR QUADRATUS

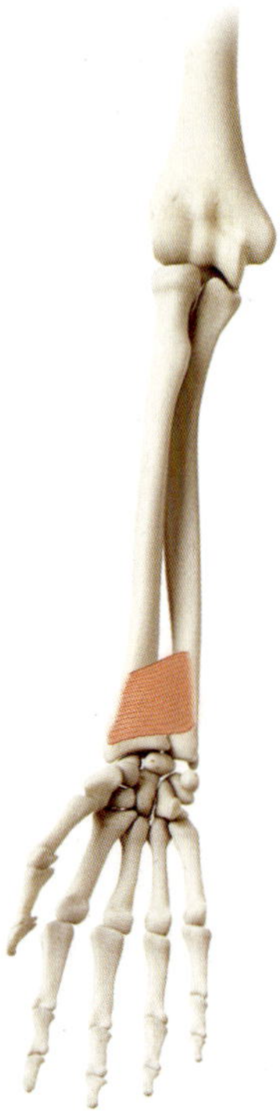

기시부

먼쪽 자뼈의 안쪽, 앞면

정지부

먼쪽 노뼈의 가쪽, 앞면

작용

노자관절에서의 아래팔의 엎침

신경분포

정중신경
C7, C8, T1

동맥분포

앞쪽 뼈사이동맥 및 노동맥

임상적 사실

원엎침근과 상승적으로 작용한다. 아래팔에서 힘을 전달하는 동안에 아래팔의 뼈사이막(골간막)의 일치성(congruity)을 유지하는 데 중요한 근육이다.

해부학적으로, 일부의 사람에서는 네모엎침근이 없을 수 있다. 해부학자들은 근육의 정지부 지점이 엄지두덩과 손목뼈 복합체를 포함한다고 보고하고 있다.

촉진

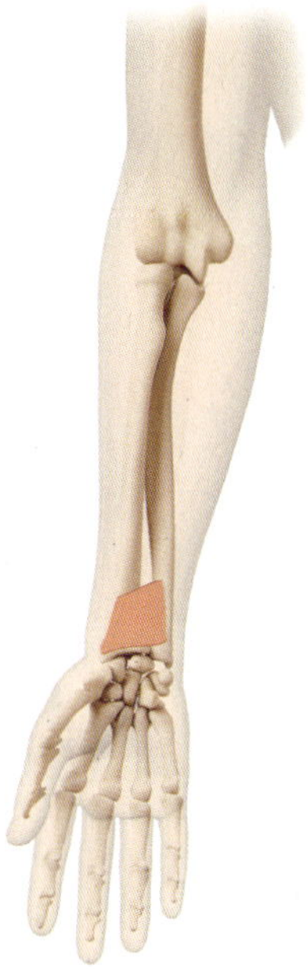

1. 고객은 앉거나 반듯이 누운 자세가 된다.
2. 촉진은 앞 면쪽 아래팔 근육구획에 있는 네모엎침근 섬유 위에서 일어난다.
3. 전문가는 약간의 저항력을 가하고 있는 동안, 고객에게 아래팔을 회내하도록 요청한다.
4. 반드시 기시부에서부터 정지부까지 촉진한다. 그러나 노동맥 박동도 또한 느껴지는 곳에서는 네모엎침근의 극히 일부만을 촉진할 수 있다. 해부학적 구조를 촉진하기 위해 느리고 안전한 움직임을 사용하는데, 근육을 둘러싸는 신경혈관 부분과 굽힘근 힘줄에 유념한다.

수동 근육검사

자세

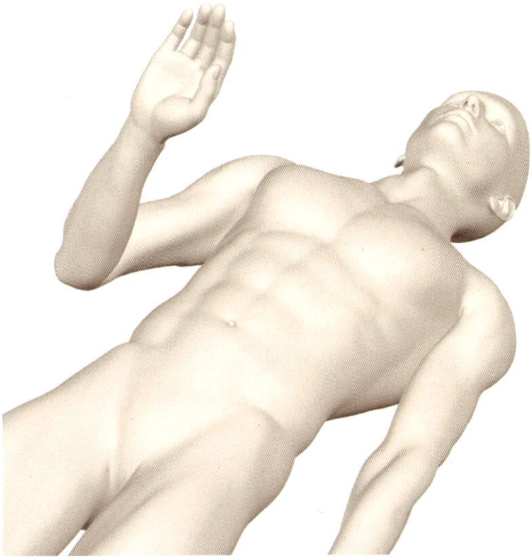

반듯이 누운 자세가 되어 팔꿈치를 120°로 굽히고 아래팔을 완전히 회내한다.

검사

전문가는 아래팔을 회외시키려고 시도하고 한편, 고객은 이 작용에 저항한다.

안정화

고객의 팔꿈치는 검사 중에 전문가에 의해 안정화될 수 있다.

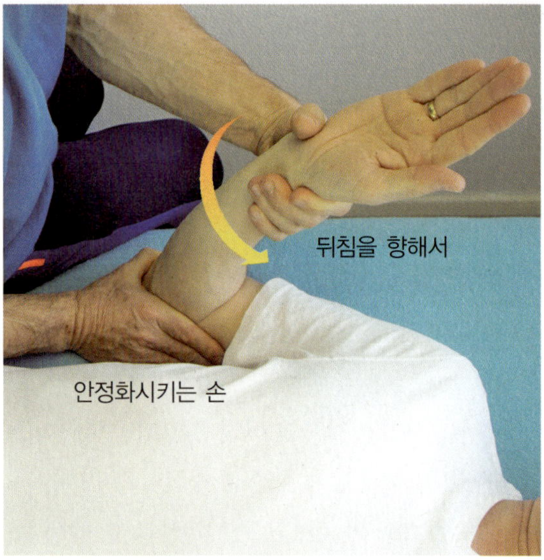

신체운동학 근육검사

자세

앉은 자세 또는 반듯이 누운 자세가 된다. 아래팔을 완전히 회내시킨 상태에서 팔꿈치를 완전히 굽힌다. 팔꿈치 굽힘은 원엎침근의 동원을 제거한다.

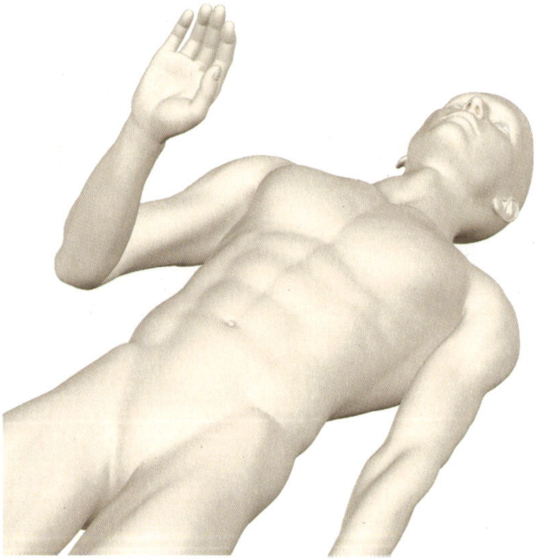

검사

고객에게 이 자세를 유지하도록 요청한다.
전문가는 고객의 팔목을 잡고 자신의 신체를
흔들어 마치 아래팔을 회외시키는 것처럼 팔목에
약간의 회전성 압력을 가한다.

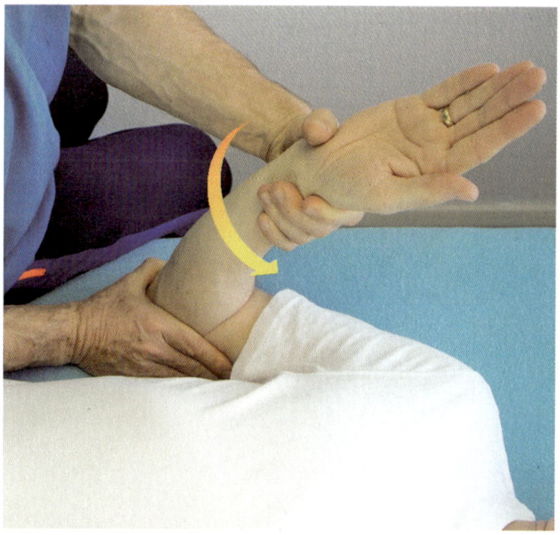

안정화

고객의 팔꿈치를 지지한다.

신체운동학적 연관성

기관 : 아마도 위(stomach)라고 생각된다.
침술 경락 : 아마도 위(stomach)라고 생각된다.
감정 : 알려져 있지 않다.

비디오 : 네모엎침근

엄지맞섬근(무지대립근)
OPPONENS POLLICIS

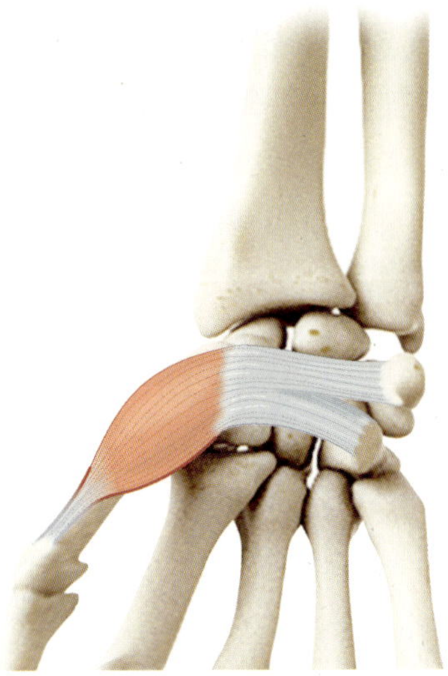

기시부

큰마름뼈(대능형골) 결절 및 굽힘근 지지띠

정지부

제1손허리뼈(중수골)의 앞가쪽(엄지손가락)

작용

손목손허리관절(수근중수관절)에서의
엄지손가락의 맞섬(대립)(엄지손가락 끝 바닥과 제5손가락 끝 바닥을 합친다).

신경분포

팔신경얼기 - 정중신경
C6, C7, C8, T1

동맥분포

노동맥

임상적 사실

엄지벌림근(무지외전근)의 엄지두덩근육 및 짧은엄지굽힘근과 상승적으로 작용한다.

EMG 연구에서는 엄지두덩근육의 섬유가 굽힘근지지띠 및 다른 팔목의 인대성 구조와 함께 혼합될 수 있다는 것을 보여주고 있다.

비록 엄지두덩근 집단의 촉진이 비교적 용이하다 할지라도, 각 근육에 대한 개별적 촉진은 매우 어렵다.

엄지손가락은 다른 손가락과 서로 다른 평면에 있다. 엄지손가락의 맞섬은 실제로 굽힘, 안쪽회전 및 일부 모음(내전)의 복합물이다.

촉진

1. 고객은 앉은 자세가 되어 아래팔과 손을 회외한다.
2. 촉진하는 손가락을 손바닥 및 손의 가쪽 측면에 있는 섬유 그리고 엄지손가락 몸쪽의 엄지두덩에 있는 다육질의 패딩(padding) 위에 놓는다.
3. 엄지손가락에 대한 저항력에 대항하도록 고객에게 지시한다.
4. 근육조직 내의 수축에 주목한다.

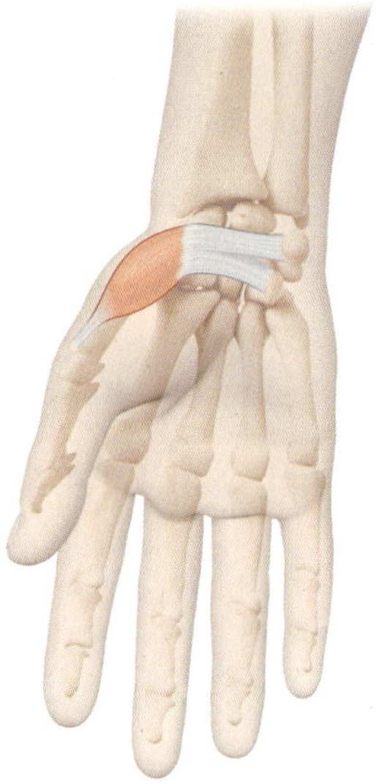

수동 근육검사

자세

앉은 자세가 된다. 팔꿈치를 90°로 굽히고 아래팔과 손을 회외시킨다. 고객은 엄지손가락을 제5손가락으로 가까이 가져간다.

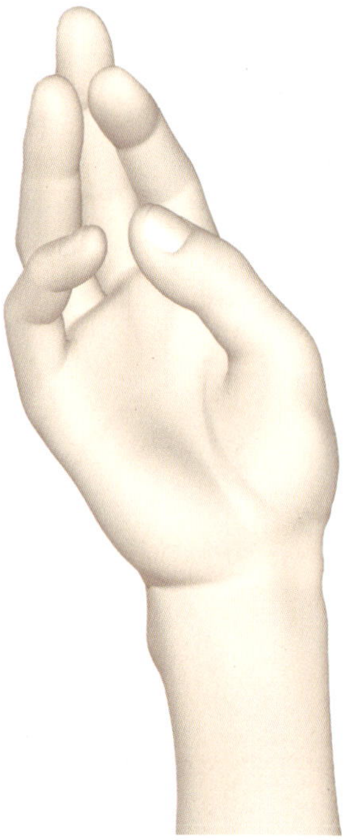

검사

검사자는 맞섬을 통해 만들어진 하나 또는 모든 작용의 방향으로 저항력을 가한다.

조사결과를 기록하기 위해 적절한 등급척도를 사용한다.

중간범위 검사는 등척성 강도를 평가하기 위해 사용할 수 있으며, 여기서 고객에게 검사자가 가하는 저항력이 없이 그 자세를 유지하도록 지시한다.

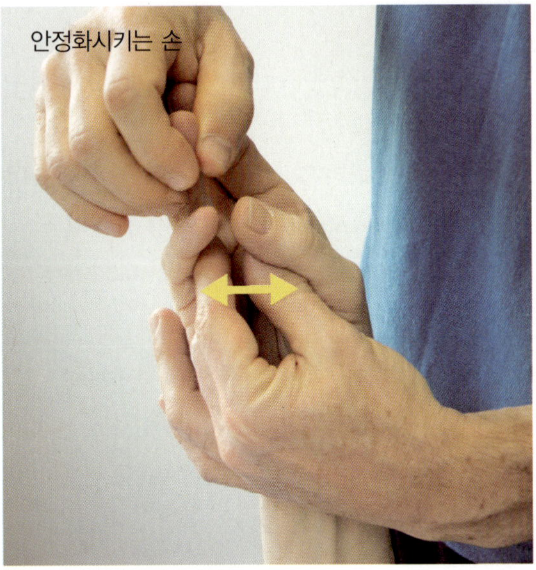

안정화

검사자는 지지하는 손을 검사되는 고객의 팔목에 놓음으로써 안정화시킬 수 있다.

신체운동학 근육검사

자세

앉은 자세 또는 반듯이 누운 자세가 된다. 손은 회외시킨다. 엄지손가락과 제5손가락을 합쳐서 고리(눈물방울이 아니다)를 형성한다.

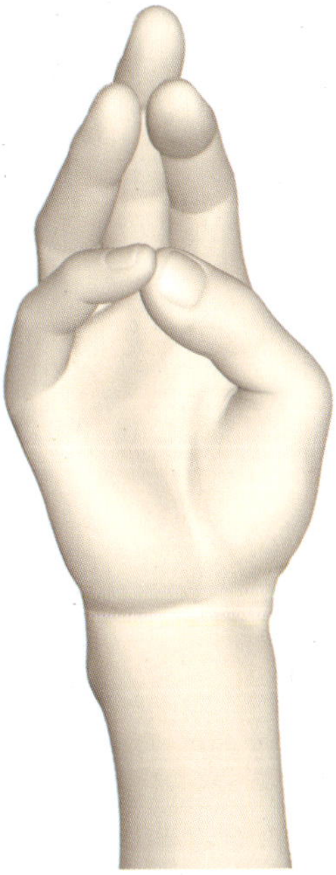

검사

고객에게 이 자세를 유지하도록 지시한다. 검사자는 자신의 신체를 흔들면서 마치 이들을 당겨 떼어놓는 것처럼 엄지손가락과 제5손가락을 약간 당긴다. 매우 약간의 압력을 사용한다. 약간의 분리가 정상이다. 근육이 발화하여 잠기려고 하는 것을 확인하기 바란다. 이 검사는 엄지손가락과 손에 기능장애가 있을 가능성이 있다는 것을 나타내고 있다.

손을 엎침(회내)으로 유지하여 시행하는 경우, 이것은 가능성 있는 팔꿈치의 기능장애를 검사한다.

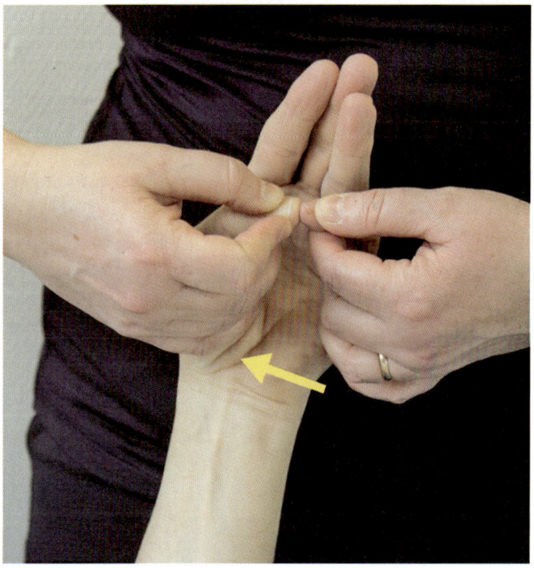

안정화

아무것도 필요 없다.

신체운동학적 연관성

기관 : 비장과 위(stomach)

침술 경락 : 비장, 췌장 및 위

감정 : 걱정

비디오 : 엄지맞섬근

새끼맞섬근(소지대립근)
OPPONENS DIGITI MINIMI

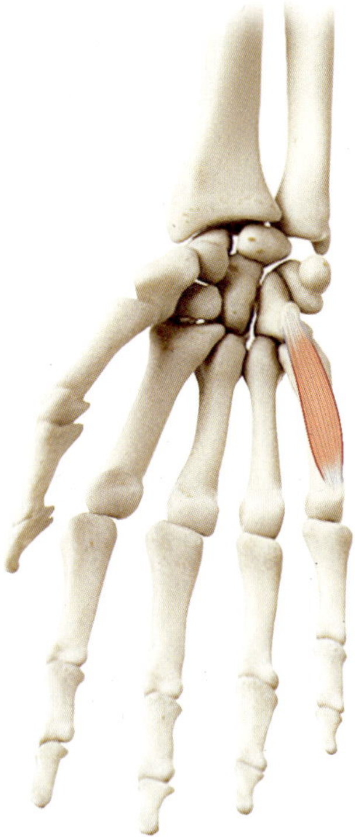

기시부
갈고리뼈(유구골)의 갈고리와 굽힘근지지띠

정지부
제5손허리뼈의 앞 안쪽 면

작용
제5손가락뼈의 맞섬

신경분포
자신경(척골신경)
C8, T1

동맥분포
자동맥(척골동맥)

임상적 사실
새끼두덩근육군(소지구근육군), 이른바 새끼벌림근(소지외전근) 및 새끼굽힘근(소지굴근)과 상승적으로 작용한다. 새끼두덩근육군 섬유들은 함께 혼합되어 하나의 근육덩이를 형성한다.

새끼맞섬근은 새끼두덩근육군 중에서 가장 크다.

제5손가락의 맞섬은 세 가지 핵심 움직임: 즉, 굽힘, 안쪽회전 및 모음(내전)의 조합이다. 물건을 잡고, 글씨를 쓰고, 컴퓨터 마우스를 사용하며 작은 물품을 집어 올릴 때 사용된다.

촉진

1. 고객에게 중등도(40%)의 저항에 대항하여 새끼손가락에 맞서도록 지시한다.
2. 새끼두덩(소지구)의 가쪽 면을 촉진하여 제5손허리뼈 가까이의 새끼맞섬근의 단단한 언덕을 감지한다.

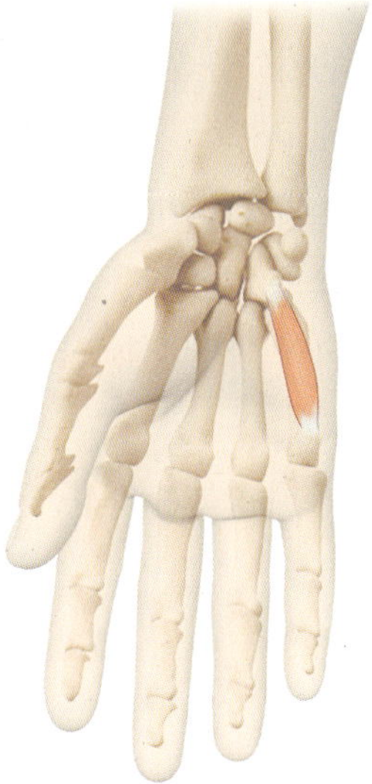

수동 근육검사

자세

고객은 팔꿈치를 90°로 굽히고 아래팔을 완전히 회외시킨 상태에서 작은 테이블을 사이에 두고 앉는다.

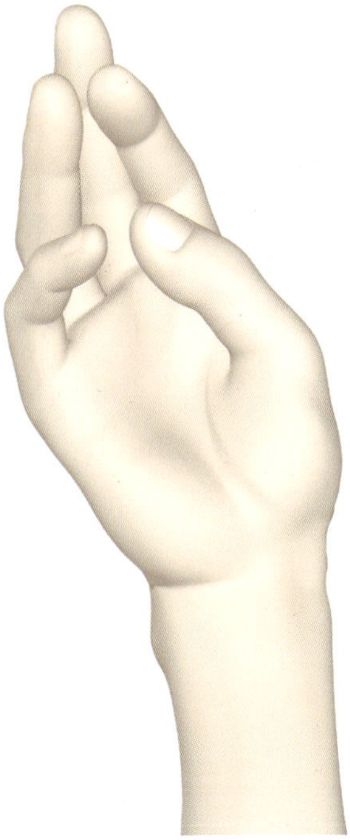

검사

고객에게 새끼손가락을 엄지손가락에 맞서도록 요청한다.

전문가는 새끼손가락과 엄지손가락 사이 공간에 손가락을 놓음으로써 이 작용을 가로막는다. 반대저항을 가하여 새끼맞섬근을 엄지손가락에서부터 떼어낸다.

고객에게 저항에 대항하여 맞섬을 유지하도록 요청한다.

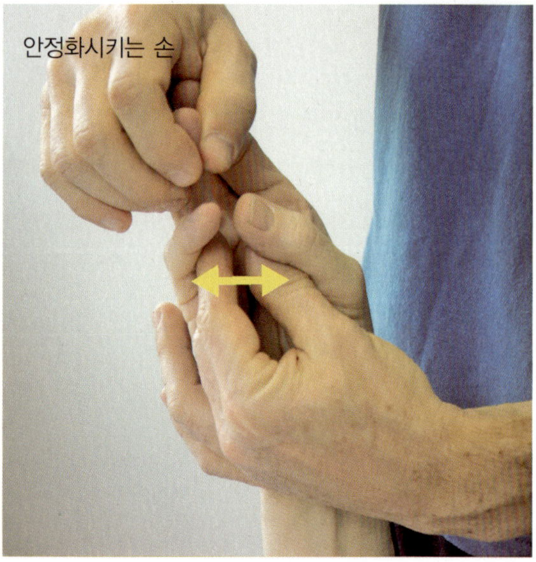

안정화

양손을 사용하여 새끼맞섬근을 검사하고 아래팔을 테이블 또는 치료 테이블 위에서 지지한다.

신체운동학 근육검사

자세

반듯이 누운 자세 또는 앉은 자세가 된다. 아래팔을 회외하여 테이블 또는 치료 테이블과 같은 표면 위에 올려놓는다. 마치 손바닥을 컵 모양으로 만드는 것처럼 제5손허리뼈를 굽혀서 약간 회전시킨다. 엄지손가락과 엄지맞섬근을 관여시키지 않는다.

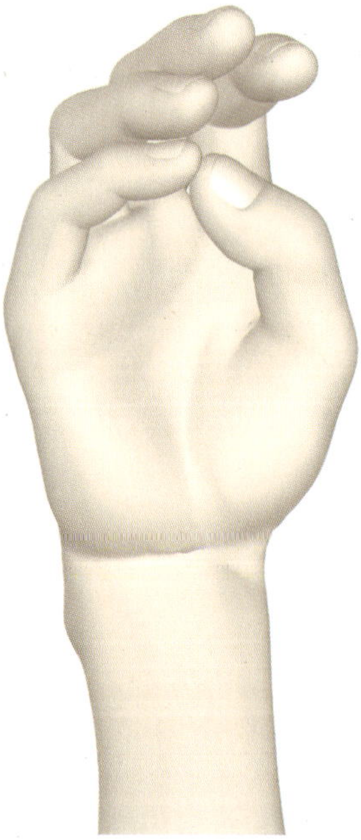

검사

고객에게 이 자세를 유지하도록 요청한다. 전문가는 제5손허리뼈를 잡고 자신의 신체를 약간 흔들어 마치 컵 모양이 된 손을 평탄하게 하는 것처럼 제5손허리뼈 위에 약간의 압력을 가한다.

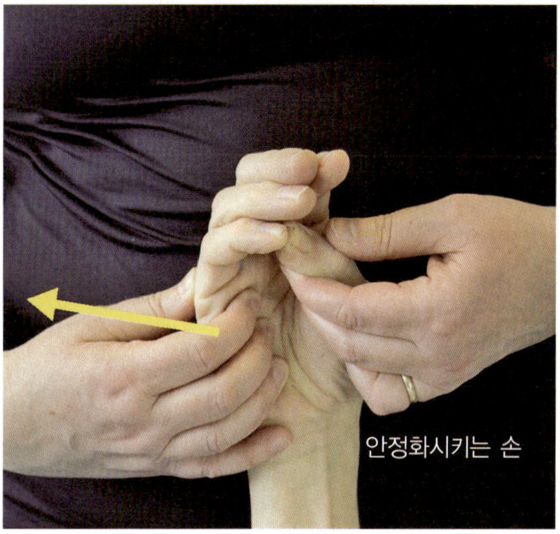

안정화

양손을 사용하여 새끼맞섬근을 검사하고 엄지손가락을 잡아 엄지맞섬근이 동원되어 있지 않다는 것을 확인하고 아래팔을 테이블 또는 치료 테이블 위에서 지지한다.

신체운동학적 연관성

기관 : 알려져 있지 않다.

침술 경락 : 알려져 있지 않다.

감정 : 알려져 있지 않다.

비디오 : 새끼맞섬근

큰가슴근(대흉근-빗장뼈 및 복장뼈 부분)
PECTORALIS MAJOR
(clavicular and sternal portions)

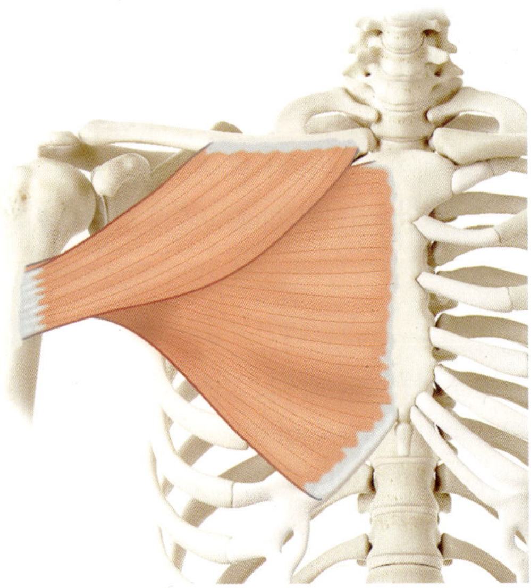

기시부

상부섬유 – 빗장뼈의 안쪽 절반
중부섬유 – 복장뼈의 앞 가쪽 부분
하부섬유 – 제1–6갈비뼈의 갈비연골

정지부

위팔뼈 두갈래근고랑의 가쪽 입술(외측순)
(큰결절의 능선)

작용

전체 섬유
오목위팔관절의 내전과 안쪽회전
강제 호흡을 하는 동안에(팔이 고정되었을 때) 흉곽의 올림을 보조한다.

상부섬유(빗장뼈 부분)
오목위팔관절의 수평내전을 보조한다.
오목위팔관절에서의 어깨의 굽힘
신장성으로 부하가 가해질 때 오목위팔관절에서의 어깨 폄을 조절하는 것을 돕는다.

중부 및 하부섬유(복장뼈 및 갈비뼈 부분)
오목위팔관절에서의 어깨의 폄
신장성으로 부하가 가해질 때 오목위팔관절에서의 어깨 굽힘을 조절하는 것을 돕는다.

신경분포

안쪽 및 가쪽 가슴근신경
C5–C8, T1

동맥분포

가슴배(흉복)동맥에서부터

임상적 사실

내전과 안쪽회전을 위해 넓은등근, 어깨밑근 및 큰원근과 상승적으로 작용하고 굽힘을 위해 어깨세모근과 부리위팔근의 앞 섬유와 상승적으로 작용한다. 근육은 갈비뼈와 복장뼈에 복수의 정지부를 가질 수 있기 때문에 그 자체에 대한 대항근(길항근)이다.

흉벽 위 또는 흉벽을 따라 부착하기 때문에 하나의 중요한 호흡근이라 생각된다. 빗장뼈 섬유는 더 먼쪽에 부착하고 반면에 갈비복장뼈 섬유는 몸쪽에 부착하는 경향이 있다. 60°까지의 어깨 굽힘을 보조한다. 큰원근은 강력한 수평 내전근이고 팔굽혀펴기, 벤치 프레스(bench press), 던지기 및 펀칭 운동과 같은 운동 중에 몸통을 안정화시키기 위해 사용된다. 근육의 과도한 발달은 어깨의 자세에 나쁜 영향을 주어 더 둥근 어깨의 외관을 야기할지도 모른다. 근육의 한쪽의 결여는 여성보다는 남성에게 영향을 주는 폴란드 증후군(Poland syndrome)이라 불리는 선천성 질환을 나타낼지도 모른다.

촉진

1. 고객은 반듯이 누운 자세, 옆으로 누운 자세 또는 앉은 자세의 어느 것인가를 취하고 어깨(GHJ)를 앞쪽으로 90° 굽힌다.
2. 촉진하는 손가락을 근육섬유 위에 놓고 검사하고 싶은 영역을 주의 깊게 감지한다. 섬유 패턴을 따라간다는 것을 잊어서는 안 된다.
3. 근육섬유의 수축을 완전히 촉진하기 위해서는 고객에게 가슴을 가로질러 팔을 움직이도록 요청하고 한편, 검사자는 반대 저항력을 가한다.
4. 근육조직 내 수축에 주목하기 바란다.
5. 더 세심한 촉진기법에는 고객의 팔이 앞쪽으로 굽혀져 있는 동안에 검사자가 앞쪽 겨드랑이 주름을 손가락으로 집거나 또는 꽉 집는 것이 포함된다.

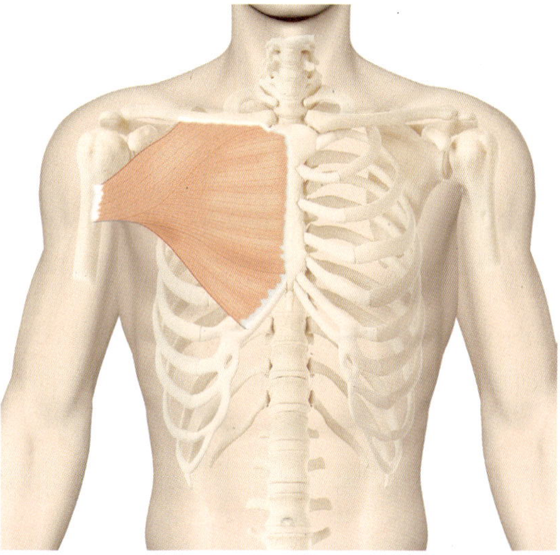

수동 근육검사

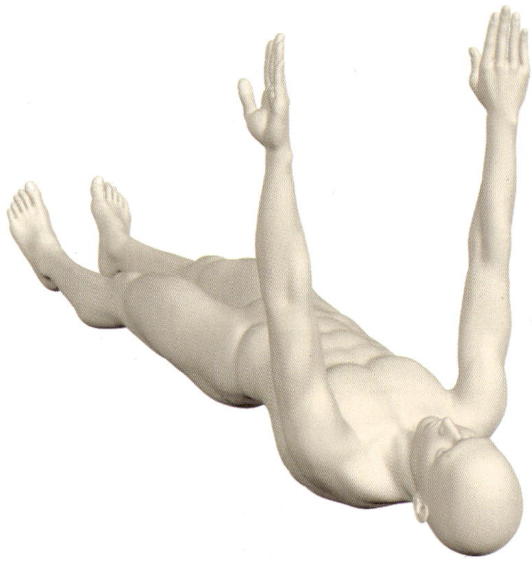

자세

이 근육에 대해서 검사는 2개의 부분으로 시행된다. 하나는 복장뼈머리를 위한 것이고 다른 하나는 빗장뼈머리를 위한 것이다.

복장뼈머리

어깨(오목위팔관절)를 90°로 굽혀서 반듯이 누운 자세가 되고 팔은 완전히 안쪽으로 회전한다.

빗장뼈머리

어깨(오목위팔관절)를 90°로 굽혀서 반듯이 누운 자세가 되고 팔은 대략 45°로 안쪽으로 회전한다.

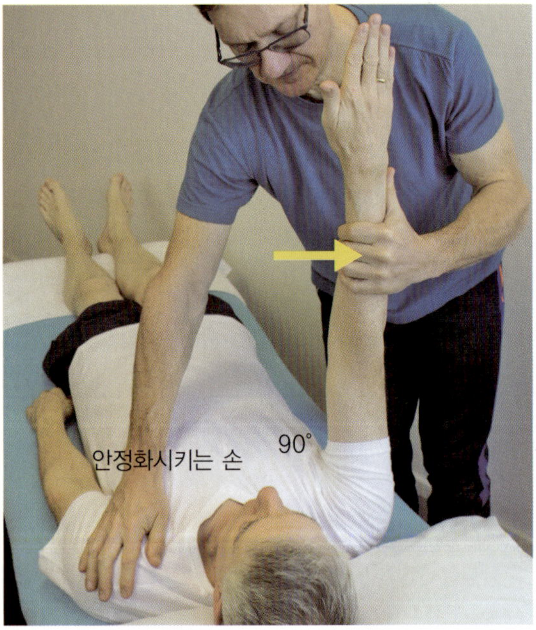

검사

복장뼈머리

검사자는 외전과 약간의 굽힘을 향해 대각선 방향으로 저항력을 가한다.

빗장뼈머리

검사자는 외전과 약간의 폄을 향해 대각선 방향으로 저항력을 가한다.

양쪽의 검사에 대해 조사결과를 기록하기 위해 적절한 등급척도를 사용한다. 그 범위 전체를 검사한다는 것을 잊어서는 안 된다.

중간범위 검사는 등척성 강도를 평가하기 위해 사용할 수 있으며, 여기서 고객에게 검사자가 가하는 저항력이 없이 이 자세를 유지하도록 지시한다.

안정화

복장뼈머리

반대쪽 어깨는 검사를 통해 안정화된다.

빗장뼈머리

반대쪽 어깨는 검사를 통해 안정화된다.

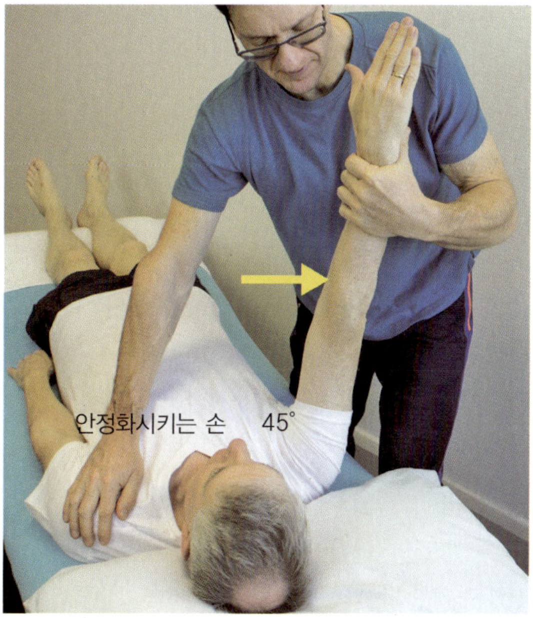

신체운동학 근육검사

자세

반듯이 누운 자세가 된다. 고객의 팔은 팔꿈치에서 완전히 펴고 어깨는 완전한 안쪽회전 상태에서 90°로 굽히며 그리하여 엄지손가락은 발을 가리키게 된다. 큰가슴근의 형상에 해부학적 차이가 있을지도 모른다는 것에 주목하고 따라서 검사를 시행하기 전에 항상 섬유의 방향을 확인하기 바란다.

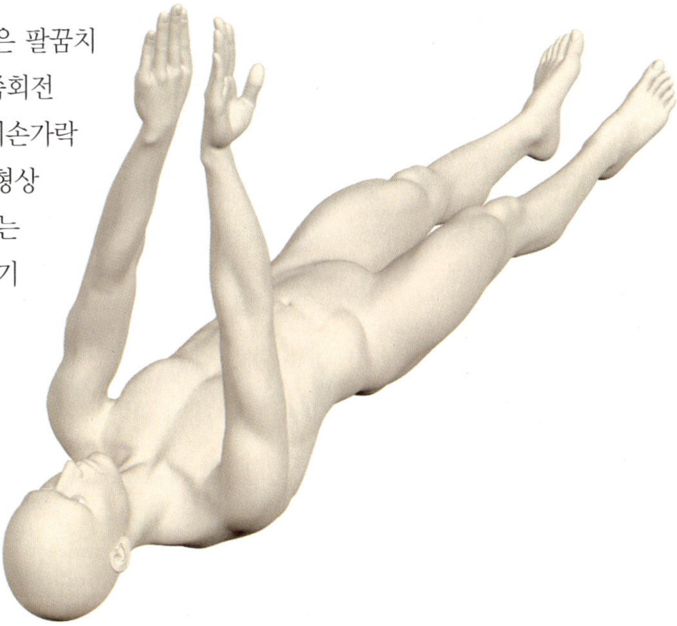

검사

복장뼈머리(A)

고객에게 이 팔의 위치를 유지하도록 지시하고 한편 검사자는 자신의 몸을 약간 흔들고 마치 팔을 "배영(back crawl)" 수영법으로 이동하는 것처럼 약간의 외전과 어깨 굽힘이 증가하는 방향으로 먼쪽 아래팔에 약간의 힘을 가한다.

빗장뼈머리(B)

고객에게 이 팔의 위치를 유지하도록 지시하고 한편, 검사자는 자신의 몸을 약간 흔들고 약간의 외전방향으로, 그리고 약간의 어깨 폄을 향해 먼쪽 아래팔에 약간의 힘을 가한다. 빗장뼈 부분의 섬유를 시각화하여 근육에서부터 연장되는
이 검사의 움직임을 조정한다.

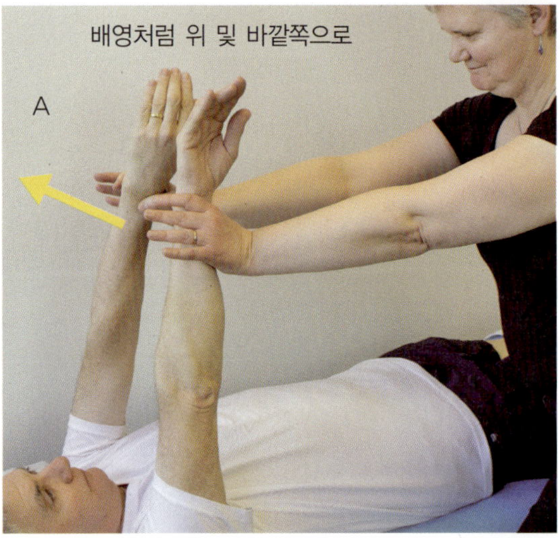

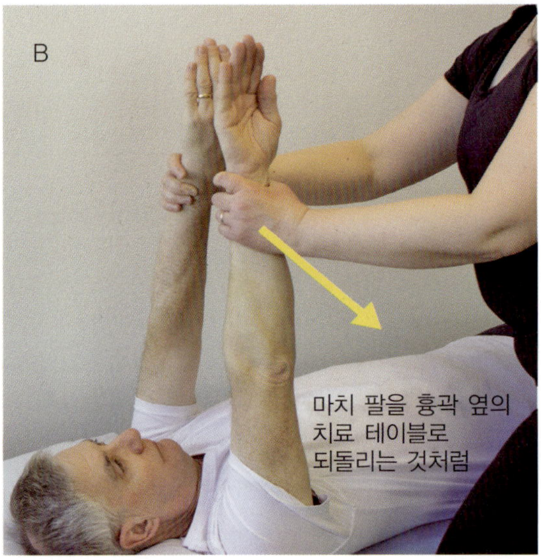

안정화

검사가 수월하기 때문에 보통 안정화는 필요가 없다. 반대쪽 어깨의 올라감 또는 팔꿈치의 굽힘과 같은 다른 근육의 동원에 주의한다.

안정화가 필요한 것처럼 생각될 경우에는 반대쪽 위앞엉덩뼈가시 위에 손의 모서리를 놓는다.

신체운동학적 연관성

기관 : 복장뼈 부분 – 간; 빗장뼈 부분 – 위(stomach)

침술 및 경락 : 복장뼈 부분 – 간; 빗장뼈 부분 – 위

감정 : 분노와 걱정

비디오 : 큰가슴근 – 복장뼈 및 빗장뼈 부분

작은가슴근(소흉근)
PECTORALIS MINOR

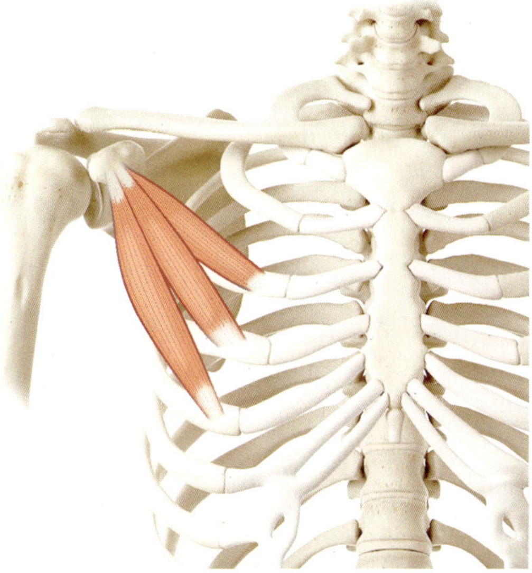

기시부

제3, 제4 및 제5갈비뼈 앞 및 가쪽 각

정지부

어깨뼈 부리돌기의 안쪽 면

작용

팔의 움직임을 위한 중요한 어깨의 안정장치

어깨를 내리고 외전시키고, 그리고 아래쪽으로 회전시킨다.

절반 뒤로 당겨진 위치에서부터 어깨뼈를 돌출시키는 것을 보조한다.

강제로 숨을 들이쉬는 동안에 제3, 제4 및 제5갈비뼈의 올림을 보조한다.

신경분포

가쪽가슴근신경의 분지에서부터의 일부 섬유를 수반하는 안쪽가슴근신경
C7, 8, T1

동맥분포

가슴배(흉복)동맥

임상적 사실

앞톱니근과 상승적으로 작용한다. 근육의 과도한 수축은 빗장밑동맥(쇄골하동맥)을 포함하는 팔신경얼기 분지의 부분을 압박할지도 모른다. 이것은 가슴문증후군(흉곽출구증후군)으로 이어질 수 있다.

큰가슴근과 마찬가지로 작은가슴근의 과도한 수축은 추가로 둥근 어깨 자세로 이어질 수 있다.

작은가슴근은 흉벽을 따라 부착하여 있기 때문에 흔히 호흡을 보조하는 것으로 생각된다.

등세모근과 어깨올림근(견갑거근)이 어깨뼈를 안정화시키는 데 도움이 되는 강제 들숨을 하는 동안에 작은가슴근은 갈비뼈를 들어 올리는 데 사용된다.

드물게, 작은가슴근은 제2갈비뼈 또는 제6갈비뼈까지 미칠지도 모른다.

촉진

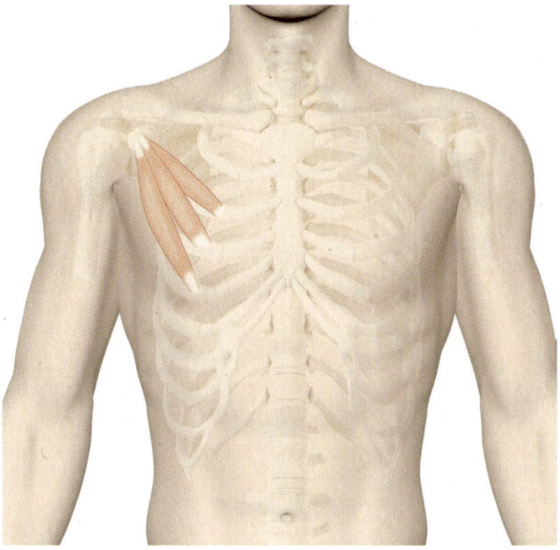

1. 고객은 반듯이 누운 자세, 옆으로 누운 자세 또는 앉은 자세의 어느 것인가의 자세를 취하고 어깨(GHJ)를 앞쪽으로 90° 굽힌다.
2. 촉진하는 손가락을 부리돌기 바로 아래의 근육섬유 위에 놓는다(왜 특정 방법으로 근육을 촉진할 필요가 있는지에 대해 항상 고객에게 교육한다. 보다 침습적이고 섬세한 촉진 방법 및 기법에 대해 고객이 가급적이면 서면으로 동의하도록 하는 것은 좋은 일이다).
3. 고객에게 숨을 들이쉬도록 지시한다.
4. 근육조직 내 수축에 주목한다.
5. 더 민감한 촉진기법에는 검사자가 앞 안쪽 겨드랑이 주름을 손가락으로 집거나 꽉 쥐는 것이 포함된다.

수동 근육검사

자세

반듯이 누운 자세가 된다. 어깨를 몸쪽으로 약간 내전하여 치료 테이블로부터 들어 올린다.

검사를 지원하기 위해 고객은 검사자의 위팔을 잡기 원할지도 모른다.

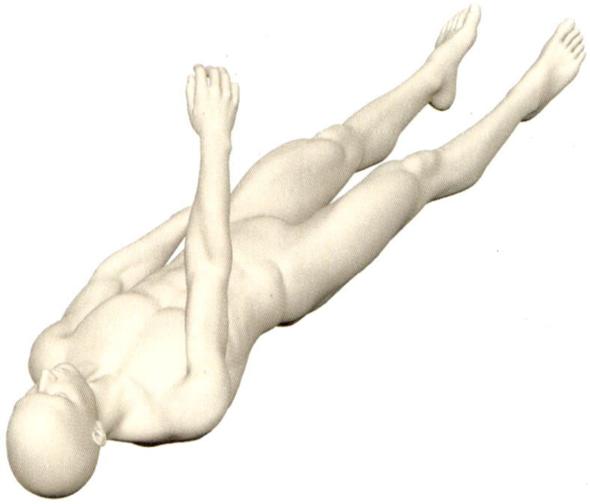

검사

검사자는 힘을 유도하기 위해 위팔을 사용하여 어깨 뒤당김을 향해 저항력을 가한다.

양쪽의 검사에 대해서 조사결과를 기록하기 위해 적절한 등급척도를 사용한다. 전체 범위를 통해 검사한다는 것을 잊어서는 안 된다.

등척성 강도를 평가하기 위해 중간범위 검사를 사용할 수 있으며, 여기서 검사자에 의해 가해지는 저항력이 없이 그 자세를 유지하도록 고객에게 지시한다.

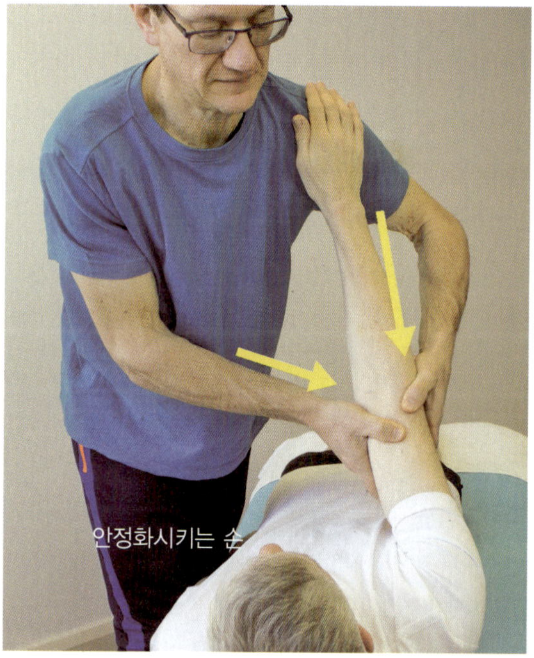

안정화

반대쪽 손으로 치료 테이블을 잡도록 고객에게 지시할 수 있다.

신체운동학 근육검사

자세

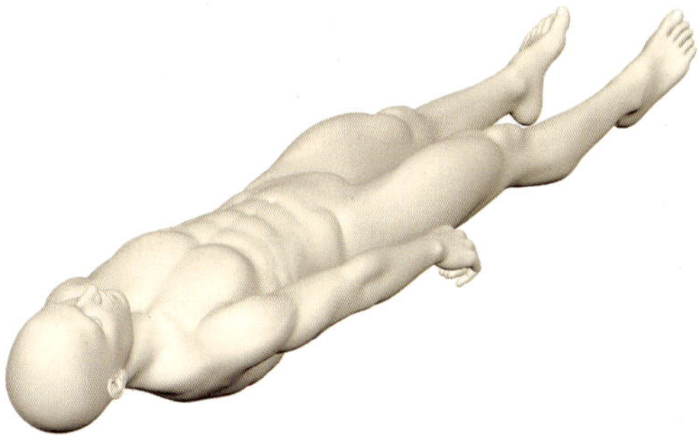

반듯이 누운 자세가 된다. 검사자는 고객의 어깨를 치료 테이블에서 떨어져 몸쪽으로 약간의 내전이 되도록 수동적으로 들어 올린다. 최상의 결과는 반대쪽에서 작은가슴근을 검사하기 위해 고객 쪽으로 팔을 뻗음으로써 얻을 수 있다.

검사

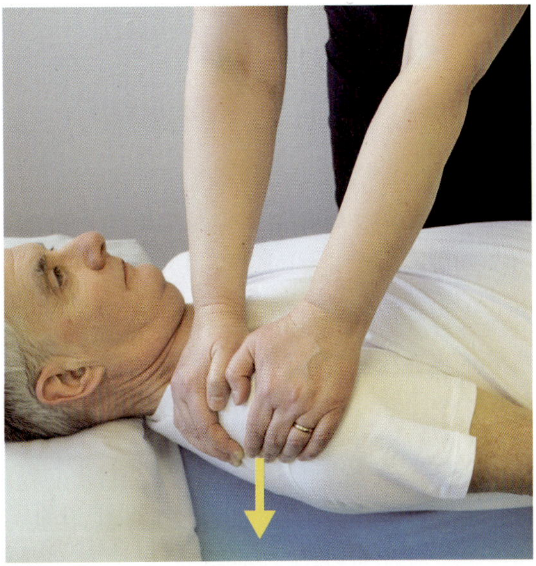

고객에게 이 어깨의 위치를 유지하도록 지시하고 한편 검사자는 자신의 몸을 약간 흔들면서 마치 작은가슴근의 섬유를 신장하는 것처럼 어깨(오목위팔관절)의 앞면에 약간의 힘을 가한다.

양쪽의 작은가슴근을 동시에 배치하여 개별적으로 또는 함께 검사할 수 있다.

주: 아래팔 또는 팔꿈치를 치료 테이블 위에 유지하는 것, 숨을 멈추는 것, 또는 양손을 쥐는 것 같은 다른 근육의 동원을 확인한다.

안정화

검사가 수월하기 때문에 보통 안정화는 필요하지 않다. 검사에는 양손에 의한 접근법을 채택하지만, 지나치게 힘을 넣는 것보다는 가볍게 터치하는 것을 유지하는 것이 유용할지도 모른다.

신체운동학적 연관성

기관 : 림프계
침술 경락 : 알려져 있지 않다.
감정 : 알려져 있지 않다.

비디오 : 작은가슴근

배곧은근(복직근)
RECTUS ABDOMINIS

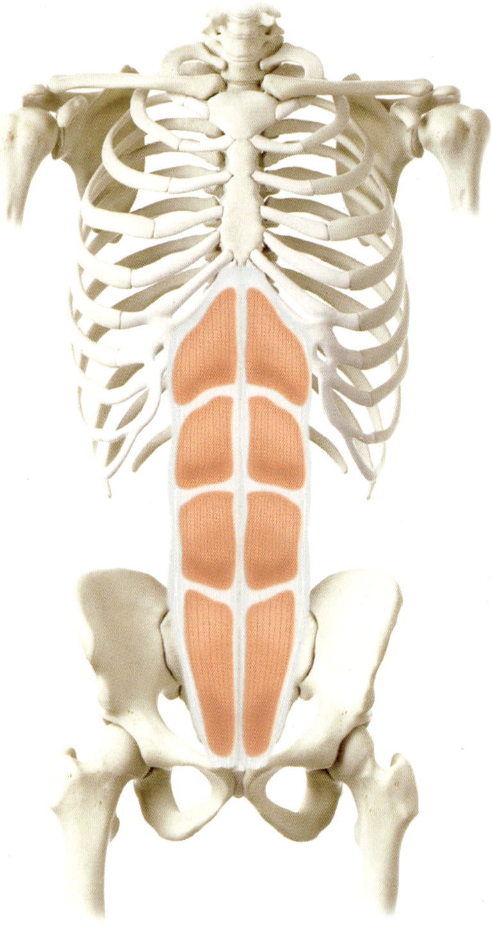

기시부
두덩뼈능선 및 두덩결합(치골결합)

정지부
제5, 6, 7갈비뼈의 갈비연골, 및 복장뼈의 먼쪽 부분(칼돌기)

작용
주된 작용은 체간의 굽힘이다. 배곧은근은 추가로 뒤쪽 골반경사를 개시되게 한다. 배곧은근은 복부를 압박하여 골반을 안정화시키기 때문에 흔히 주된 복부 안정근 및 코어 강화 근육이라 불린다. 그것은 배속빗근(내복사근) 및 배바깥빗근(외복사근)과 상승적으로 작용한다.

신장성으로 부하가 가해질 때 체간의 폄을 조절하는 데 도움이 된다.

신경분포
갈비사이신경(늑간신경), T5~T12

동맥분포
배벽동맥(복벽동맥)

임상적 사실
근육은 나눔힘줄(tendinous intersections)과 근막걸이(fascial slings)에 의해 분절로 나뉜다.

백선(linea alba)은 근육을 좌우의 배곧은근으로 나누고 배곧은집(복직근초)의 직접적인 연속이다.

임신 중에 커지는 자궁은 복부의 근육과 근막을 신장시킨다. 이것에 의해 배곧은근이 비정상적인 거리만큼 떨어지게 되는 일이 있다. 이것은 곧은근 분리 또는 배곧은근 분리라 불리는 하나의 증상이다.

촉진

1. 고객은 무릎 밑을 지지하여 반듯이 누운 자세가 된다.
2. 칼돌기에서부터 두덩결합(치골결합)으로 이동하는 근육섬유 위에 촉진하는 손가락을 놓는다.
3. 머리와 목을 올리고 턱은 가슴을 향해 움직임으로써 반쯤 몸을 일으킨 자세(복근운동: stomach crunch)를 취하도록 고객에게 요청한다.
4. 배곧은근 조직 내의 수축에 주목하기 바란다.

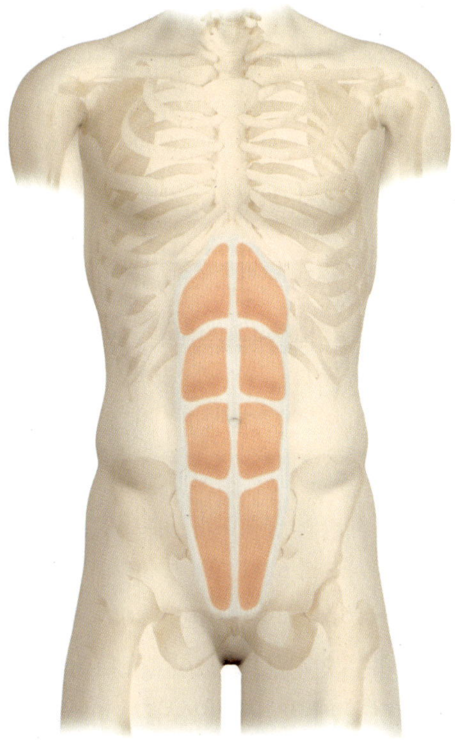

수동 근육검사

자세

무릎을 90°로 굽혀 반듯이 누운 자세가 된다. 팔을 가슴 위에 교차시켜 "윗몸을 일으켜 앉은" 자세를 취하도록 고객에게 요청한다.

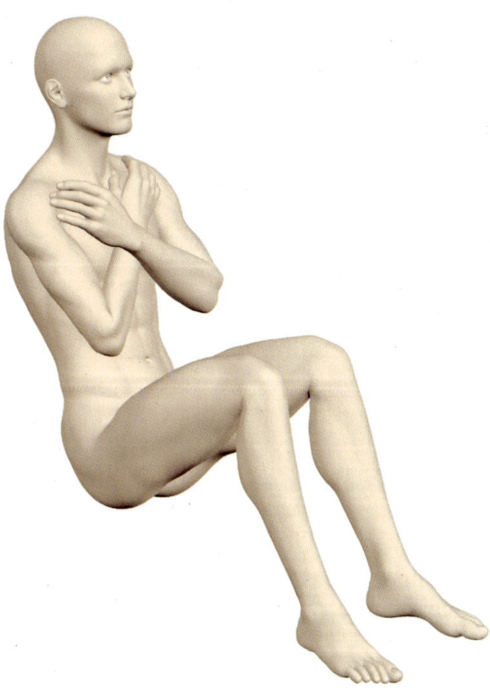

검사

"윗몸을 일으켜 앉은" 자세의 활동은 배곧은근 내의 수축을 인지하기에 충분할지도 모른다. 수축 상태를 평가하기 어려운 경우는 고객의 교차한 팔에 손을 놓고 검사자의 팔을 폄으로써 검사자는 고객의 가슴 위에 저항을 가할 수 있다.

조사결과를 기록하려면 적절한 등급척도를 사용한다. 범위 전체를 검사한다는 것을 잊어서는 안 된다.

중간범위 검사는 등척성 강도를 평가하기 위해 사용될 수 있다. 여기서 검사자에 의해 저항력이 가해짐이 없이 그 자세를 유지하도록 고객에게 지시한다.

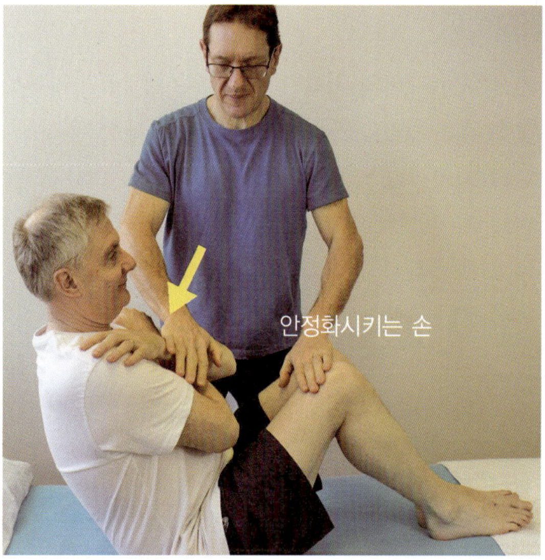

안정화

안정화는 검사하는 섬유와 분절에 따라 무릎 또는 발목에서 일어난다.

신체운동학 근육검사

자세

반듯이 누운 자세로 시작한다. 고객에게 가슴 위에 자기 팔을 교차시키고 무릎을 약간 굽히도록 요청한다. 고객이 무릎을 굽혀서 반쯤 몸을 일으킨 자세를 취하는 것을 주의해서 돕는다.

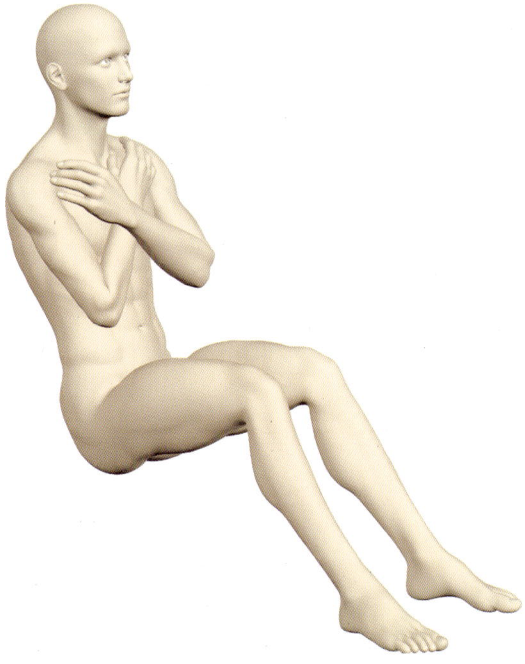

검사

검사자는 자신의 가슴 위에 교차시킨 고객의 팔 위에 손을 놓고 고객에게 그들의 자세를 유지하도록 지시한다. 검사자는 자신의 몸을 약간 흔들면서 마치 고객을 반듯이 누운 자세로 되돌리는 것처럼 고객의 교차시킨 팔에 매우 약간의 힘을 가한다.

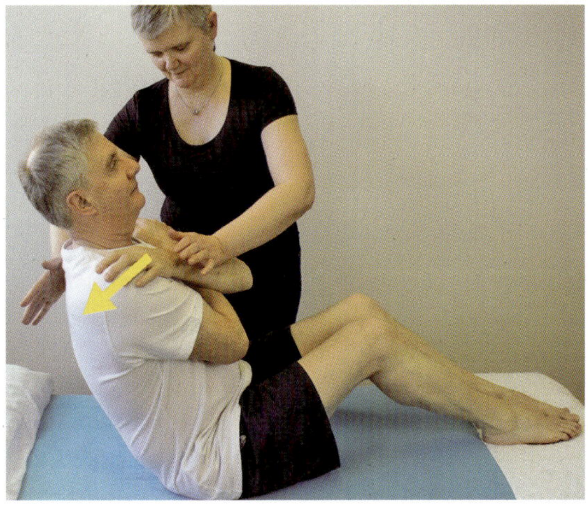

안정화

검사자의 무릎으로 발 또는 발목에 대한 압력을 유지한다. 검사의 압력이 가해질 때 고객을 잡을 준비를 한다. 배곧은근이 요구대로 활성화되지 않으면 고객은 뒤쪽으로 넘어질지도 모른다.

신체운동학적 연관성

기관 : 소장

침술 경락 : 소장

감성 : 걱정

비디오 : 배곧은근

배가로근(복횡근)
TRANSVERSE ABDOMINIS

기시부

엉덩뼈능선, 샅고랑인대(서혜인대), 등허리근막(흉요근막) 및 갈비모서리(늑골연)를 포함하는 아래갈비뼈

정지부

복부 널힘줄(배곧은집이라고도 불린다)에서 백선까지

작용

배속빗근(내복사근) 및 배바깥빗근(외복사근)과 함께 복부의 압박 및 골반바닥의 안정화

복강 내 압력을 올린다.

강제 날숨을 보조한다.

신경분포

갈비사이신경(늑간신경)

엉덩아랫배신경(장골하복신경) 및 엉덩샅굴신경(장골서혜신경)의 배쪽 분할

T7 - L1

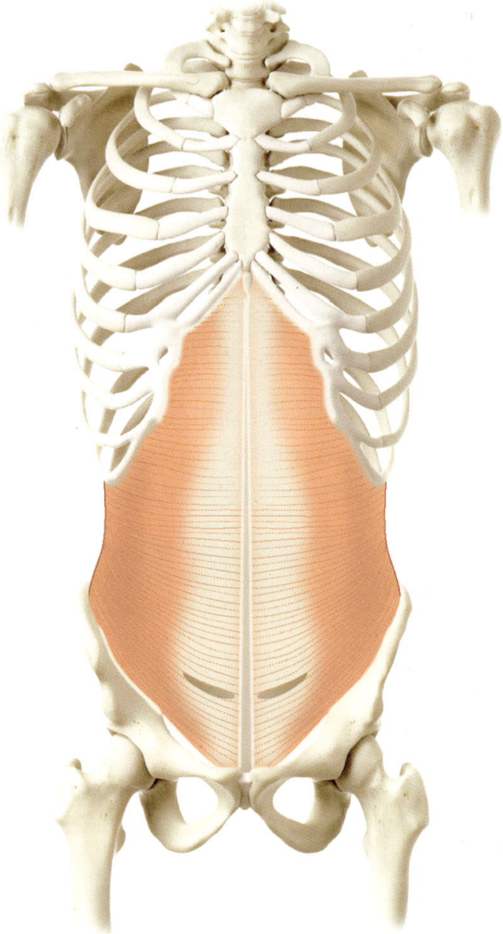

동맥분포

갈비밑동맥 및 갈비사이동맥

임상적 사실

배속빗근 및 배바깥빗근은 물론 배곧은근과 상승적으로 작용한다.

배가로근의 상부섬유는 가로막(횡격막)과 혼합 또는 결합할지도 모른다. 배가로근은 복부 압박에서 중요한 역할을 수행하고 기침, 재채기, 배변 및 발살바 조작(Valsalva maneuver) 등의 일상적인 움직임에 활성화된다.

촉진

1. 고객은 엉덩관절과 무릎관절을 90°로 굽혀 반듯이 누운 자세가 된다.
2. 촉진하는 손가락을 엉덩뼈능선과 하부갈비뼈 및 갈비모서리 위에 놓는다.
3. 고객에게 기침을 하거나 강제로 숨을 내쉬도록 지시한다. 고객에게 굽힘없이 체간을 회전시키도록 추가로 지시할 수 있다.
4. 이것은 민감한 촉진검사이기 때문에 근육수축을 평가하는 데 어려움이 있을지도 모른다.

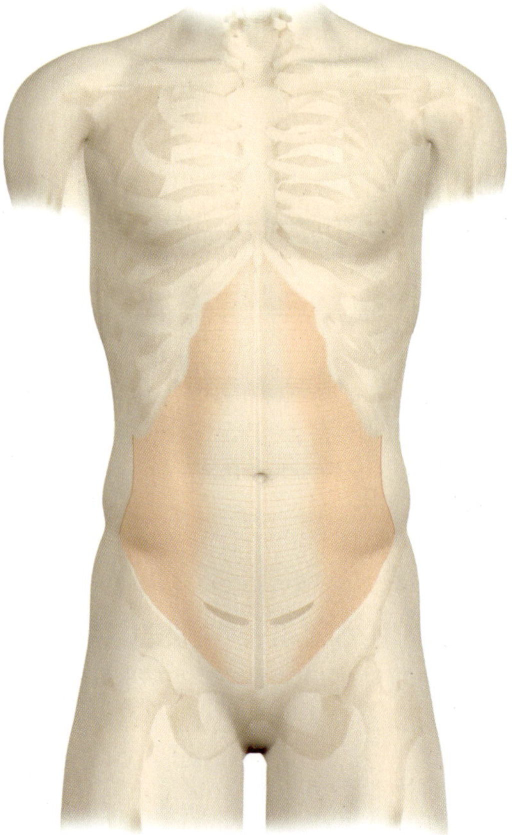

수동 근육검사

자세

고객을 무릎관절과 엉덩관절을 90°로 굽혀 반듯이 누운 자세로 두고 두 팔이 가슴을 교차하게 한다. 고객에게 이 자세를 유지하도록 지시한다.

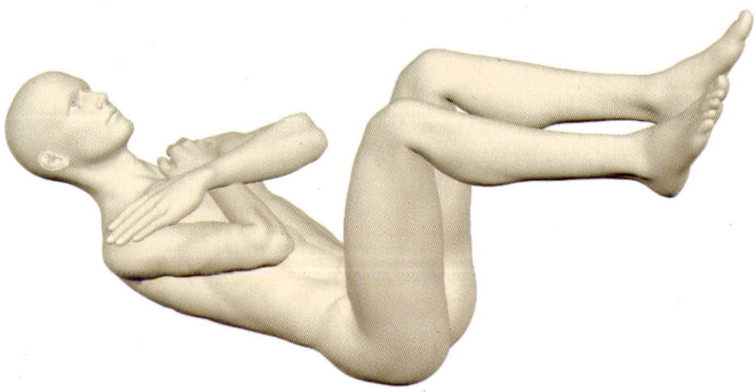

검사

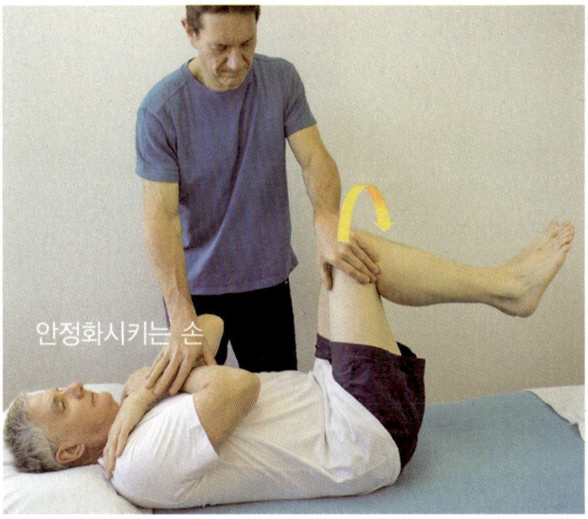

검사자는 고객의 무릎을 회전시키려고 약간의 저항력을 가한다.

조사결과를 기록하기 위해 적절한 등급척도를 사용한다. 전체 범위를 통해 검사한다는 것을 잊어서는 안 된다.

중간 범위 검사는 등척성 강도를 평가하는 데 사용할 수 있으며, 여기서 고객에게 검사자가 가하는 저항력에 저항함이 없이 그 자세를 유지하도록 지시한다.

안정화

안정화는 필요에 따라 고객의 팔꿈치 위에서 일어난다.

신체운동학 근육검사

알려져 있지 않다.

비디오 : 배가로근

허리네모근(요방형근)
QUADRATUS LUMBORUM

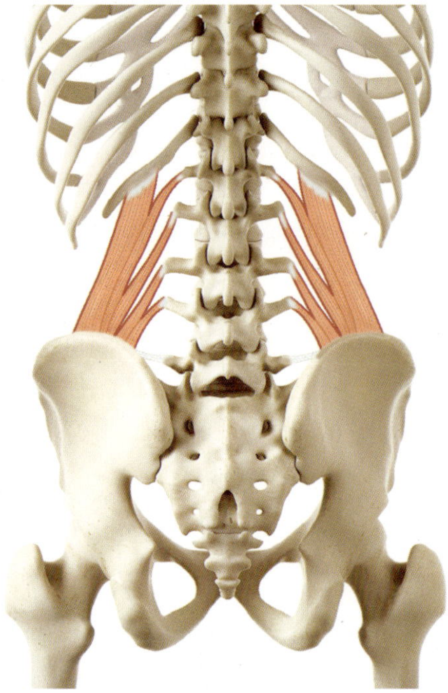

기시부
제12갈비뼈 아래 모서리와 제1, 제2, 제3 및 제4 허리뼈의 가로돌기

뒤엉덩뼈능선 및 엉덩허리인대(장요인대)

정지부
뒤엉덩뼈능선 및 엉덩허리인대

작용
편측성으로
골반의 올림, 체간의 가쪽굽힘 및 제12갈비뼈의 내림

신장성으로 부하가 가해질 때 반대쪽 체간 굽힘의 조절을 돕는다.

양측성으로
허리엉치뼈(요천추)를 펴서 허리척주앞굽음(요추전만)을 증가시키는 것을 보조한다.

강제 들숨 및 날숨을 하는 동안에 제12갈비뼈를 고정한다.

신장성으로 양쪽에 부하가 가해질 때 허리엉치뼈 폄의 조절을 돕는다.

신경분포
허리신경얼기

T12–L3

동맥분포
갈비밑동맥 및 허리동맥

임상적 사실
배빗근과 상승적으로 작용하여 가쪽굽힘에 영향을 미치고 허리뼈의 폄을 위해 척주세움근과 상승적으로 작용한다. "엉덩관절을 당겨 올리는 근육(hip hiking muscle)"으로서 알려져 있다.

제12갈비뼈의 안정화에 중요한 역할을 수행하고 가로막(횡격막)이 수축할 때의 제12갈비뼈의 올라감을 방지한다.

허리네모근은 하나의 코어근육이며, 이것은 복부와 허리를 안정화시키는 것을 돕는다.

L5의 가로돌기에 부착할지도 모른다. 허리네모근의 초음파 영상에서는 두 번째 근육힘살이 때로는 주된 부위 앞에서 발견된다는 것이 밝혀졌다.

촉진

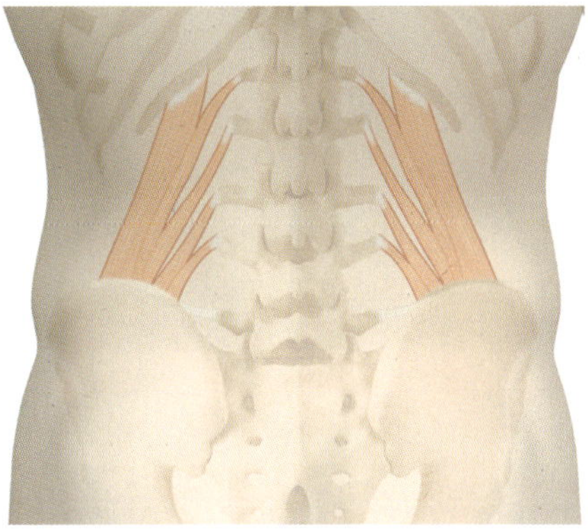

1. 엎드려 누운 자세에서 시행한다.
2. 엉덩뼈능선을 주의 깊게 찾아서 촉진한다.
3. 촉진하는 손가락을 허리네모근 섬유 위에 놓고 한편 척주세움근군을 통해 촉진한다. 척주세움근군을 허리네모근과 구별하기 위해서는 고객에게 치료 테이블에서부터 머리를 들어 올리도록 요청한다.
4. 고객에게 촉진하는 쪽 골반을 들어 올리도록(엉덩이를 치켜 올리다) 지시한다. 근육조직 내의 수축에 주목한다.
5. 허리네모근은 하나의 심부 등의 근육(back muscle)이고 흔히 촉진하기 어렵다는 것을 잊어서는 안 된다. 섬유의 위치를 찾는 데 시간이 걸린다.

수동 근육검사

자세

옆으로 누운 자세가 된다. 상체를 가쪽으로 굽히고 같은 쪽 엉덩이를 약간 올린다. 고객에게 이 자세를 유지하도록 지시한다.

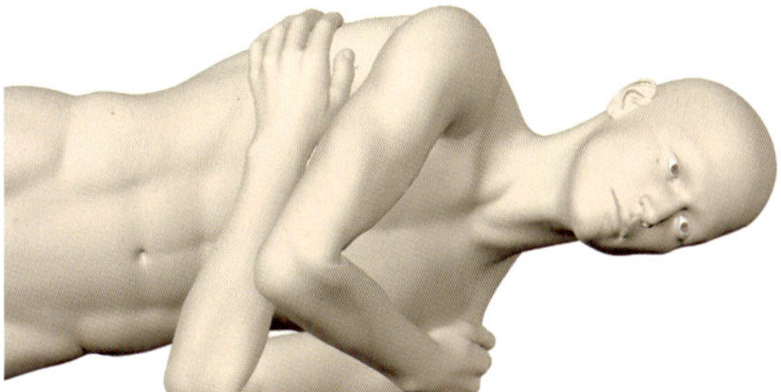

검사

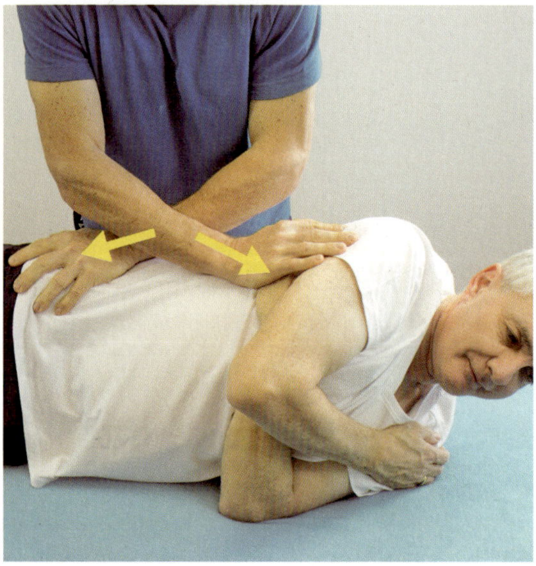

검사자는 고객의 엉덩뼈능선 및 하부 뒤 가쪽 흉곽 위에 양손을 교차시켜 저항력을 가한다. 이 시점에서 양손은 검사 중에 추가로 중간 몸통을 안정화시키는 데 도움을 줄 것이다.

추가적인 검사에는 환자가 엉덩이를 당겨 올린 상태로 엎드려 누운 자세가 되는 것이 포함될 수 있다. 다음으로 검사자는 같은 쪽 다리를 아래로 전위하거나 당기려고 시도한다.

양쪽의 검사에 대해서 조사결과를 기록하기 위해 적절한 등급척도를 사용한다. 그 범위 전체를 통해 검사한다는 것을 잊어서는 안 된다.

중간범위 검사는 등척성 강도를 평가하기 위해 사용될 수 있으며 여기서 검사자에 의한 저항력이 가해짐이 없이 그 자세를 유지하도록 고객에게 지시한다.

안정화

검사 중에 사용되는 손을 교차시키는 접근법은 엉덩뼈능선과 가쪽 갈비뼈 모서리에 대한 안정화 인자이다.

신체운동학 근육검사

자세

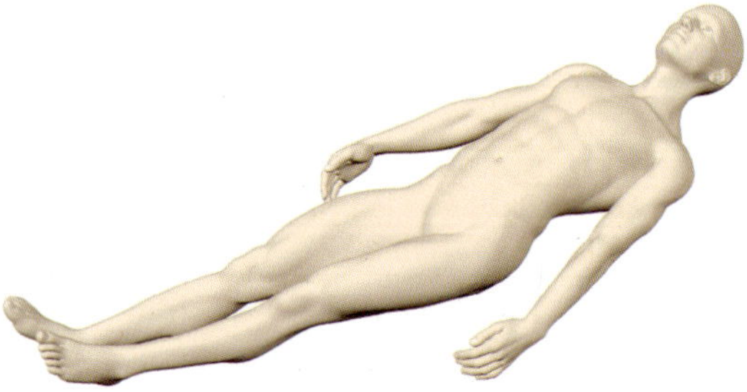

반듯이 누운 자세가 된다. 양다리를 한데 모아 한쪽으로 이동하고 허리뼈의 가쪽굽힘이 되게 한다. 발은 같은 쪽 어깨와 대략 일직선을 이루도록 이동시킨다.

검사

고객에게 이 자세를 유지하도록 지시한다.

검사자는 양 발목을 잡고 양다리를 정중선으로 되돌리도록 시도하며 이와 같이 하여 허리뼈의 굽힘을 없앤다.

호흡의 멈춤 또는 상부 몸통의 비틂과 같은 다른 근육의 동원을 관찰한다.

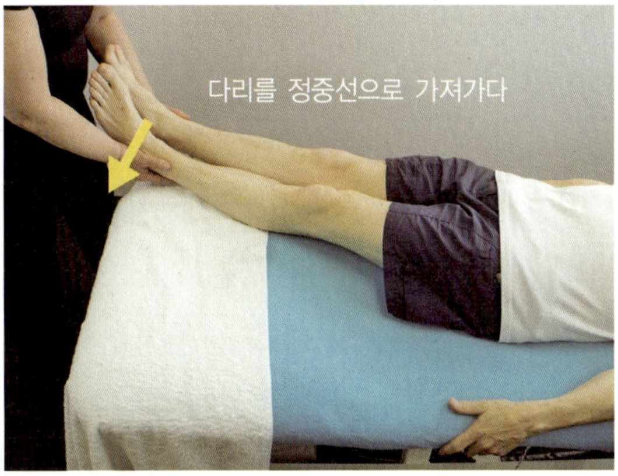

안정화

검사 중에 회전을 방지하기 위해 진료용 침상의 측면을 가볍게 잡도록 요청한다.

신체운동학적 연관성

기관 : 대장, 충수

침술 경락 : 대장

감정 : 슬픔, 우울

비디오 : 허리네모근

척주세움근군(척주기립근군)(엉치가시근:천극근)

ERECTOR SPINAE GROUP (sacrospinalis)

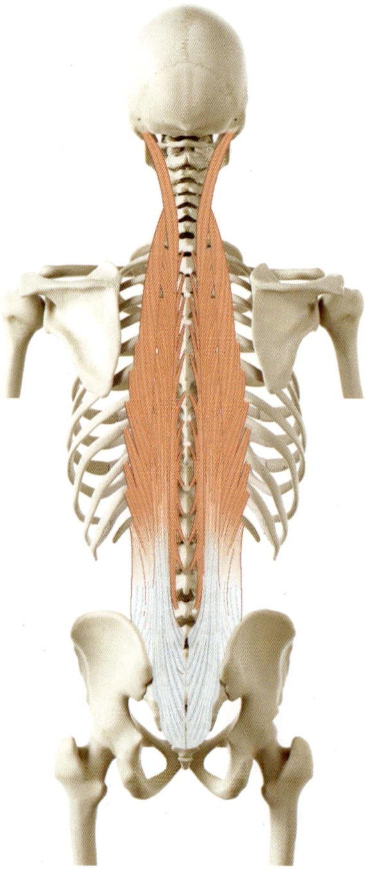

이것은 3개의 주된 근육인 엉덩갈비근(장늑근), 가장긴근(최장근), 가시근(극근)의 복합체이다.

기시부

엉덩뼈능선, 뒤엉치뼈, 제11 및 제12등뼈와 모든 허리뼈 가시돌기로부터의 넓은 힘줄집(건초)(등허리널힘줄)을 경유한다.

정지부

갈비뼈의 뒤각, 등뼈 및 목뼈의 가로돌기와 가시돌기 그리고 관자뼈(측두골)의 꼭지돌기(유돌기)에서 다양하게 부착하고 있다.

작용

편측성으로

척추를 같은 쪽으로 가쪽으로 굽히는 것을 보조한다.

양측성으로

척주와 머리를 편다.

이것은 굽히는 동안에 체간을 신장성으로 안정화시킨다.

신경분포

척수신경(등쪽 분지)

동맥분포

대동맥의 근육 분지에서 파생된다.

임상적 사실

넓은등근 및 심부 등의 편근의 일부 섬유와 상승적으로 작용한다.

근육집단은 가쪽 모서리에서부터 안쪽 정렬까지 3개의 근육 복합체인 엉덩갈비근(장늑근), 가장긴근(최장근), 및 가시근으로 나뉜다. 각각의 근육은 다시 근육의 이름에 기여하는 국소 부위, 예를 들어, 허리의 정지부를 나타내는 허리(lumborum), 가슴, 목 및 머리로 나뉜다.

근육의 순서를 가쪽에서부터 안쪽으로 기억하려면 연상기호(mnemonic) "I Like Standing"을 학습하는 것이 유용하다. 이 단순한 연상기호는 근육의 정렬을 엉덩갈비근(iliocostalis), 가장긴근(longissimus), 및 가시근(spinalis)으로 조직화하는 것만이 아니라 직립자세를 유지하는 자세 기능을 설명한다.

척주세움근군은 체간을 굽히는 동안에 추가로 척주를 안정화시키기 때문에 척주의 변형을 야기하는 척주측만증에 의해 편측성으로 나쁜 영향을 받을 수 있다.

척주세움근군은 어깨 외전과 굽힘의 최종 30° 에서 활동적이다.

촉진

1. 엎드려 누운 자세가 된다.
2. 뒤엉덩뼈능선, 엉치뼈, 허리뼈, 등뼈 및 목뼈와 같은 주요 해부학적 랜드마크를 주의 깊게 촉진하는 것은 중요하다.
3. 촉진하는 손가락을 척주의 가쪽에 놓는다. 고객에게 등을 편 자세를 유지하도록 지시한다. 목뼈 부위의 척주세움근 섬유를 촉진할 때, 고객을 반듯이 누운 자세로 하는 것이 용이하다.

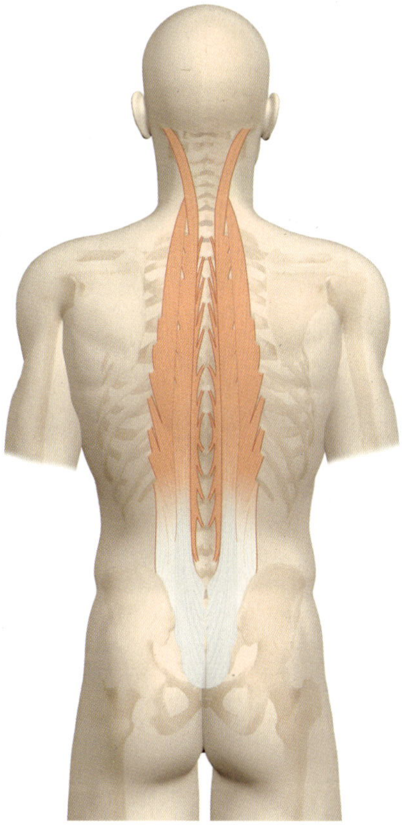

수동 근육검사

자세

등을 편 상태로 엎드려 누운 자세가 된다.

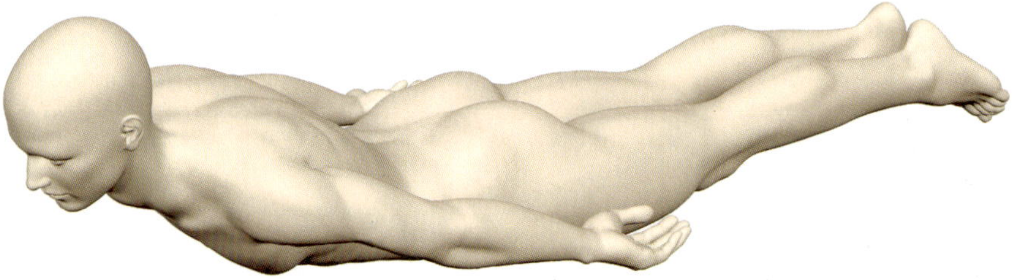

검사

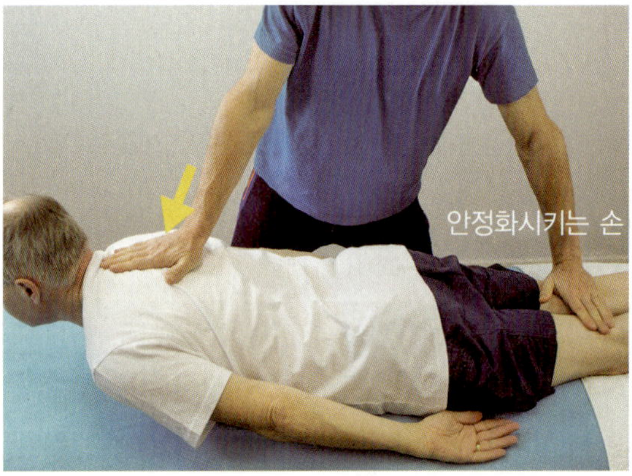

검사자는 척주 굽힘을 촉진하는 저항력을 가한다.

조사결과를 기록하기 위해 적절한 등급척도를 사용한다. 그 범위 전체를 검사한다는 것을 잊어서는 안 된다.

중간범위 검사는 등척성 강도를 평가하기 위해 사용될 수 있으며, 여기서 검사자에 의한 저항력이 가해짐이 없이 그 자세를 유지하도록 고객에게 지시한다.

안정화

검사자는 안정화시키는 손을 뒤쪽 넓적다리에 놓음으로써 고객을 안정화시킬 수 있다.

신체운동학 근육검사

자세

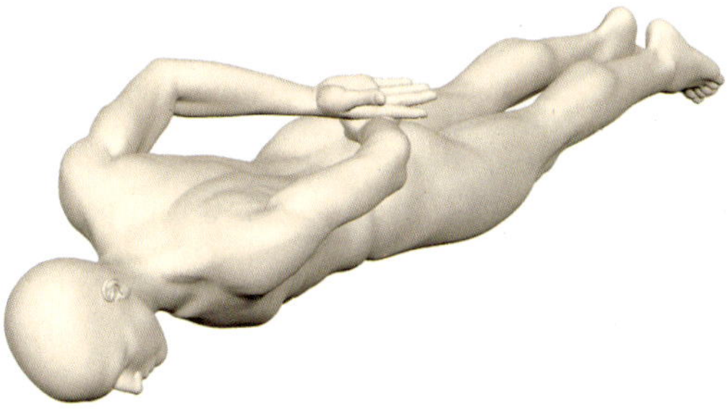

엎드려 누운 자세가 된다. 가능하다면, 고객의 양손을 엉치뼈 위에 놓는다. 검사자가 한쪽 어깨를 치료 테이블에서부터 떼어 뒤쪽으로 들어 올릴 때 고객에게 머리를 들어 올리도록 요청하고 약간 편 상태에서 같은 쪽 척추의 가쪽굽힘을 촉진한다.

검사

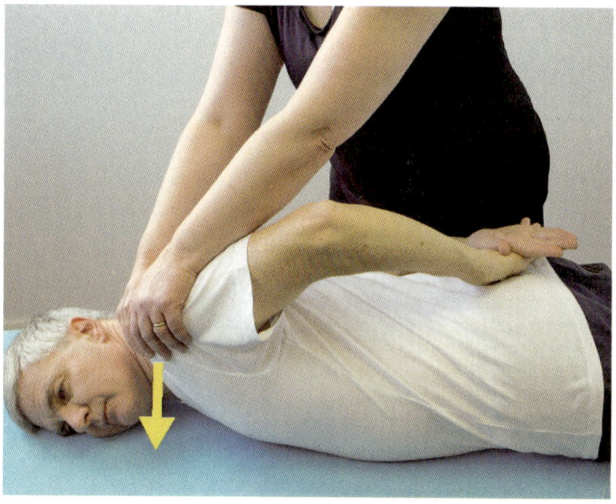

같은 쪽으로 시행한다. 고객에게 이 자세를 유지하도록 지시하고 한편, 검사자는 자신의 몸을 약간 흔들면서 마치 어깨를 치료 테이블로 되돌리는 것처럼 들어 올린 어깨에 약간의 압력을 가한다.

안정화

한쪽 손 또는 팔꿈치를 엉치뼈 위에 있는 고객의 양손 위에 놓고 위치를 고정한다. 고객이 충분히 양어깨를 펴서 양손을 엉치뼈 위에 놓을 수 없는 경우, 고객의 양손을 치료 테이블 위에 놓게 하고 한쪽 손 또는 팔꿈치를 엉치뼈 위에 놓음으로써 안정화시킨다.

신체운동학적 연관성

기관 : 방광

침술 경락 : 방광

감정 : 공포

비디오 : 척주세움근군

넓은등근 (광배근)
LATISSIMUS DORSI

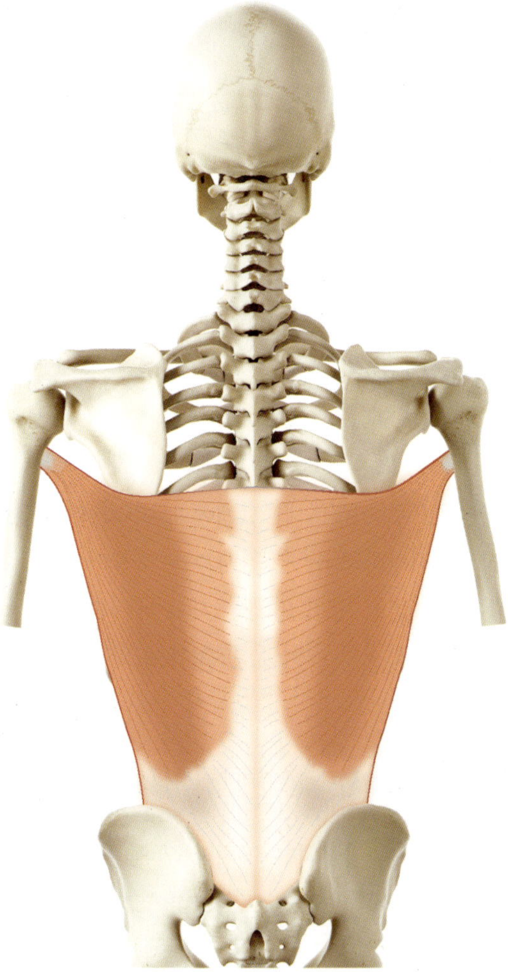

기시부
어깨뼈의 아랫각, T7~L5의 가시돌기,
가슴등(흉배)근막, 엉덩뼈능선, 엉치뼈 및
제10, 11, 12갈비뼈

정지부
위팔두갈래근고랑(결절사이고랑)의
안쪽입술(내측순)

작용
어깨(오목위팔관절)의 내전, 안쪽회전 및 폄
골반 앞경사, 골반의 올림
어깨뼈의 내림 및 아래쪽으로의 회전
신장성으로 부하가 가해질 때 어깨 굽힘의
조절을 돕는다.

신경분포
가슴등신경(흉배신경)
C6, C7, C8

동맥분포
가슴등동맥(흉배동맥) 및 갈비사이동맥(늑간
동맥)

임상적 사실

큰원근 및 등세모근의 하부섬유와 상승적으로 작용한다.

일부 사람들에서는 넓은등근은 어깨뼈의 아랫각에 부착하여 그것에 의해 내림, 뒤당김 및 아래쪽으로의 회전과 같은 어깨뼈 작용에 영향을 미칠지도 모른다.

흥미롭게도, 등세모근은 때로는 "수갑 근육(hand-cuff muscle)"이라 불리는데, 그 이유는 그 주된 작용이 누군가에게 수갑이 채워질 때 얻어지는 위치에 비유될 수 있기 때문이다.

넓은등근은 위팔신경얼기의 상부, 중부 및 하부 체간으로부터 그 신경 지배를 받고 상부 또는 하부 위팔신경얼기 병변의 어느 것인가에 의해서만 약간 약화된다.

넓은등근의 작용은 체중을 들어 올려 정지위치에서부터 활동적인 위치로 통제 하에 이동시키는 것을 가능케 한다. 이것은 장애를 가진 사람, 즉 휠체어 또는 침상에서부터 이동할 때 상체를 들어 올리는 힘을 필요로 하는 사람에게 중요하다.

촉진

1. 고객은 앉거나 엎드려 누운 자세가 된다.
2. 촉진하는 손가락을 뒤쪽 겨드랑이 부위 위에 놓는다.
3. 고객에게 검사자의 어깨 위에 손을 올려놓고 검사자의 어깨에 대해서 아래쪽으로의 팔의 힘을 가하도록 지시한다.
4. 넓은등근의 근육조직 내의 수축에 주목한다.

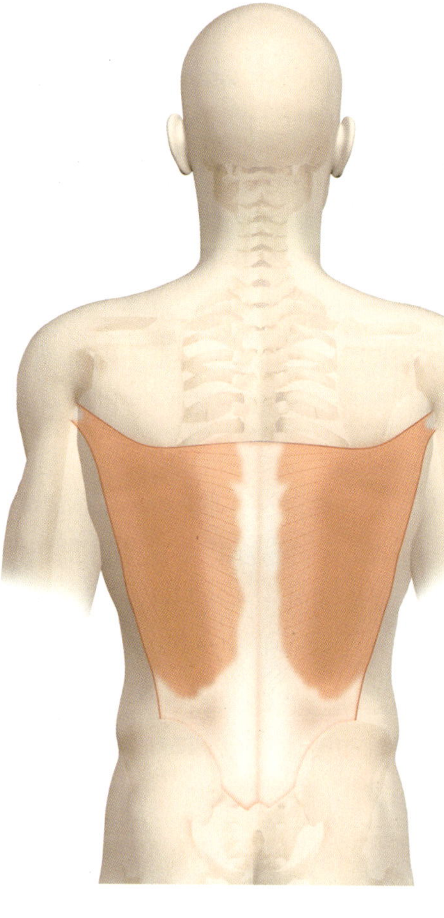

수동 근육검사

자세

팔을 안쪽으로 회전시킨 반듯이 누운 자세가 된다.

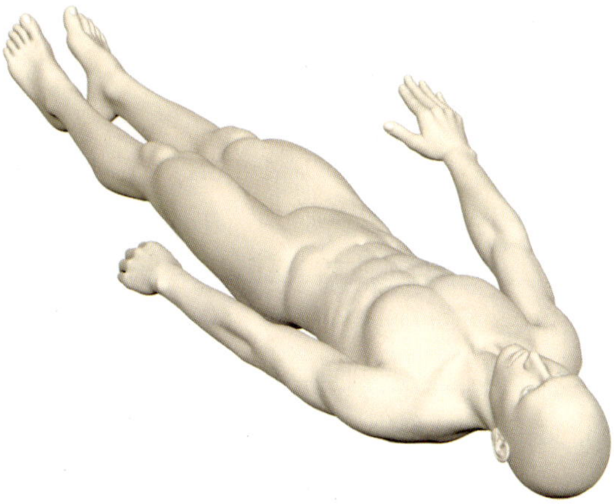

검사

검사자는 외전과 어깨(오목위팔관절)의 굽힘을 향해 대각선 방향으로 저항력을 가한다.

넓은등근의 근육검사에는 복수의 변수가 있다. 예를 들어, 고객이 엎드려 누운 자세에서 머리를 검사받는 쪽으로 향하고 양팔은 손바닥이 위쪽을 향하게 하여 몸 옆에 두며, 검사하는 쪽 어깨는 약간 올린 상태에서 검사할 수 있다. 검사자는 검사하는 쪽에 위치하고 양팔은 고객의 팔꿈치를 잡아 팔을 위쪽으로 당기려고 시도한다. 고객에 대한 지시는 "내가 당신을 당기지 못하게 하시오"이다.

양쪽의 검사에 대해 조사결과를 기록하기 위해 적절한 등급척도를 사용한다. 전체 범위를 통해 검사한다는 것을 잊어서는 안 된다.

중간범위 검사는 등척성 강도를 평가하기 위해 사용될 수 있으며, 여기서 고객에게 검사자에 의해 저항력이 가해짐이 없이 그 자세를 유지하도록 지시한다.

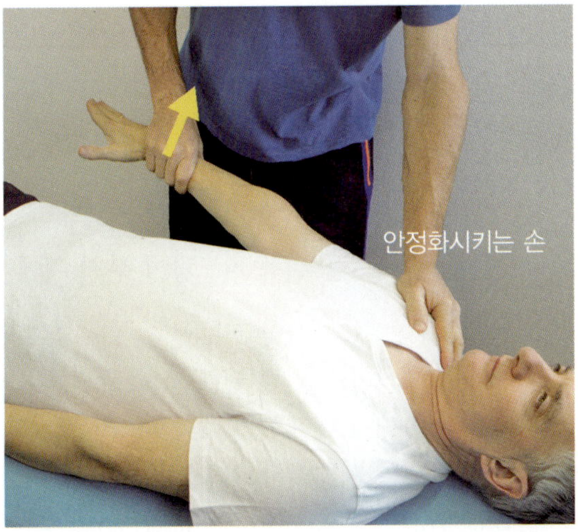

안정화

검사자는 팔을 안정화시키기 위해 어깨의 윗면 또는 위팔 위에 놓을 수 있다.

신체운동학 근육검사

자세

앉거나 반듯이 누운 자세에서 팔을 완전한 내전과 안쪽회전으로 가져간다. 팔꿈치는 완전히 펴야 한다. 검사자는 팔목의 바로 몸쪽 팔을 잡는다.

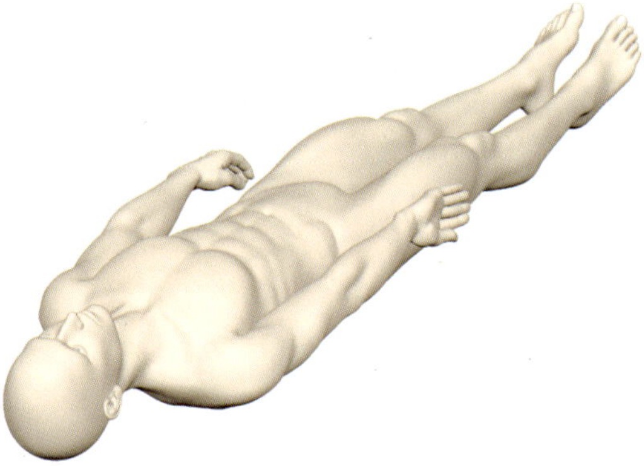

검사

고객에게 그 팔의 위치를 유지하도록 지시하고 한편 검사자는 자신의 신체를 약간 흔들면서 팔에 약간의 힘을 가하여 팔을 외전과 오목위팔관절의 약간의 굽힘으로 가져간다. 다른 근육, 특히 검사할 때 팔꿈치의 굽힘을 야기하는 위팔두갈래근과 위팔세갈래근의 동원을 지켜본다.

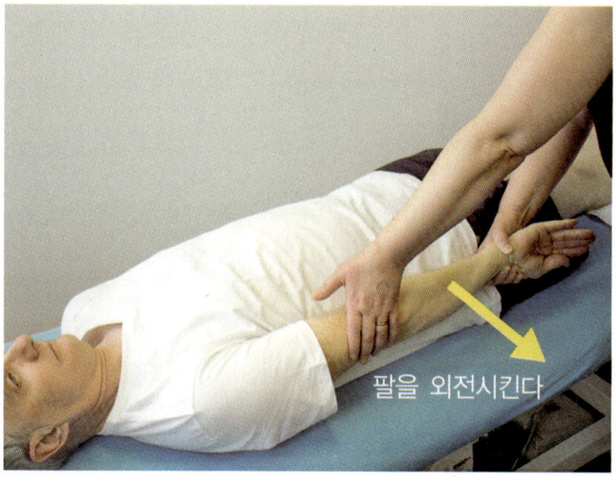

안정화

검사자가 한쪽 손을 팔꿈치 위에 놓아 이것을 폄으로 유지할 수 있도록 팔꿈치는 계속해서 완전히 펴져 있어야 한다.

신체운동학적 연관성

기시부 : 췌장

침술 경락 : 비장 췌장

감정 : 걱정, 탈진

비디오 : 넓은등근

앞톱니근(전거근)
SERRATUS (anterior)

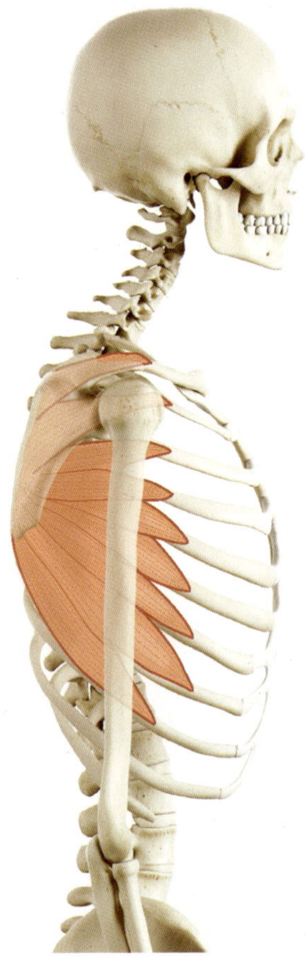

기시부
제1~제9갈비뼈의 가쪽 면

정지부
어깨뼈 안쪽 면의 갈비뼈 면

작용
기시부를 고정
어깨뼈의 외전 및 위쪽회전(상부섬유는 아래쪽 회전을 야기할지도 모른다)

어깨뼈의 내밈(protraction)

팔의 움직임 패턴에 대한 어깨뼈 안정화에 기여한다.

정지부를 고정
강제 들숨을 하는 동안 흉곽의 올림에 기여할지도 모른다.

신경분포
긴가슴신경(장흉신경) C5, C6, C7

동맥분포
가쪽가슴동맥(외측흉동맥), 가슴등동맥(흉배동맥), 등쪽어깨동맥(배측견갑동맥)

임상적 사실
근육의 정지부는 다양하고 제1~8갈비뼈 또는 제2~9갈비뼈를 통해 부착할지도 모른다. EMG(근전도) 연구를 통해 입증된 것처럼 하부 섬유는 가장 많은 힘을 생성하는 경향이 있다. 이들은 개인이 펀치 작용을 통해 힘을 발휘하는 것을 가능케 한다. – 따라서 그 별명은 "권투선수의 근육"이다.

임상적으로, 앞톱니근의 섬유는 어깨올림근, 갈비사이근, 또는 배바깥빗근의 섬유와 혼합될지도 모른다.

앞톱니근이 어깨뼈를 흉벽에 안정화시키기 때문에 이 근육에 대한 부상 또는 손상은 어깨의 움직임을 억제할지도 모른다.

날개어깨뼈(winged scapula)는 긴가슴신경에 대한 외상성 손상으로부터 야기되어 앞톱니근 내의 약화로 이어질지도 모른다.

촉진

1. 반듯이 누운 자세가 되어 어깨(오목위팔관절)를 앞쪽으로 90° 굽힌다.
2. 촉진하는 손가락을 대략 넓은등근과 큰가슴근 사이의 겨드랑이 부위의 섬유 위에 놓는다.
3. 고객에게 앞쪽으로 주먹질을 하도록 지시하고 한편 이 움직임에 저항한다.
4. 근육조직 내의 수축에 주목한다. 안쪽섬유는 안쪽어깨밑근과 같은 방법으로 촉진할 수 있다.

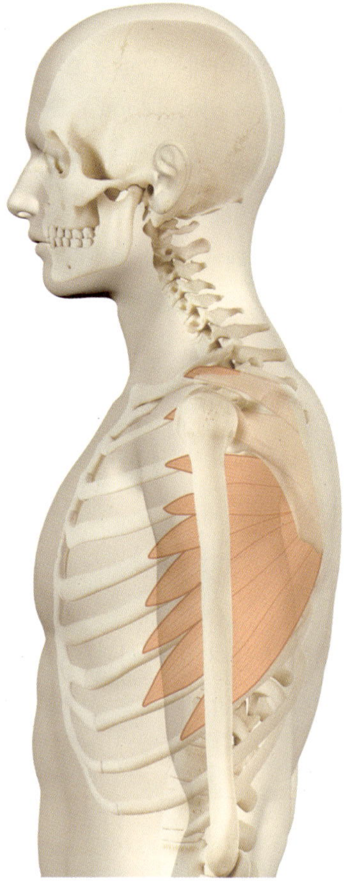

수동 근육검사

자세

어깨(오목위팔관절)를 100~110°로 외전하여 앉은 자세가 되고 팔을 바깥쪽으로 회전한다.

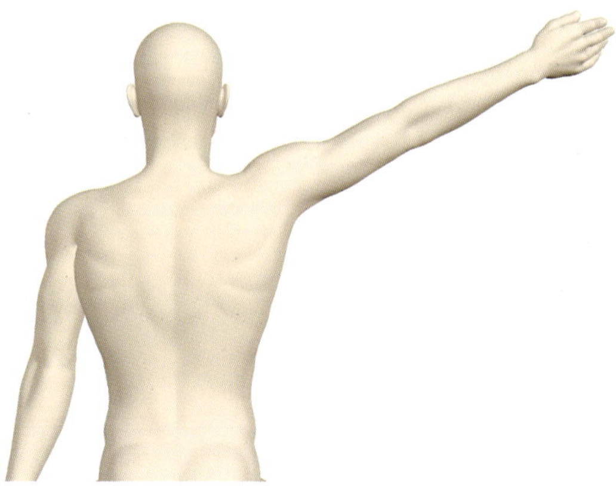

검사

검사자는 어깨뼈의 아래쪽으로의 회전(80%)을 향해 팔에 저항력을 가한다(20%). 힘의 대부분은 어깨뼈의 가쪽 모서리를 통해 전달된다.

결과를 기록하기 위해서는 적절한 등급척도를 사용한다. 범위 전체를 통해 검사한다는 것을 잊어서는 안 된다.

중간범위 검사는 등척성 강도를 평가하기 위해 사용될 수 있으며 여기서 고객에게 검사자에 의해 저항력이 가해짐이 없이 그 자세를 유지하도록 지시한다.

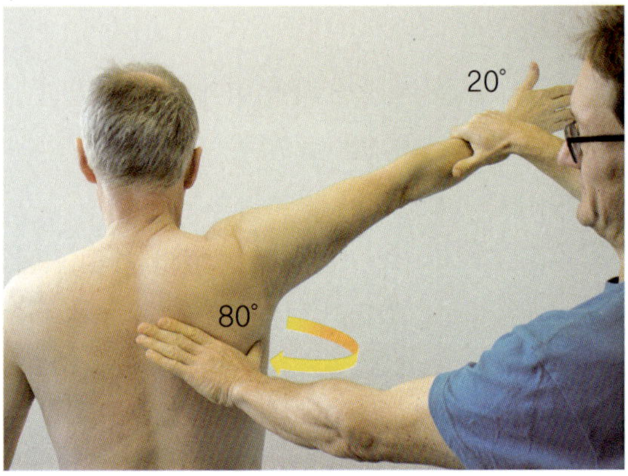

안정화

고객은 반대쪽 손을 치료 테이블 위에 놓음으로써 검사를 안정화시킬 수 있다.

신체운동학 근육검사

자세

어깨(오목위팔관절)를 110°로 굽혀 반듯이 누운 자세가 된다. 검사자는 한쪽 손으로 먼쪽 아래팔을 잡고 어깨뼈 아랫각에 하나의 손가락을 놓는다.

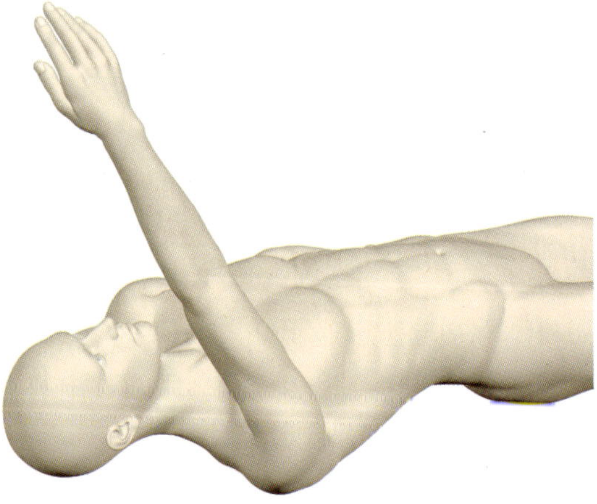

검사

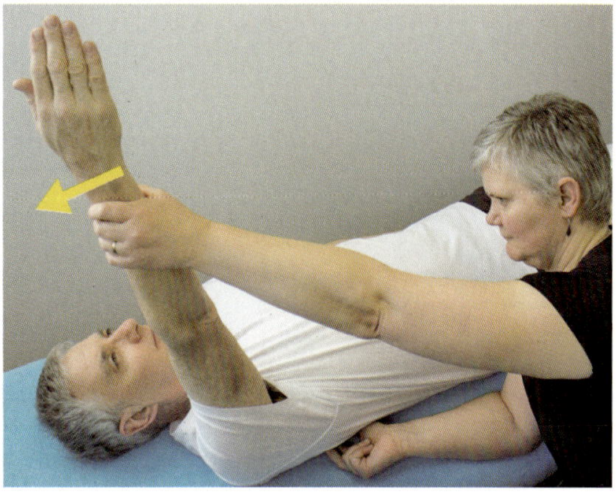

이 검사는 어깨뼈를 움직였을 때에 어깨뼈의 가능성 있는 움직임을 관찰하는 것이다.

고객에게 어깨(오목위팔관절)가 움직이지 않는 상태를 유지하도록 지시하고 검사자는 자신의 신체를 약간 흔들면서 먼쪽 아래팔에 약간의 힘을 가하여 어깨뼈의 굽힘과 폄으로 옮겨가며, 한편 어깨뼈 아랫각 위치의 모니터링을 한다. 어떤 팔의 움직임이 아니라 어깨뼈 움직임의 평가가 기록된다.

어깨뼈가 흉곽에서부터 떨어져 "날아가는" 것처럼 보이는 경우, 이 검사는 "약한" 것으로 간주된다. 어깨뼈가 그 움직임 내내 흉곽에 머물러 있는 경우, 그 검사는 "강한" 것으로 간주된다.

오목위팔관절에서 어떤 움직임도 일어나서는 안 된다.

검사는 또한 앉은 자세에서도 팔을 외전한 상태에서 100~130° 굽힘으로 위치시켜 시행할 수 있다. 어깨뼈의 위치는 팔이 추가로 폄과 내전으로 옮겨가고 관절오목이 위쪽회전으로 옮겨갔을 때에 기록된다.

안정화

안정화는 거의 필요가 없으나 필요하다면 고객은 반대쪽 팔로 치료 테이블의 측면을 잡을 수 있다.

신체운동학적 연관성

기관 : 폐

침술 경락 : 폐

감정 : 슬픔

비디오 : 톱니근(앞)

마름근군(능형근군-큰마름근 및 작은마름근)
RHOMBOID GROUP (major and minor)

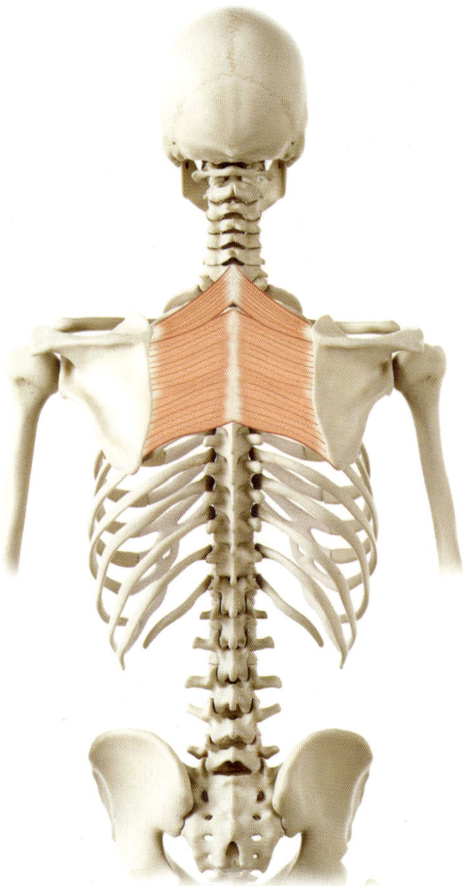

가시부
큰마름근 : 가시돌기 T2 – T5, 및 가시끝인대 (극상인대)

작은마름근 : 가시돌기 C7과 T1, 및 가시끝인대 (극상인대)

정지부
큰마름근 : 척추 어깨뼈 경계(아랫각에 대한 어깨뼈가시)

작은마름근 : 척추 어깨뼈 경계(척추뿌리에 대한 안쪽각)

작용
어깨뼈의 내전, 올림 및 어깨뼈의 아래쪽으로의 회전

신장성 수축을 하는 동안에 어깨뼈 외전의 조절을 돕는다.

신경분포
등쪽어깨신경(견갑배신경) C4, C5

동맥분포
가로목동맥 및 등쪽어깨동맥의 깊은 분지

임싱직 사실
등세모근의 중부섬유와 상승적으로 작용한다.

큰마름근 및 작은마름근은 전형적으로 2개의 서로 다른 근육으로서 설명된다; 그러나 근전도 정밀 검사에서는 이들이 한데 섞여 하나의 공통 힘살(common belly)을 형성한다는 것을 보여주고 있다.

이 근육군은 팔을 움직이는 동안에 어깨뼈를 안정화시키는 데 작용한다.

둥근 어깨로 이어지는 불량한 자세는 과다 신장과 결국은 큰마름근 및 작은마름근의 약화를 초래할 수 있다.

촉진

1. 고객은 앉은 자세 또는 엎드려 누운 자세가 되어 자기 손을 주의하여 허리뼈 위에 둔다.
2. 척추/어깨뼈의 안쪽 경계에서부터 상부등뼈의 가시돌기까지의 섬유 위에 촉진하는 손가락을 놓는다.
3. 고객에게 자기 손을 등에서 떼어 뒤쪽 방향으로 들어 올리도록 지시한다. 손을 들어 올릴 수 없는 경우에는 고객에게 자기 팔꿈치를 들어 올리도록 요청한다.
4. 근육조직 내의 수축에 주목한다.

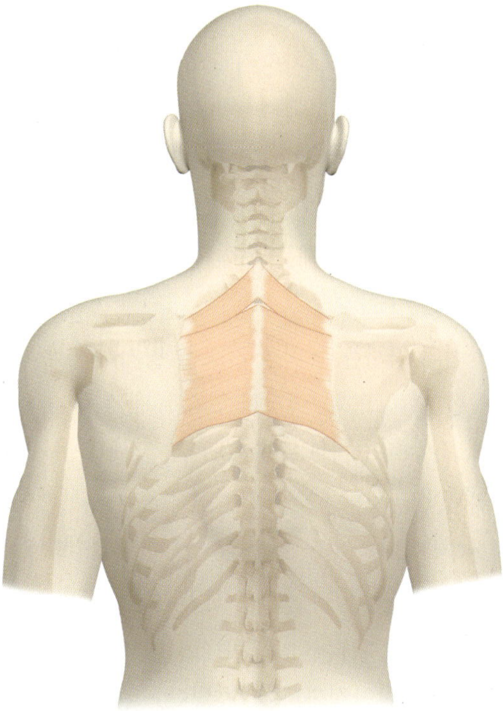

수동 근육검사

자세

엎드려 누운 자세가 되어 어깨뼈가 완전히 뒤당김이 된 상태에서 오목위팔관절을 80－90° 로 외전한다.

고객에게 이 자세를 유지하도록 요청한다.

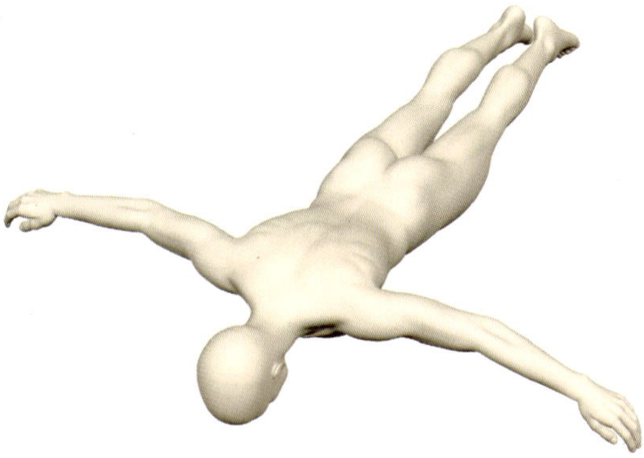

검사

검사자는 양손을 교차시켜 고객의 안쪽 어깨뼈에 저항력을 가하고 고객의 어깨뼈를 돌출된 위치로 이동시키도록 시도한다.

연구결과를 기록하기 위해 적절한 등급 척도를 사용한다. 범위 전체를 통해 검사한다는 것을 잊어서는 안 된다.

중간범위 검사는 등척성 강도를 평가하기 위해 사용할 수 있으며, 여기서 고객에게 검사자에 의해 저항력이 가해짐이 없이 그 자세를 유지하도록 지시한다.

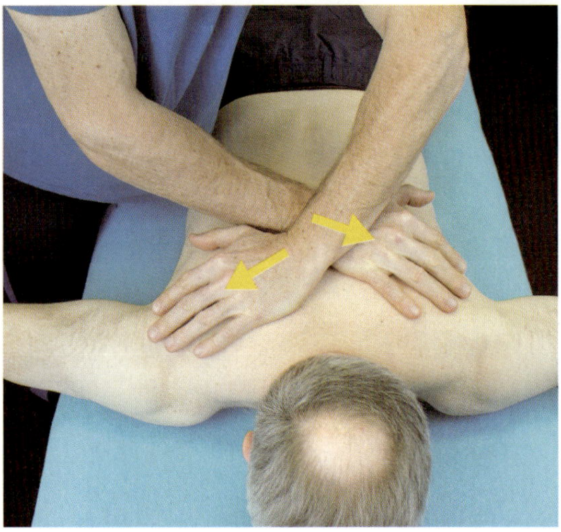

안정화

검사자는 지지하는 손을 반대쪽 어깨에 놓음으로써 움직임을 안정화시킬 수 있다.

신체운동학 근육검사

자세

반듯이 누운 자세가 되어 팔꿈치를 90°로 굽히고 위팔을 완전한 내전으로 유지한다.

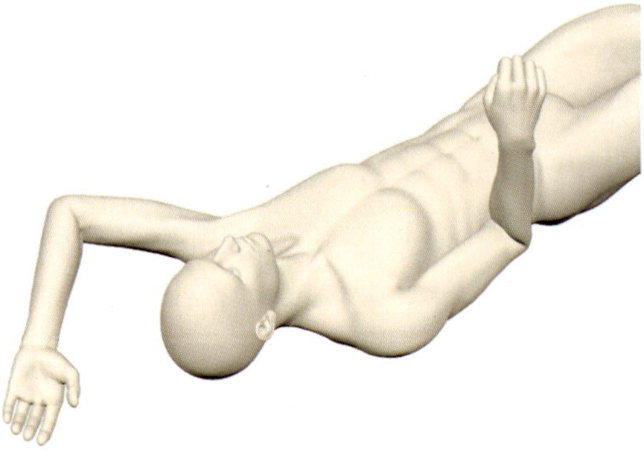

검사

고객에게 그 팔의 위치를 유지하도록 지시하고 한편 검사자는 자신의 신체를 약간 흔들면서 외전으로 향해 먼쪽 위팔뼈에 약간의 힘을 가한다.

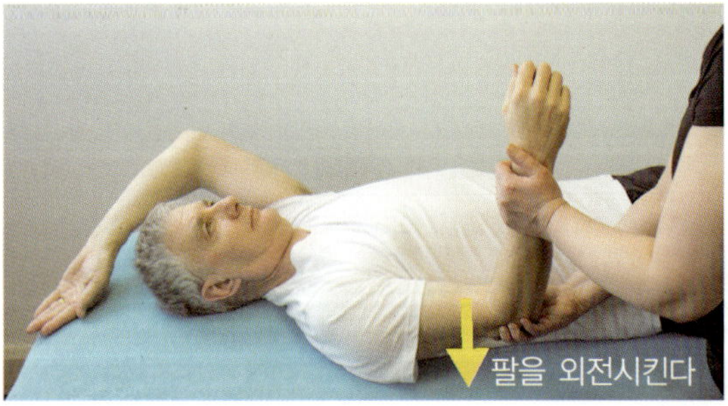

안정화

반대쪽 마름근으로부터의 교차 동원을 방지하기 위해 반대쪽 팔을 완전한 어깨 굽힘으로 둠으로써 팔이 고객의 머리 위 진료용 침상에 얹히도록 한다.

신체운동학적 연관성

기관 : 간

침술 경락 : 간

감정 : 노여움

비디오 : 마름근군

큰허리근(대요근) 및 작은허리근(소요근)
PSOAS MAJOR AND MINOR

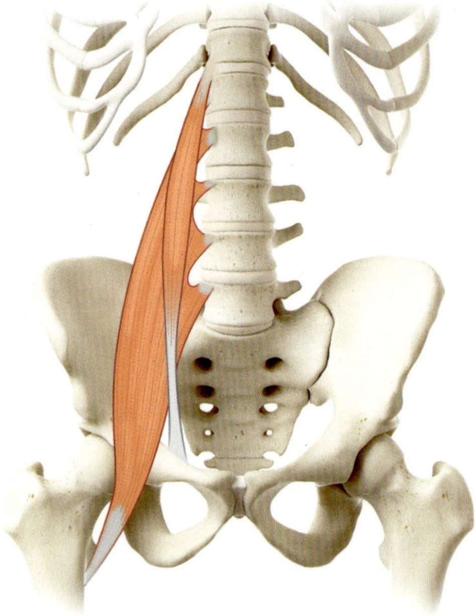

기시부

제1~제5허리뼈 및 제12등뼈의 가로돌기 및 척추뼈몸통과 그 연관된 추간판

정지부

넓적다리 작은돌기(소전자)

작용

엉덩관절(넙다리관절)의 굽힘 및 바깥쪽(가쪽) 회전

허리뼈에서의 척추관절의 굽힘 및 가쪽굽힘, 체간을 넓적다리를 향해 가져간다.

엉덩관절을 통해 앞쪽 골반경사를 만들어내도록 작용한다.

신장성으로 수축할 때 엉덩관절의 폄을 조절하는 것을 돕는다.

신경분포

허리신경얼기

L1, L2, L3의 배쪽 분지

동맥분포

엉덩허리동맥(장요동맥)

임상적 사실

엉덩근, 넙다리곧은근, 두덩근(치골근)과 상승적으로 작용한다.

엉덩근은 큰허리근과 함께 결합하여 엉덩관절 굽힘에 대한 주작용근인 엉덩허리근을 형성한다.

엉덩허리근의 긴장(견고함)은 "척추전만증(sway back)"이라 알려진 허리뼈의 과다앞굽음(과다전만증; hyperlordosis)으로 이어질 수 있다.

허리근의 양측성 약화는 허리 만곡의 상실과 둥근 어깨를 야기한다.

허리근의 편측성 약화는 허리뼈 측만증을 야기한다. 큰허리근의 상부섬유는 허리뼈에서의 가로막의 하부섬유와 혼합될지도 모른다.

작은허리근은 인구의 40%에서만 존재하고 L1에서부터 두덩뼈의 윗가지까지 연장한다.

촉진

1. 고객은 반듯이 누운 자세 또는 옆으로 누운 자세가 된다.
2. 촉진하는 손가락을 ASIS(위앞엉덩뼈가시)와 AIIS(아래앞 엉덩뼈가시)의 안쪽 섬유를 따라 살짝 놓는다.
3. 고객에게 저항에 대항하여 엉덩관절을 굽히도록 지시한다.
4. 근육조직 내의 수축에 주목한다. 기시부에서부터 정지부까지 촉진한다는 것을 잊어서는 안 된다.
5. 고객의 크기와 유연성은 촉진을 어렵게 할지도 모르기 때문에 촉진하는 동안 고객을 반드시 이완시킨다.

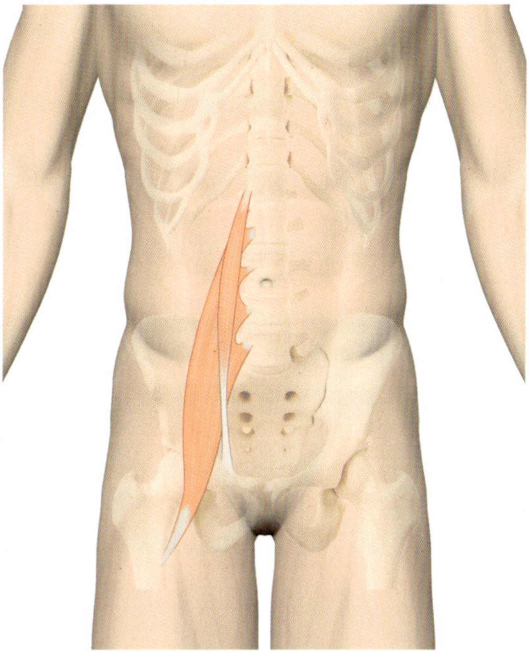

수동 근육검사

자세

반듯이 누운 자세가 된다. 다리를 외전 및 가쪽으로 회전하여 엉덩관절을 60°로 굽힌다.

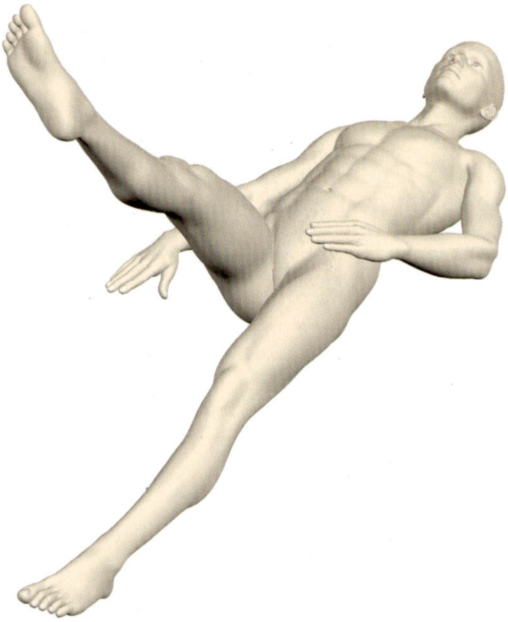

검사

전문가는 저항력을 대각선 방향으로 안쪽에서 가쪽으로 가하여 엉덩관절 폄을 촉진하려고 노력한다.

연구결과를 기록하기 위해 적절한 등급 척도를 사용한다. 범위 전체를 통해 검사한다는 것을 잊어서는 안 된다.

등척성 강도를 평가하기 위해 중간범위 검사를 사용할 수 있으며, 여기서 고객에게 검사자에 의해 저항력이 가해짐이 없이 그 위치를 유지하도록 지시한다.

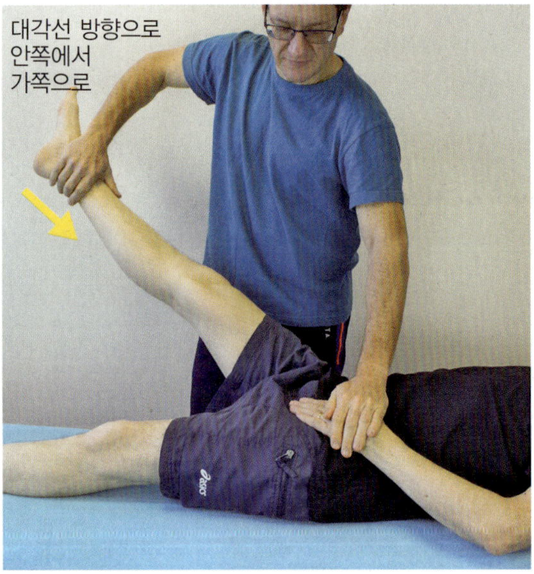

안정화

전문가는 지지하는 손을 반대쪽 ASIS에 놓음으로써 움직임을 안정화시킬 수 있다.

어떤 부적절한 또는 민감한 접촉을 피하기 위해 고객에게 그들의 자유로운 손으로 ASIS를 가리도록 요청한다.

신체운동학 근육검사

자세

반듯이 누운 자세가 된다. 검사자는 발의 안쪽에서부터 똑바른 다리를 잡아서 올리고 이와 같이 하여 어깨너비로 외전시켜 가쪽으로 회전시키고 엉덩관절을 60°로 굽힌다.

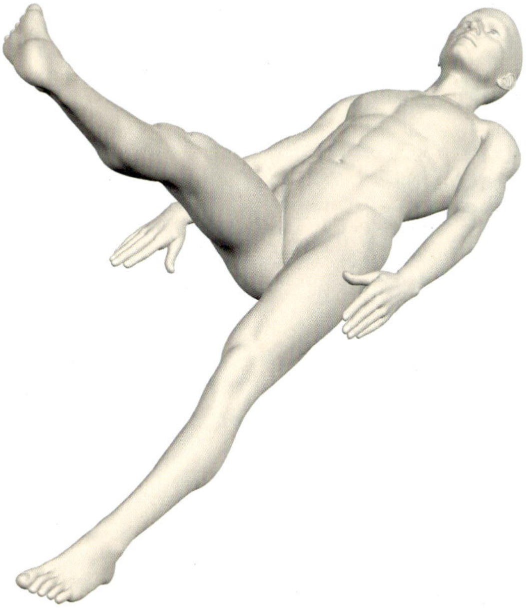

검사

고객에게 이 자세를 유지하도록 지시하고, 한편 검사자는 자신의 신체를 약간 흔들면서 폄과 약간의 외전 방향으로 발에 약간의 압력을 가한다.

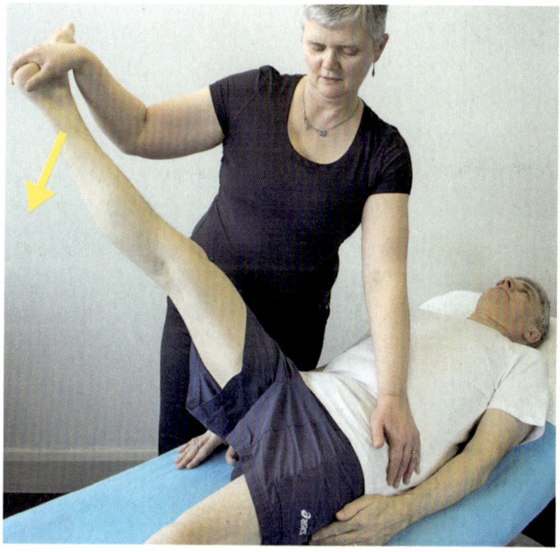

안정화

검사자는 체간의 회전을 방지하기 위해 손의 측면으로 반대쪽 ASIS를 지지할 수 있다.

신체운동학적 연관성

기관 : 콩팥

침술 경락 : 콩팥

감정 : 공포/놀람

비디오 : 큰허리근

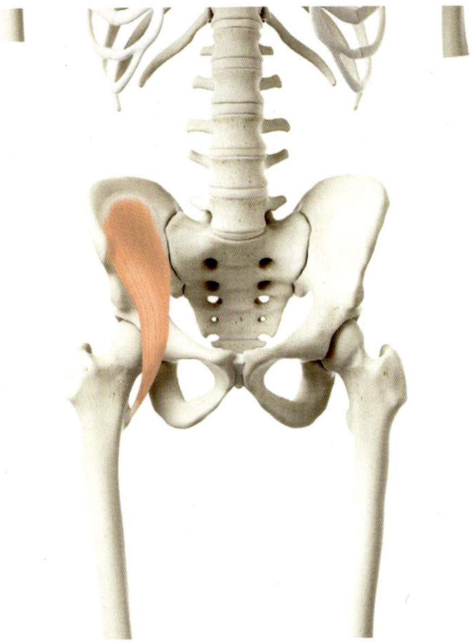

엉덩근(장골근)
ILIACUS

기시부

엉덩뼈오목(장골와)과 엉치뼈날개(천골익)에서의 엉덩뼈의 앞면

정지부

넙다리뼈의 작은돌기

작용

엉덩관절(coxal joint)에서의 엉덩관절의 굽힘과 바깥쪽(가쪽)회전

엉덩관절을 통해 골반 앞경사를 만들어내도록 기능한다.

신장성으로 수축할 때 엉덩관절 폄의 조절을 돕는다.

신경분포

넙다리신경(대퇴신경)
L2, L3

동맥분포

속엉덩동맥(내장골동맥)

임상적 사실

큰허리근, 넙다리곧은근 및 두덩근과 상승적으로 작용한다.

엉덩근은 큰허리근과 함께 결합하여 엉덩관절 굽힘에 대한 주작용근인 엉덩허리근을 형성한다.

엉덩허리근의 긴장(견고함)은 "척추전만증(sway back)"이라 알려진 허리뼈의 과다앞굽음(과다전만증; hyperlordosis)으로 이어질 수 있다.

윗몸 일으키기 운동(sit-ups)을 하는 동안 엉덩허리근은 흔히 잘못 활성화된다. 이것을 피하기 위해 넓적다리와 무릎은 엉덩허리근이 아니라 복부근육이 발화하도록 충분히 굽혀져야 한다.

촉진

1. 고객은 반듯이 누운 자세 또는 옆으로 누운 자세가 된다.
2. 촉진하는 손가락을 ASIS(위앞엉덩뼈가시)의 안쪽 섬유를 따라, 그리고 엉덩뼈능선과 엉덩뼈오목의 앞면을 따라서 살짝 놓는다.
3. 고객에게 저항에 대항하여 엉덩관절을 굽히도록 지시한다.
4. 근육조직 내 수축에 주목한다. 기시부에서부터 정지부까지 촉진한다는 것을 잊어서는 안 된다.
5. 고객의 크기와 유연성은 촉진을 어렵게 할지도 모르기 때문에 촉진하는 동안 고객을 반드시 이완시킨다.

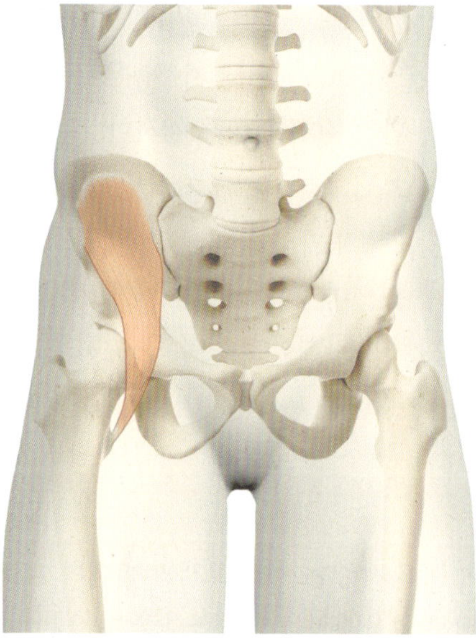

수동 근육검사

자세

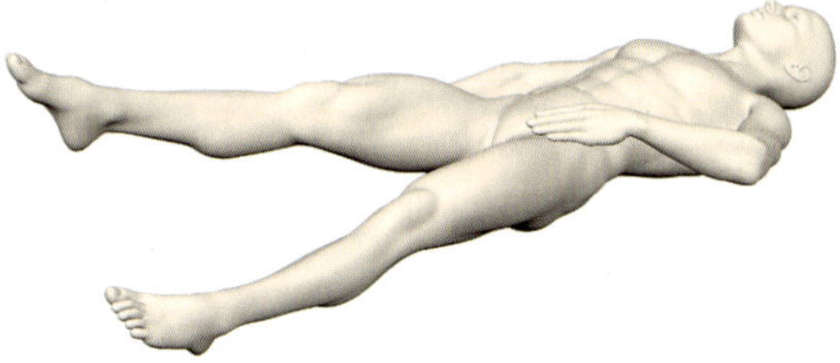

반듯이 누운 자세가 된다. 다리를 바깥쪽으로 (가쪽으로) 회전하여 엉덩관절을 40°로 굽힌다.

검사

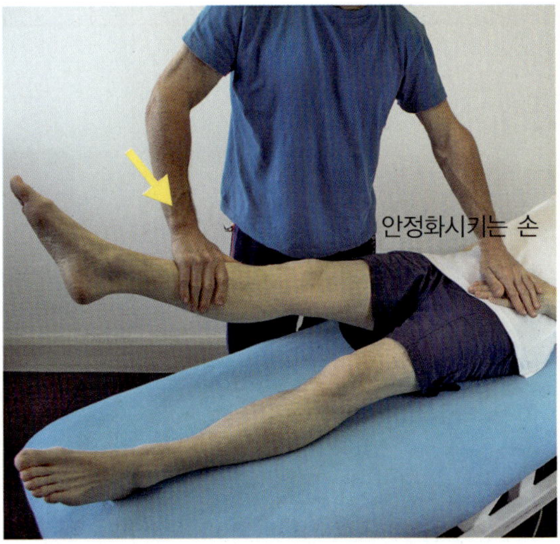

검사자는 마치 엉덩관절 폄을 촉진하는 것처럼 저항력을 가한다.

연구결과를 기록하기 위해 적절한 등급 척도를 사용한다. 범위 전체를 통해 검사한다는 것을 잊어서는 안 된다.

등척성 강도를 평가하기 위해 중간범위 검사를 사용할 수 있으며, 여기서 고객에게 검사자에 의해 저항력이 가해짐이 없이 그 위치를 유지하도록 지시한다.

안정화

검사자는 지지하는 손을 고객의 반대쪽 ASIS에 놓음으로써 움직임을 안정화시킬 수 있다. 어떤 부적절한 또는 민감한 접촉을 피하기 위해 고객에게 그들의 자유로운 손으로 ASIS를 가리도록 요청하는 것은 좋은 일이다.

신체운동학 근육검사

자세

반듯이 누운 자세가 된다. 다리를 바깥쪽으로(가쪽으로) 회전하여 엉덩관절을 40°로 굽힌다.

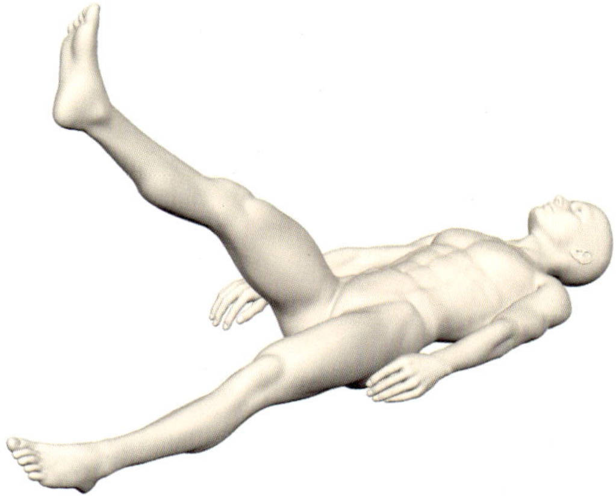

검사

고객에게 이 자세를 유지하도록 지시한다.

검사자는 자신의 신체를 약간 흔들면서 마치 엉덩관절을 펴서 다리를 치료 테이블로 되돌리는 것처럼 발 또는 발목에 약간의 압력을 가한다.

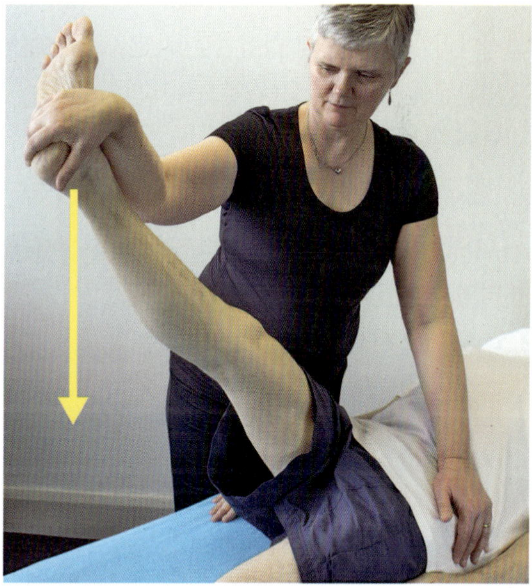

안정화

검사자의 다른 쪽 손으로 반대쪽 ASIS를 지지함으로써 골반을 안정화시킬 수 있다.

신체운동학적 연관성

기관 : 콩팥, 돌막창자판막(회맹판막)

침술 경락 : 콩팥

감정 : 공포, 놀람

비디오 : 엉덩근

궁둥구멍근(이상근)
PIRIFORMIS

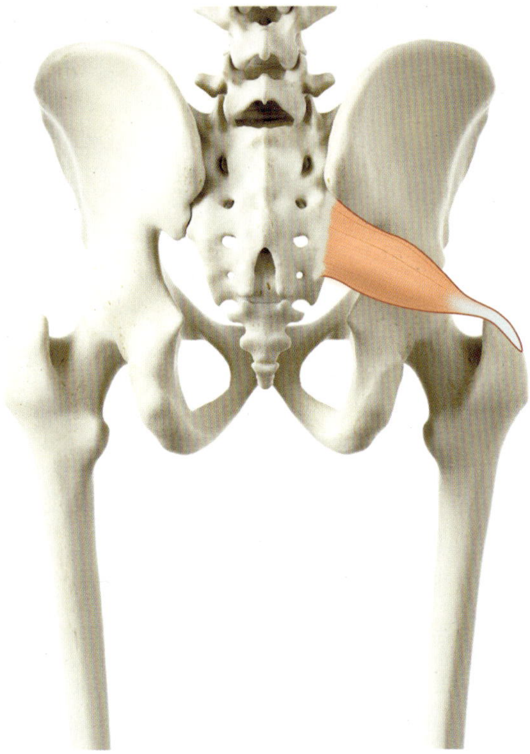

기시부

엉치뼈의 앞면

정지부

넙다리뼈의 큰돌기

작용

넓적다리가 굽혀질 때 엉덩관절 외전을 돕는다. 엉덩관절을 바깥쪽으로(가쪽으로) 회전시키는 집단의 일부로서 작용한다.

신경분포

허리엉치신경얼기
L5, S1, S2

동맥분포

위 및 아래볼기동맥

임상적 사실

가쪽 엉덩관절 회전근인 위쌍둥이근 및 아래쌍둥이근, 속폐쇄근 및 바깥폐쇄근, 넙다리네모근(대퇴방형근)과 상승적으로 작용한다.

궁둥구멍근의 먼쪽 섬유는 중간볼기근(중둔근)과 혼합될지도 모른다.

궁둥구멍근은 궁둥신경(좌골신경) 섬유를 위한 하나의 중요한 경로이다. 대략 83%의 사람에서 이 신경은 이 근육 밑을 지나가며, 한편 나머지 17%의 신경은 근육힘살을 관통한다. "궁둥구멍근증후군"은 이들 신경이 근육을 관통하거나 근육 밑을 지나갈 때 궁둥신경섬유의 압박으로 인해서 일어나는 하나의 증상이며, 다리 및 궁둥이 통증의 좌골신경통 유형의 증상을 야기한다. 참된 궁둥구멍근증후군은 비교적 드물다.

촉진

1. 고객은 엎드려 누운 자세 또는 옆으로 누운 자세가 된다.
2. 촉진하는 손가락을 위뒤엉덩뼈가시(PSIS)와 넙다리뼈의 큰돌기 사이의 섬유를 따라 살짝 놓는다.
3. 고객에게 엉덩관절을 바깥쪽으로 회전시키도록 지시한다.
4. 근육조직 내의 수축에 주목한다. 궁둥구멍근은 큰볼기근(대둔근) 밑에 놓여있는 하나의 심부 근육이다. 기시부에서부터 정지부까지 촉진한다는 것을 잊어서는 안 된다.

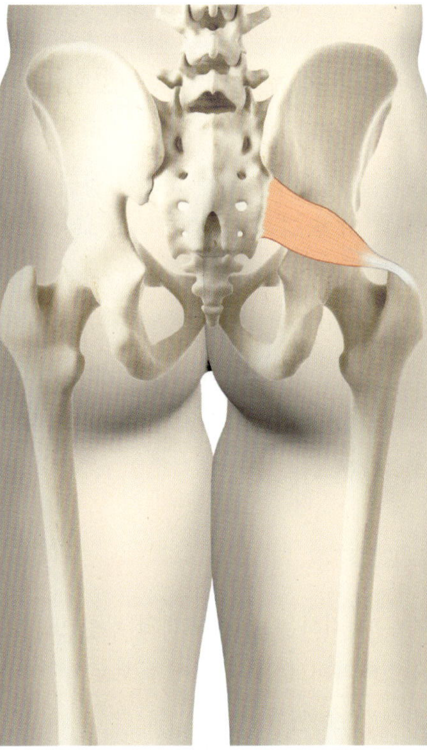

수동 근육검사

자세

엎드려 누운 자세가 된다. 넙다리뼈를 바깥쪽으로 회전하여 무릎을 90°로 굽힌다.

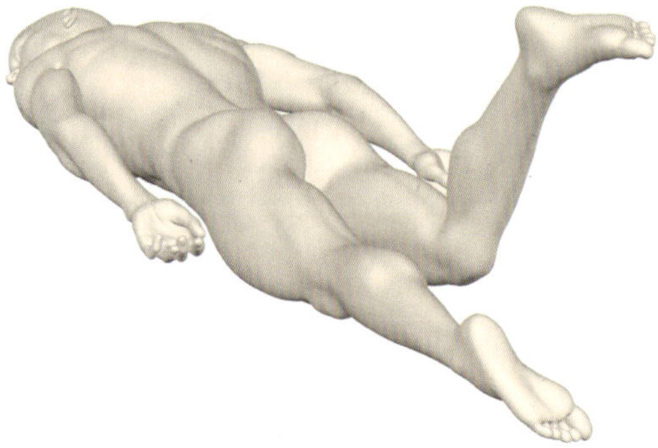

검사

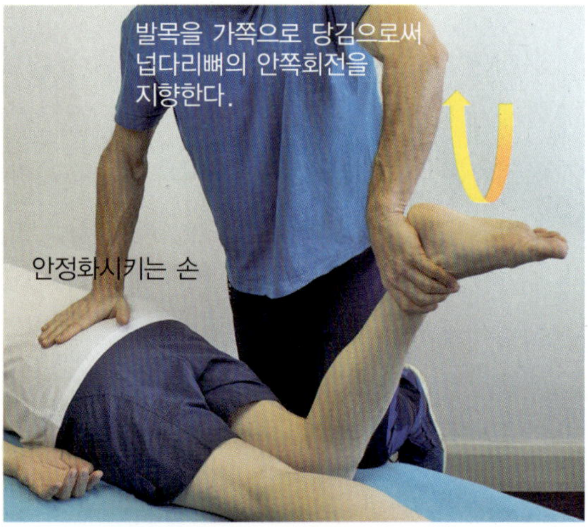

검사자는 발목을 가쪽으로 당김으로써 넙다리뼈의 안쪽회전을 촉진하기 위해 저항력을 가한다

연구결과를 기록하기 위해 적절한 등급척도를 사용한다. 이 범위 전체를 통해 검사한다는 것을 잊어서는 안 된다.

중간범위 검사는 등척성 강도를 평가하기 위해 사용될 수 있으며, 여기서 고객에게 검사자에 의해 저항력이 가해짐이 없이 그 자세를 유지하도록 지시한다.

안정화

검사자는 지지하는 손을 고객의 무릎 또는 위뒤엉덩뼈가시(PSIS) 위에 둠으로써 움직임을 안정화시킬 수 있다.

신체운동학 근육검사

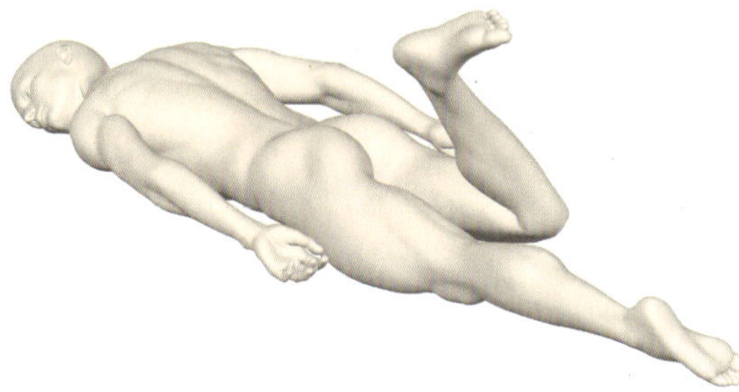

자세

엎드려 누운 자세가 된다. 넙다리뼈를 바깥쪽으로 회전시킨 상태에서 무릎을 90°로 굽히게 하고, 따라서 발은 신체의 바로 정중선을 가로질러 움직이게 된다.

검사

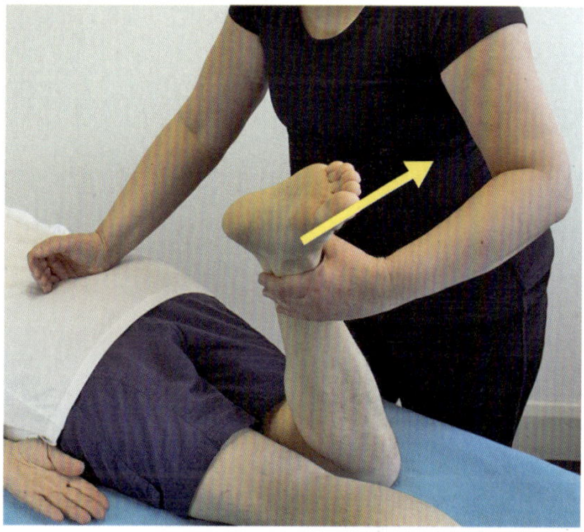

고객에게 이 자세를 유지하도록 요청한다. 검사자는 자신의 신체를 약간 흔들면서 마치 발이 정중선에서부터 떠나 가쪽으로 이동하는 것처럼 발목의 안쪽 면에 약간의 압력을 가한다.

따라서 고객은 이 자세에서 상당히 방향감각이 없어져 다리를 어느 방향으로 제자리에 유지할지를 모르기 때문에 하퇴와 발목의 안쪽에 고유감각 입력을 약간 가하며, 그래서 그들은 이 검사의 방향을 알게 된다.

안정화

골반을 안정화시키기 위해 엉치뼈 위에 있는 손의 측면을 사용한다.

신체운동학적 연관성

기관 : 생식기관

침술 경락 : 순환/성(심장막)

감정 : 기분이 저조하다.

비디오 : 궁둥구멍근

큰볼기근(대둔근)
GLUTEUS MAXIMUS

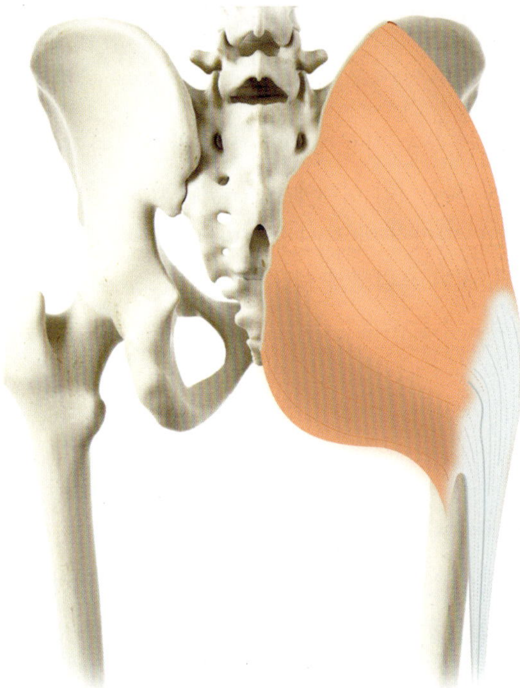

기시부

뒤엉덩뼈능선, 엉치뼈, 꼬리뼈 및 엉치결절인대

정지부

엉덩정강근막띠(장경인대)(ITB) 및 넓적다리뼈의 볼기근거친면(두근조면)

작용

엉덩관절의 폄과 가쪽회전

주로 큰볼기근 섬유의 상부 1/3을 통한 엉덩관절의 외전. 및 큰볼기근 섬유의 하부 2/3을 통한 엉덩관절의 내전.

큰볼기근은 추가로 뒤쪽 골반경사를 촉진한다.

선 자세에서부터 앉을 때와 같이 신장성으로 수축할 때 엉덩관절 굽힘 조절을 돕는다. 하나의 "항중력 근육"이다.

신경분포

아래볼기신경
L5, S1, S2

동맥분포

아래 및 위 볼기동맥

임상적 사실

뒤넙다리근군(hamstring group)은 물론 작은볼기근 및 중간볼기근과 상승적으로 작용한다.

이것은 체중별로는 신체에서 가장 큰 근육이다.

큰볼기근의 위 3/4은 엉덩정강근막띠에 정지하지만, 아래 1/4은 좌골결절에 정지한다.

서서 있을 때는 큰볼기근은 좌골결절을 덮고 있다. 그러나 앉아 있을 때는 좌골결절을 노출시키는 데 방해가 되지 않도록 큰볼기근은 활주한다.

큰볼기근의 양측성 수축은 바깥쪽 항문조임근(항문괄약근)의 수축에 기여할지도 모른다.

넙다리뼈, 정강뼈 및 발목뼈의 가쪽 회전을 야기하는 양측성 수축을 통해 주로 서 있을 때 발의 아치를 올리는 것은 중요하다.

촉진

1. 고객은 엎드려 누운 자세가 된다.
2. 촉진하는 손가락을 엉치뼈의 가쪽 면과 볼기근거친면 사이의 섬유를 따라 부드럽게 놓는다.
3. 고객에게 치료 테이블에서부터 다리를 들어 올림으로써 엉덩관절을 펴도록 지시한다.
4. 근육조직 내의 수축에 주목한다. 기시부에서부터 정지부까지 촉진한다는 것을 잊어서는 안 된다.

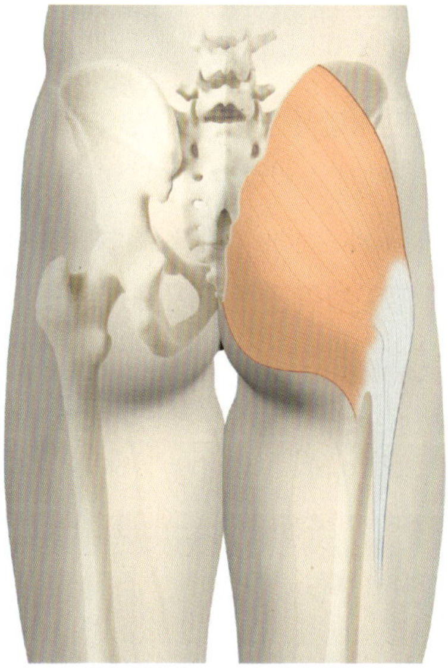

수동 근육검사

촉진

엎드려 누운 자세가 된다. 엉덩관절을 완전히 편 상태에서 무릎을 90°로 굽힌다.

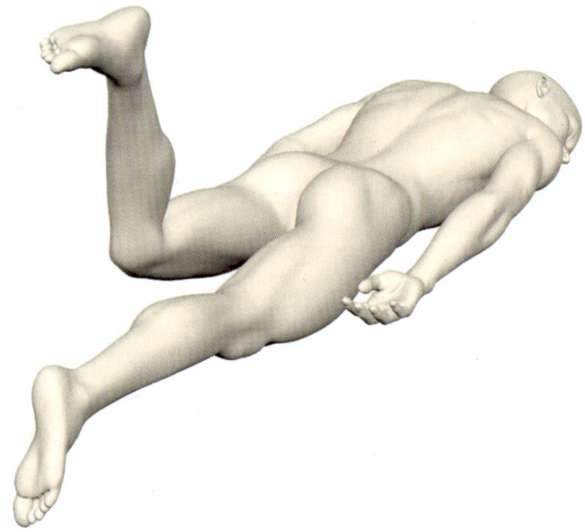

검사

검사자는 엉덩관절 굽힘을 촉진하기 위해 치료 테이블 쪽 아래로 저항력을 가한다.

조사결과를 기록하기 위해 적절한 등급척도를 사용한다. 그 범위 전체를 통해 검사한다는 것을 잊어서는 안 된다.

중간범위 검사는 등척성 강도를 평가하기 위해 사용할 수 있으며, 여기서 고객에게 검사자에 의해 저항력이 가해짐이 없이 그 자세를 유지하도록 지시한다.

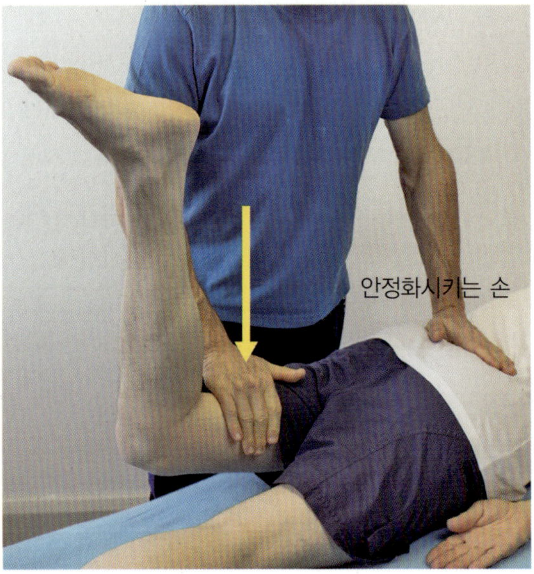

안정화

검사자는 고객의 반대쪽 PSIS에 지지하는 손을 놓음으로써 움직임을 안정화시킬 수 있다.

신체운동학 근육검사

자세

엎드려 누운 자세가 된다. 엉덩관절을 완전히 편 상태에서 무릎을 90°로 굽히게 하여 하퇴의 먼쪽 부위를 잡고 검사자가 넙다리뼈를 치료 테이블로부터 들어 올린다.

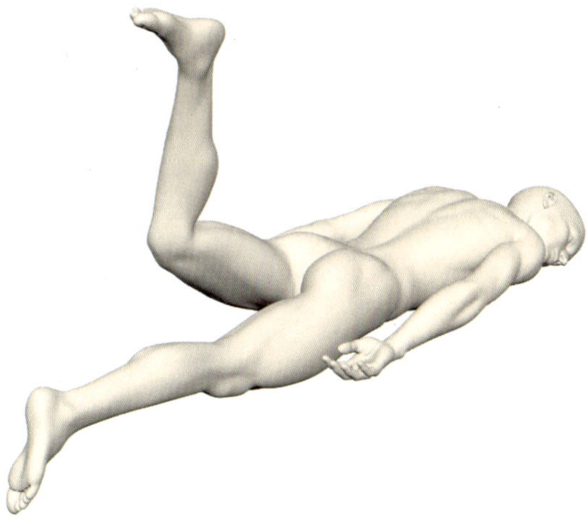

검사

고객에게 이 자세를 유지하도록 요청한다.

검사자는 한쪽 손으로 다리를 들어 올리고 자신 신체를 약간 흔들면서 넙다리뼈를 압박한다. 큰볼기근이 매우 약한 경우에는, 다리를 제자리에 유지할 수 없어 검사가 시행되기 전에 치료 테이블 위로 떨어지게 된다.

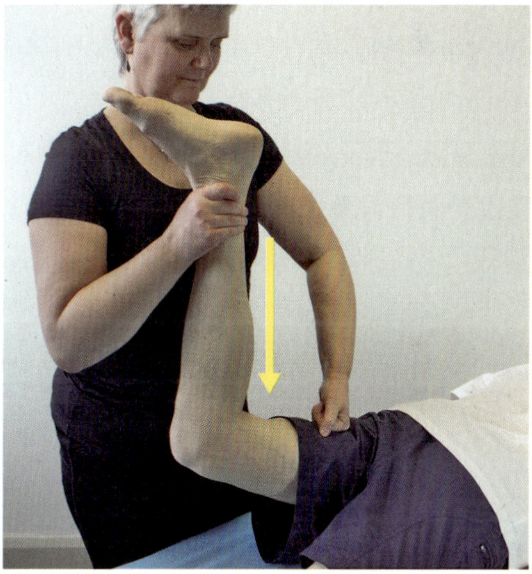

안정화

안정화는 한쪽 손으로 다리를 테이블에서 들어 올리고 다른 쪽 손으로 검사함으로써 일어난다.

신체운동학적 연관성

기관 : 생식기관

침술 경락 : 순환/성(심장막)

감정 : 기분이 저조하다.

비디오 : 큰볼기근

중간볼기근 (중둔근)
GLUTEUS MEDIUS

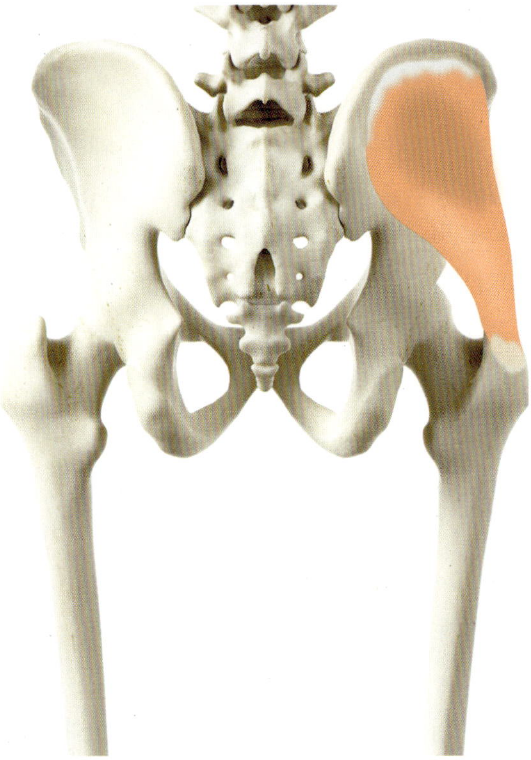

기시부

앞볼기근선 및 뒤볼기근선 사이의 엉덩뼈의 바깥 면

정지부

넙다리뼈의 큰돌기(위쪽 및 가쪽 면)

작용

주된 작용은 엉덩관절 외전이다.

중간볼기근 앞섬유는 엉덩관절의 안쪽회전과 굽힘을 만들어내도록 작용한다.

뒤쪽 섬유는 가쪽회전과 엉덩관절 폄을 보조한다.

중간볼기근은 보행주기에서 중요하며 골반을 안정화시키고 유각 쪽 다리가 처지는 것을 방지한다.

신장성으로 수축할 때 엉덩관절의 내전과 안쪽회전을 조절하는 것을 돕는다.

신경분포

위볼기신경
L4, L5, S1

동맥분포

위볼기동맥

임상적 사실

작은볼기근 및 큰볼기근, 그리고 넙다리근막긴장근(TFL)과 상승적으로 작용한다.

중간볼기근의 부채꼴 근육섬유 패턴은 일부 임상의가 근육을 앞, 중간 및 뒤 부위로 구조화하는 결과를 가져왔다. 이것은 볼기근 널힘줄(건막)안에 감싸여 있다.

트렌델렌버그 검사(Trendelenburg test)는 중간볼기근의 기능과 근력을 평가하기 위해 사용된다. 그것이 입각 쪽 다리에서 약하거나 손상이 되어있는 경우는, 반대쪽에서 현저하게 처져 있을 것이고 고객은 "트렌델렌버그 보행"이라 불리는 엉덩관절이 독특하게 치진 상태에서 보행할지도 모른다.

중간볼기근은 흔히 그 복수의 작용으로 인해서 "엉덩관절의 어깨세모근"이라 여겨진다.

중간볼기근의 긴장은 임상의가 보상성 척추측만증으로서 설명하는 기능적으로 짧은 다리를 야기할 수 있다.

촉진

1. 고객은 엎드려 누운 자세 또는 옆으로 누운 자세가 된다.
2. 촉진하는 손가락을 엉덩뼈능선 및 큰돌기 사이의 중간볼기근 섬유를 따라 부드럽게 놓는다.
3. 고객에게 엉덩관절을 외전하도록 지시한다.
4. 근육조직 내 수축에 주목한다. 기시부에서부터 정지부까지 촉진한다는 것을 잊어서는 안 된다.
5. 중간볼기근섬유를 TFL 및 큰볼기근의 뒤섬유와 구별하는 것은 어렵다.

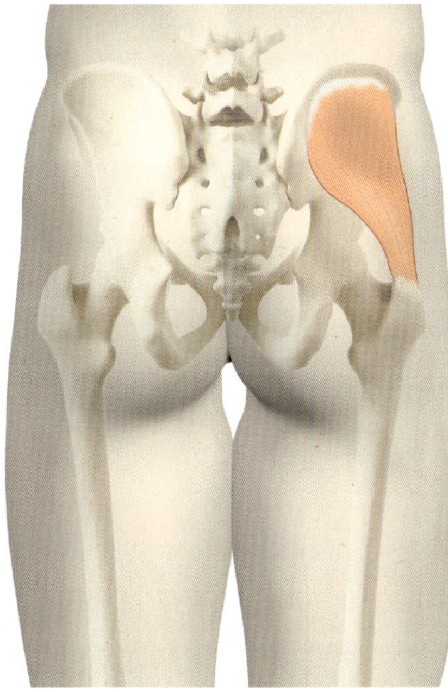

수동 근육검사

자세

반듯이 누운 자세가 된다. 엉덩관절은 약간 외전한 상태에서 5°로 굽힌다.

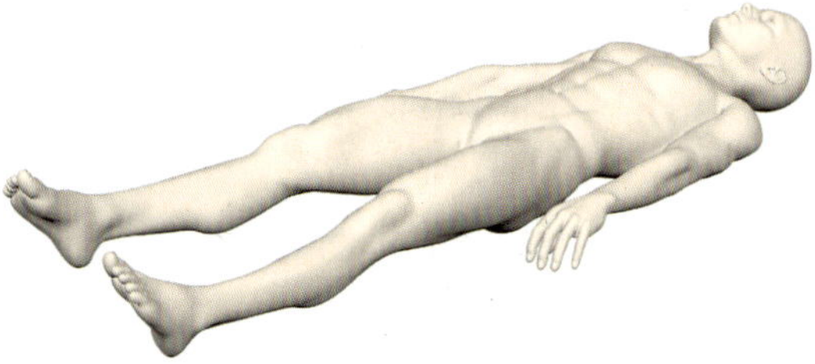

검사

검사자는 엉덩관절 내전을 촉진하도록 저항력을 반대쪽 발목을 향해 대각선 방향으로 가한다.

조사결과를 기록하기 위해 적절한 등급척도를 사용한다. 범위 전체를 통해 검사한다는 것을 잊어서는 안 된다.

중간범위 검사는 등척성 강도를 평가하기 위해 사용될 수 있으며, 여기서 고객에게 검사자에 의해 저항력이 가해짐이 그 자세를 유지하도록 지시한다.

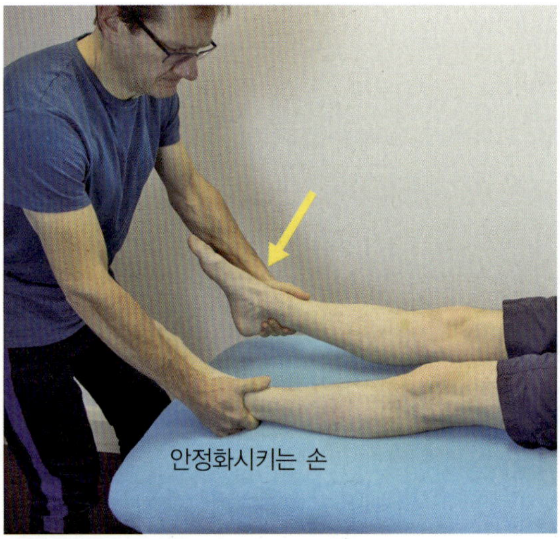

안정화

검사자는 고객의 반대쪽 발목에 지지하는 손을 놓음으로써 움직임을 안정화시킬 수 있다.

신체운동학 근육검사

자세

반듯이 누운 자세가 된다. 고객은 다리를 어깨너비로 외전하고 검사자는 종아리가 침상에서부터 떨어지도록 다리를 약간 들어 올린다. 다리를 안쪽으로 회전시킨다.

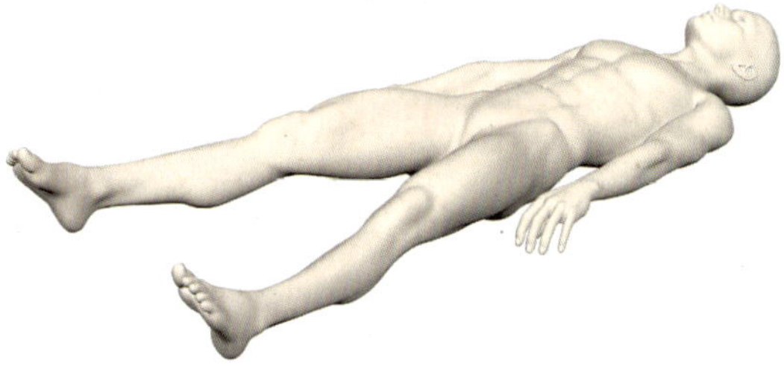

검사

고객에게 이 자세를 유지하도록 요청한다.

검사자는 마치 다리를 안쪽회전으로 내전하는 것처럼 자신의 몸을 약간 흔들면서 발목의 가쪽에 약간의 압력을 가한다.

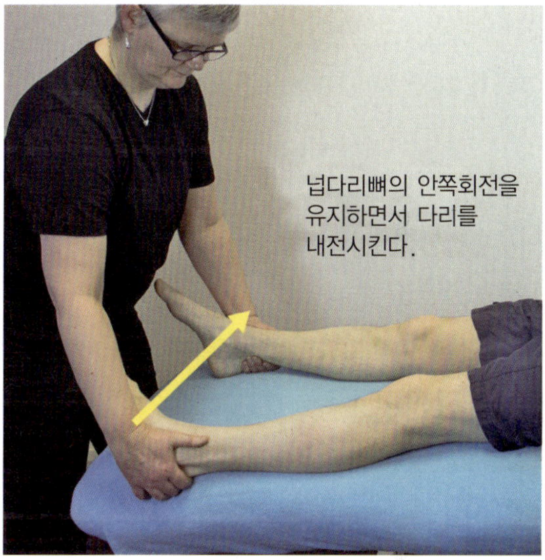

안정화

검사자는 반대쪽 발목을 잡을 수 있다.

신체운동학적 연관성

기관 : 생식기관

침술 경락 : 순환/성(심장막)

감정 : 기분이 저조하다.

비디오 : 중간볼기근

넙다리근막긴장근 (대퇴근막장근)
TENSOR FASCIAE LATAE

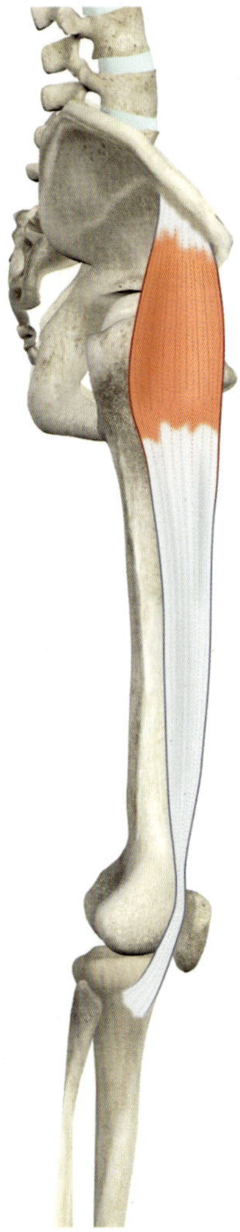

기시부

엉덩뼈능선, 뒤위엉덩뼈가시(PSIS)에서부터 앞위엉덩뼈가시(ASIS)까지

정지부

엉덩정강근막띠(ITB) – 큰돌기의 먼쪽

작용

엉덩관절의 굽힘, 외전 및 안쪽회전 (앞쪽 골반경사)

서 있는 동안에 넙다리뼈를 지지하기 위해 ITB를 긴장시키는 역할을 수행한다.

신장성으로 수축할 때 엉덩관절의 가쪽회전과 폄을 조절하는 것을 돕는다.

신경분포

위볼기신경(L4, L5, S1)

동맥분포

위볼기동맥 및 심부 넙다리동맥

임상적 사실

중간볼기근 및 작은볼기근 그리고 큰볼기근의 상부섬유와의 협동근으로서 함께 작용한다.

이것은 단거리 달리기선수가 날릴 준비가 된 출발 블록 위에 배치되어 있을 때 흔히 분명하게 볼 수 있다.

이것은 앉기, 달리기, 자전거 타기, 웅크리고 앉기 및 가라테와 같은 옆차기 운동에 사용된다.

너무 오래 동안 수축되면 경련을 일으키는 경향이 있다.

넙다리근막긴장근이 약하면 넓적다리의 가쪽으로의 회전을 야기할지도 모르며 다리가 굽어지는 경향이 있을지도 모른다. 골반은 약한 쪽으로 위를 향해 기울어질 것이다.

넓적다리근막은 넓적다리를 서로 다른 해부학적 구획, 즉 앞, 뒤, 안쪽, 가쪽으로 분할하는 역할을 수행하는 결합조직의 강인한 판(sheet)이다.

넙다리근막긴장근(TFL) 및 큰볼기근은 ITB에 공통 정지점을 갖고 있다. ITB는 골반을 무릎에 연결하고 정강뼈에 있는 게르디결절(Gerdy's tubercle)에 정지한다.

TFL의 섬유 패턴은 어깨세모근의 섬유 패턴처럼 보여 흔히 어깨세모근의 재건수술에 사용된다.

촉진

1. 반듯이 누운 자세에서 시행된다.
2. 촉진하는 손을 넙다리근막긴장근의 섬유를 따라, 즉, ASIS의 뒤 및 아래와 엉덩뼈능선의 앞면에 놓는다.
3. TFL의 수축이 타원형 융기(oval mound)처럼 느껴지도록 환자에게 엉덩관절을 능동적으로 안쪽으로 회전하도록 지시한다.
4. 기시부에서부터 ITB의 정지부 접합부분까지 촉진한다는 것을 잊어서는 안 된다.

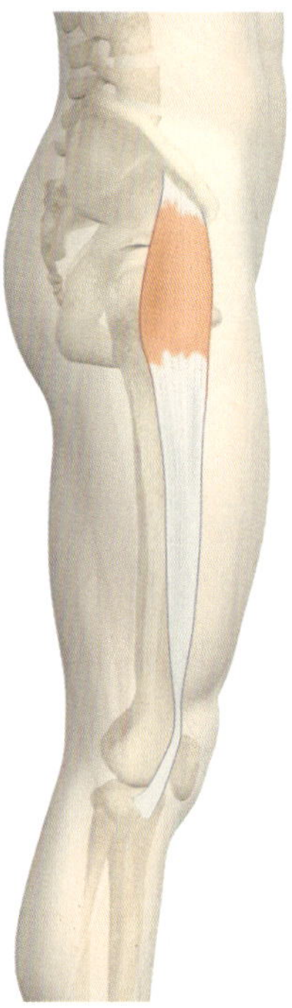

수동 근육검사

자세

반듯이 누운 자세가 되어 엉덩관절을 60°로 굽혀서 25° 외전하고 안쪽으로 회전시킨다.

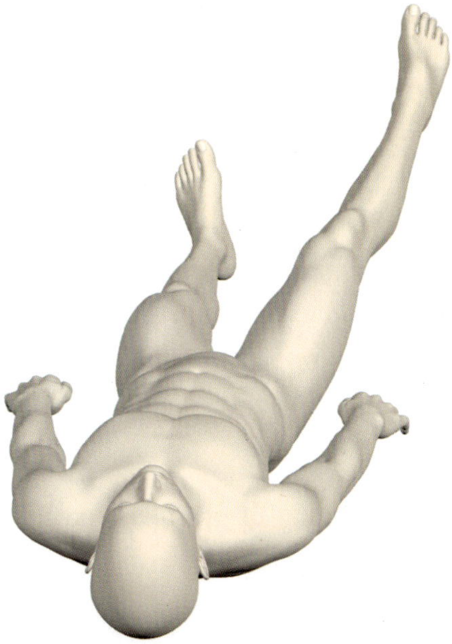

검사

검사자의 저항은 반대쪽 발목을 향해 대각선 방향으로 가해진다(즉, 엉덩관절의 내전과 약간의 폄).

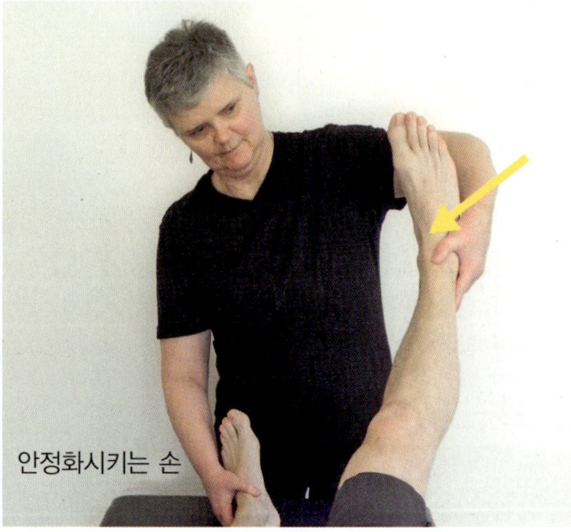

고객에게 가해지는 힘에 맞춰 저항하도록 지시한다는 것을 잊어서는 안 된다.

조사결과를 기록하기 위해 적절한 등급척도를 사용한다. 범위 전체를 통해 검사한다는 것을 잊어서는 안 된다.

중간범위 검사는 등척성 강도를 평가하기 위해 사용될 수 있다. 여기서 검사자에 의해 저항력이 가해짐이 없이 그 자세를 유지하도록 고객에게 지시한다.

안정화

안정화는 검사자가 반대쪽 발목 위에 손을 놓음으로써 유지될 수 있다.

신체운동학 근육검사

자세

반듯이 누운 자세가 되어 엉덩관절을 60°로 굽혀서 25° 외전하고 안쪽으로 회전시킨다.

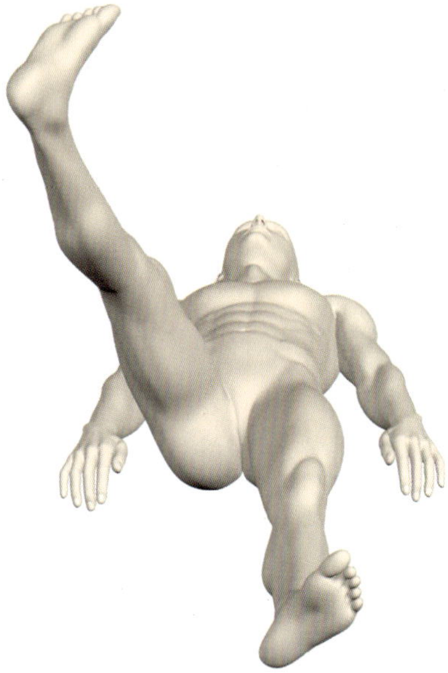

검사

검사자는 발꿈치뼈(종골)를 가볍게 잡고 넙다리뼈의 안쪽회전을 촉진한다.

고객에게 이 자세를 유지하도록 지시하고 한편 검사자는 자신의 신체를 약간 흔들면서 발에 약간의 힘을 가한다.

검사의 방향은 다리를 안쪽으로 회전시키면서 치료 테이블을 향해 다리를 되돌리는 것이다.

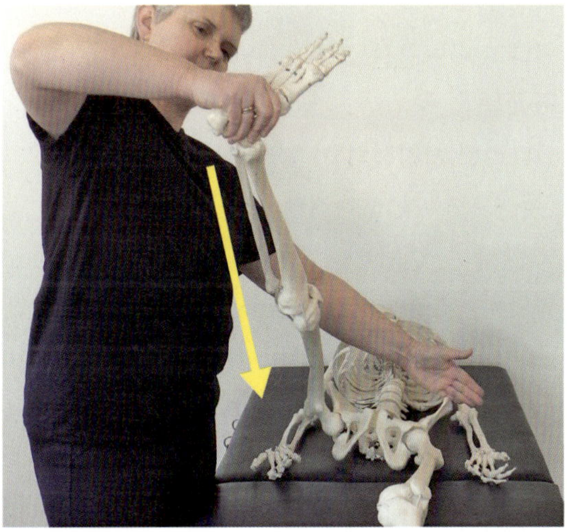

안정화

검사자는 손끝을 반대쪽 넓적다리 또는 ASIS 위에 놓을 수 있다.

신체운동학적 연관성

기관 : 대장(주: 양측성으로 약한 TFL은 철분 결핍증에서 인지될지도 모르며, 이것은 임상의가 확인해야 한다.)

침술 경락 : 대장

감정 : 우울, 슬픔, 비탄(grief)

비디오 : 넙다리근막긴장근

넙다리네갈래근군 (대퇴사두근군)
QUADRICEPS FEMORIS GROUP

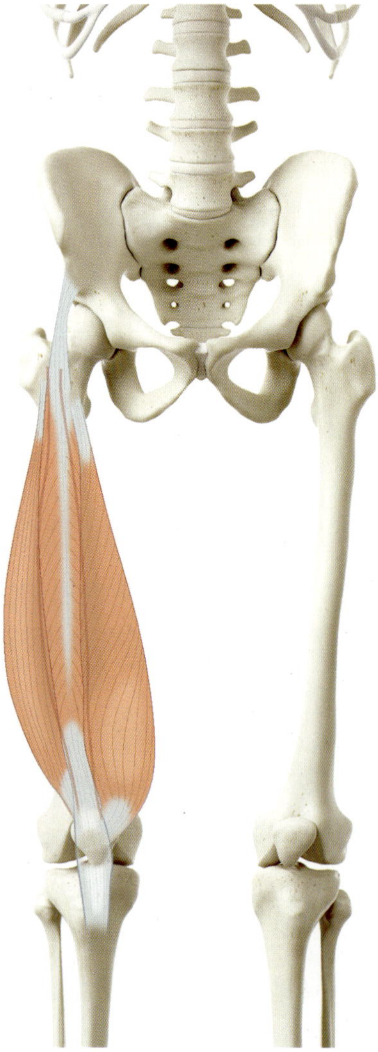

넙다리네갈래근군은 4개의 근육 즉, 넙다리곧은근, 안쪽넓은근, 중간넓은근 및 가쪽넓은근의 복합체이다. 이들 근육의 각각은 따로따로 다루어질 것이지만, 이들은 신체운동학 근육검사에 의해 집단으로서 검사될 수 있다.

기시부

넙다리곧은근

앞아래엉덩뼈가시(AIIS)

안쪽넓은근

넙다리뼈 거친선(조선)의 안쪽입술

가쪽넓은근

넙다리뼈 거친선의 가쪽입술, 볼기근거친면(둔근조면) 및 넙다리뼈의 큰돌기

중간넓은근

넙다리뼈의 앞 및 가쪽 몸통

정지부

무릎뼈와 무릎인대(네갈래근힘줄)를 경유하여 정강뼈거친면까지

작용

전체

무릎(정강넙다리관절)의 폄

폄심성으로 수축할 때 무릎 굽힘의 조절을 돕는다.

넙다리곧은근

엉덩관절(넙다리 또는 엉덩관절)의 굽힘

신경분포

넙다리신경

L2, L3, L4

동맥분포

넙다리동맥

임상적 사실

넙다리네갈래근은 앉거나 일어설 때에 항중력근으로서 사용된다. 협동근에는 큰허리근과 작은허리근 및 넙다리빗근(봉공근)이 포함된다. 항중력근에는 뒤넙다리근군이 포함된다.

이들은 걷고, 계단을 올라가고 웅크리는 데 사용된다. 축구선수는 엉덩관절을 굽히고 무릎을 펴는 발로 차기 활동을 하는 동안에 넙다리네갈래근을 사용하기 때문에 이 네갈래근이 잘 발달되어 있다.

넙다리네갈래근군은 무릎뼈-넙다리뼈 증후군 및 Osgood-Schlatter병에 연루되어 있다.

촉진

1. 반듯이 누운 자세가 된다. 고객에게 무릎을 펴서 넙다리네갈래근군을 완전히 수축시키도록 요청한다.
2. 넙다리네갈래근의 형상을 찾아낸다.
3. 안쪽넓은근과 가쪽넓은근의 먼쪽 끝을 촉진한다.
4. 무릎뼈를 펴는 동안 무릎의 움직임을 관찰하고 촉진한다.

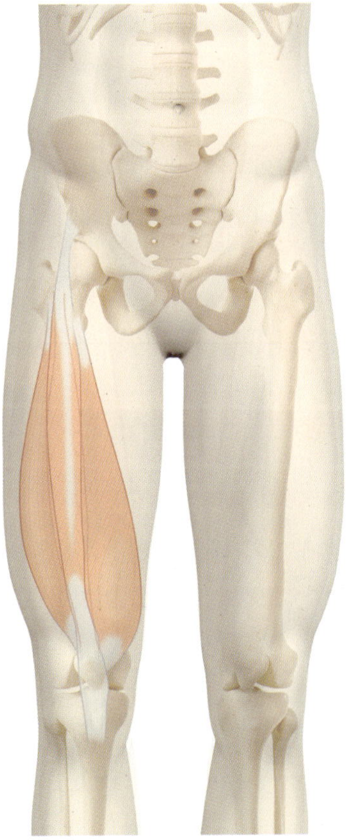

수동 근육검사

자세

위에서 설명한 것처럼 이 근육군은 4개 근육의 복합체이고 일부 근육은 엉덩관절 굽힘근으로 작용하면서 무릎을 펴도록 작용한다. 이 근육군을 검사하기 위해 고객에게 무릎과 엉덩관절을 90°로 굽혀서 반듯이 누운 자세가 되도록 지시한다.

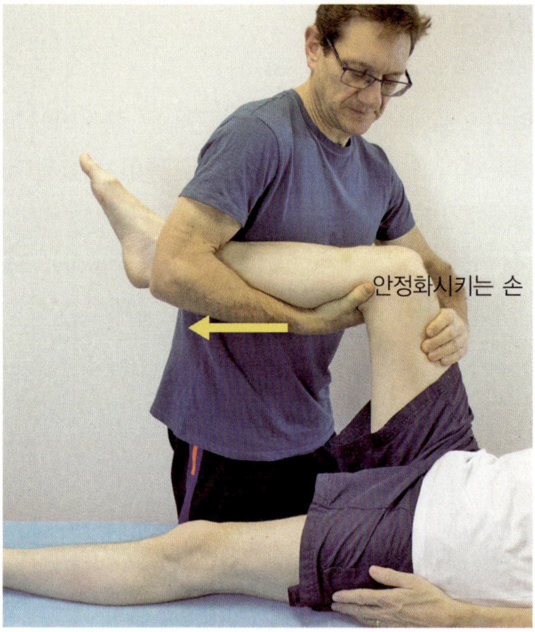

검사

검사자는 엉덩관절과 무릎관절의 폄을 향해 저항력을 가한다.

안정화

검사자는 고객의 먼쪽 넓적다리 위에 손을 놓고 고객에게 그들의 손으로 치료 테이블을 잡도록 지시한다.

신체운동학 근육검사

자세

앉은 자세에 있기 때문에 엉덩관절은 이미 굽혀져 있다. 고객은 무릎을 펴지만 무릎을 똑바로 고정시키지 않는다.

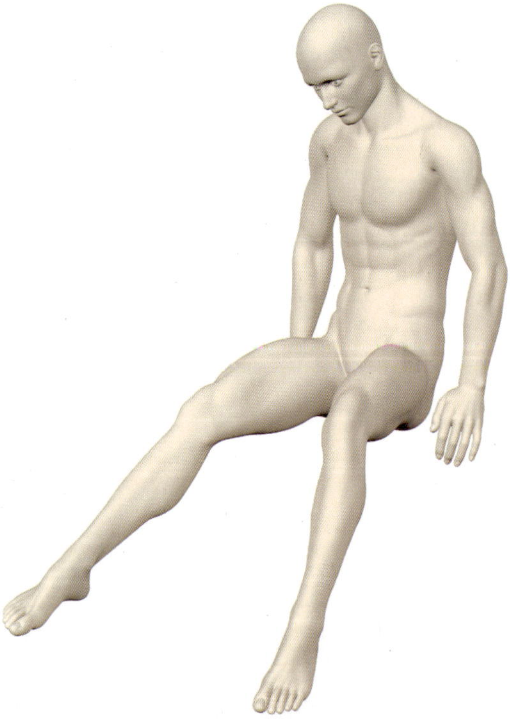

검사

고객에게 이 자세를 유지하도록 지시한다. 진료의는 자기의 신체를 약간 흔들면서 마치 무릎을 굽히는 것처럼 번쪽 정강뼈에 약간의 압력을 가한다.

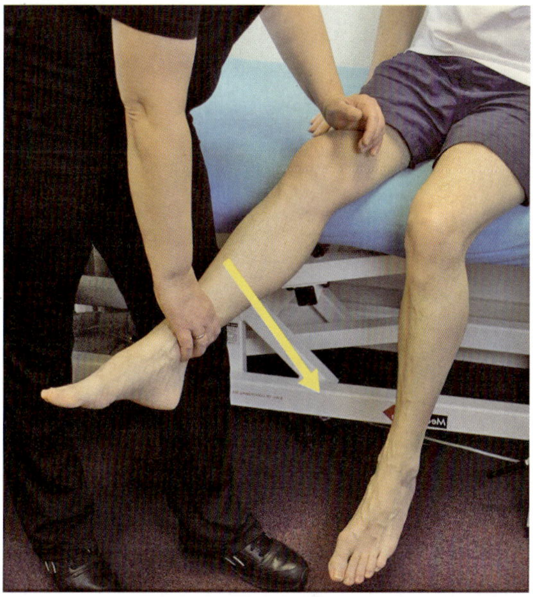

안정화

뒤넙다리뼈를 손으로 지지하고 다리를 치료 테이블의 모서리에서부터 약간 떨어져 들어 올린다.

신체운동학적 연관성

기관 : 소장

침술 경락 : 소장

감정 : 걱정

비디오 : 넙다리네갈래근군

넙다리곧은근(대퇴직근)
RECTUS FEMORIS

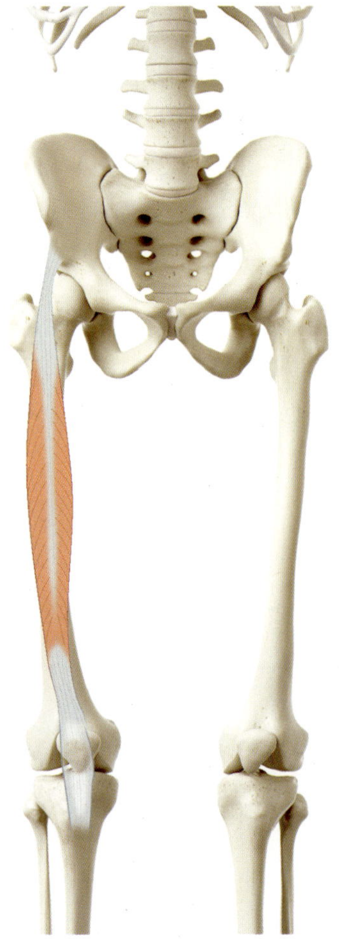

기시부
앞아래엉덩뼈가시(AIIS) 및 절구위고랑(supraacetabulaver groove). 넙다리곧은근은 2개의 갈래 즉, 앞쪽 갈래와 뒤쪽 갈래가 있다.

정지부
정강뼈거친면(네갈래근 공통힘줄과 무릎인대를 경유)

작용
무릎관절의 폄

엉덩관절의 굽힘

신장성으로 수축할 때 무릎관절 굽힘과 엉덩관절 폄의 조절을 돕는다.

신경분포
넙다리신경 L2, L3, L4

동맥분포
넙다리동맥

임상적 사실
무릎관절의 폄을 위해 중간넓은근, 가쪽넓은근 및 안쪽넓은근과 상승적으로 작용하고, 엉덩관절의 굽힘을 위해 엉덩허리근, 두덩근 및 넙다리빗근과 상승적으로 작용한다.

넙다리곧은근은 2개 관절에 걸쳐 있고 2개 관절을 가로질러 작용하는 유일한 네갈래근이다.

큰볼기근과 함께 네갈래근군은 항중력근이다. 이들은 앉은 자세에서부터 선 자세로 이동하는 데에 중요한 역할을 수행한다.

촉진

1. 고객은 반듯이 누운 자세이거나 또는 앉은 자세가 될 수 있다.
2. 촉진하는 손가락을 무릎뼈 바로 위의 섬유를 따라 놓는다.
3. 고객에게 무릎을 펴도록 지시한다.
4. 근육조직 내의 수축에 주목하기 바란다. 기시부에서부터 정지부까지 촉진한다는 것을 잊어서는 안 된다.

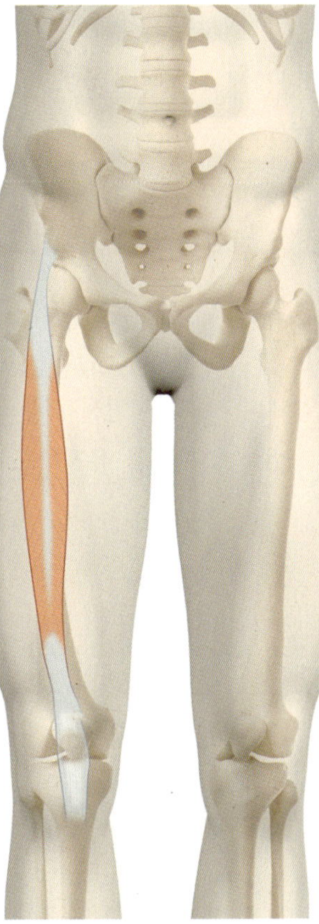

수동 근육검사

자세

반듯이 누운 자세가 된다. 엉덩관절과 무릎관절 모두를 90°로 굽힌다.

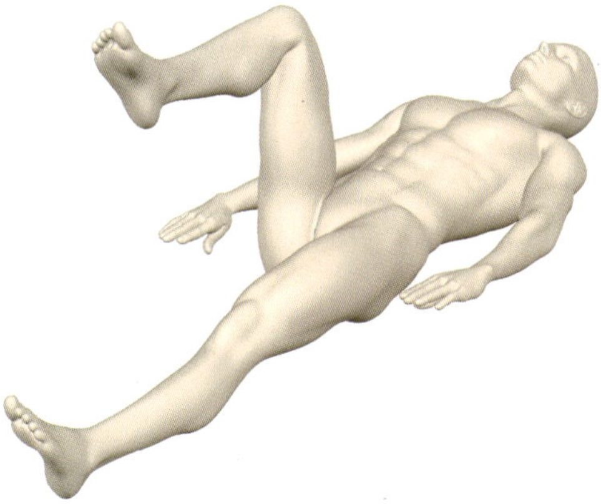

검사

검사자는 엉덩관절과 무릎관절의 폄을 향해 저항력을 가한다.

조사결과를 기록하기 위해 적절한 등급척도를 사용한다. 범위 전체를 통해 검사한다는 것을 잊어서는 안 된다.

중간범위 검사는 등척성 강도를 평가하기 위해 사용될 수 있으며, 여기서 검사자에 의한 저항력이 가해짐이 없이 그 자세를 유지하도록 고객에게 지시한다.

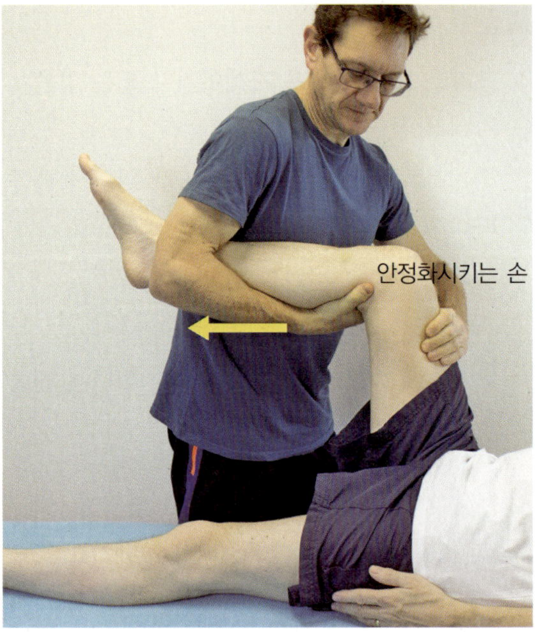

안정화

검사자는 지지하는 손을 고객의 먼쪽 넓적다리 위에 놓음으로써 움직임을 안정화시킬 수 있으며 고객에게 그들의 손으로 치료 테이블을 잡도록 지시한다.

신체운동학 근육검사

자세

반듯이 누운 자세가 된다. 엉덩관절과 무릎관절을 85°로 굽힌다.

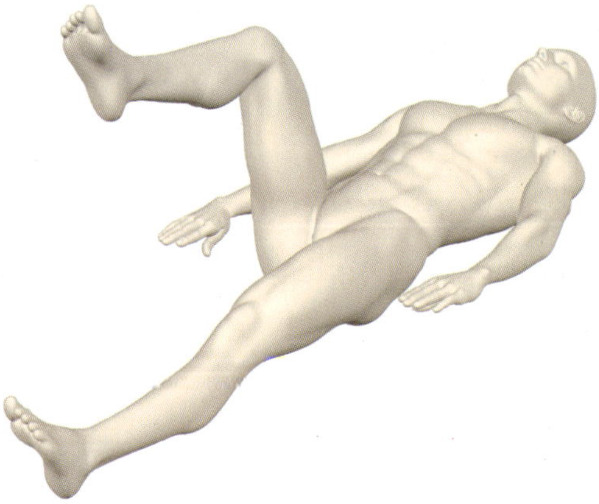

검사

고객에게 이 자세를 유지하도록 지시한다.

검사자는 자기의 신체를 약간 흔들면서 마치 엉덩관절과 무릎관절을 폄으로 가져가는 것처럼 무릎 바로 위의 먼쪽 넓적다리에 약간의 압력을 가한다.

안정화

검사하는 동안 내내 같은 높이로 유지하도록 검사되는 쪽의 발목을 지지한다.

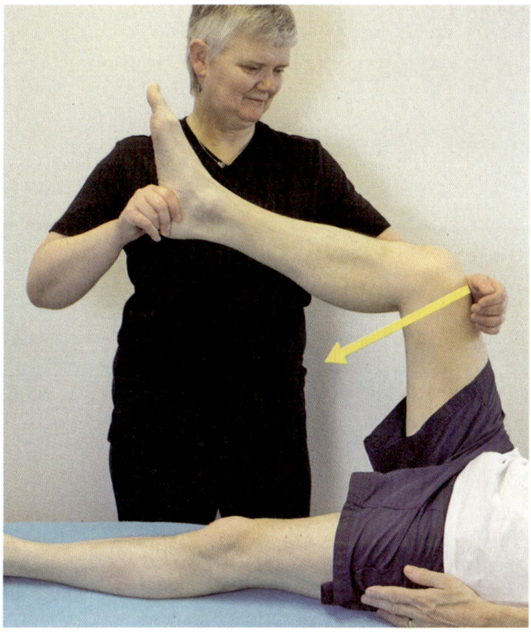

신체운동학적 연관성

기관 : 소장

침술 경락 : 소장

감정 : 걱정

비디오 : 넙다리곧은근

안쪽넓은근(내측광근)
VASTUS MEDIALIS

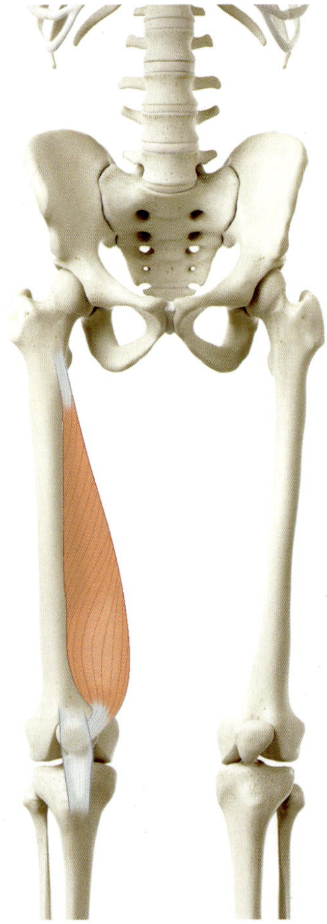

넙다리네갈래근군은 4개의 근육, 즉 넙다리곧은근, 안쪽넓은근, 중간넓은근 및 가쪽넓은근의 복합체이다. 각각의 근육은 따로따로 다루어지지만, 이들은 신체운동학 근육검사에 의해 하나의 집단으로서 검사될 수 있다.

기시부
넙다리뼈 거친선의 안쪽 입술(돌기사이선)

정지부
무릎뼈와 무릎인대(네갈래근 힘줄)를 경유하여 정강뼈거친면까지.

작용
무릎(정강넙다리관절)의 폄
신장성으로 수축할 때 무릎관절 굽힘을 조절하는 것을 돕는다.

신경분포
넙다리신경
L2, L3, L4

동맥분포
넙다리동맥

임상적 사실
중간넓은근, 가쪽넓은근, 및 넙다리곧은근과 상승적으로 작용한다.

안쪽넓은근의 먼쪽 섬유는 무릎뼈에서 비스듬히 뻗어 안쪽넓은빗근 또는 VMO(vastus medialis oblique)로서 알려져 있는 안쪽넓은근의 하나의 작은 구획을 만들어낸다.

VMO는 무릎뼈의 추적에서 중요하다.

손상에 의한 무릎뼈 정렬불량 후에 무릎의 최적의 기능을 확실하게 하기 위해 VMO를 강화하는 것은 중요하다.

촉진

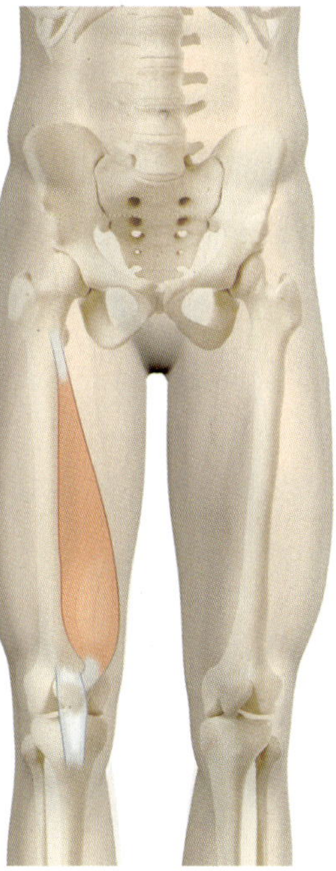

1. 반듯이 누운 자세 또는 앉은 자세가 된다.
2. 촉진하는 손을 안쪽 넓적다리 위에 놓는다.
3. 고객에게 무릎을 펴도록 요청한다.
4. 안쪽넓은근 내의 수축, 그 먼쪽 끝에서 "눈물방울 모양"을 형성하는 힘살(belly)에 주목하기 바란다. 기시부에서부터 정지부까지 촉진한다는 것을 잊어서는 안 된다.

수동 근육검사

자세

무릎을 부분적으로 굽힌(15－20°) 상태에서 앉은 자세가 되고 정강뼈의 가쪽회전을 시킨다.

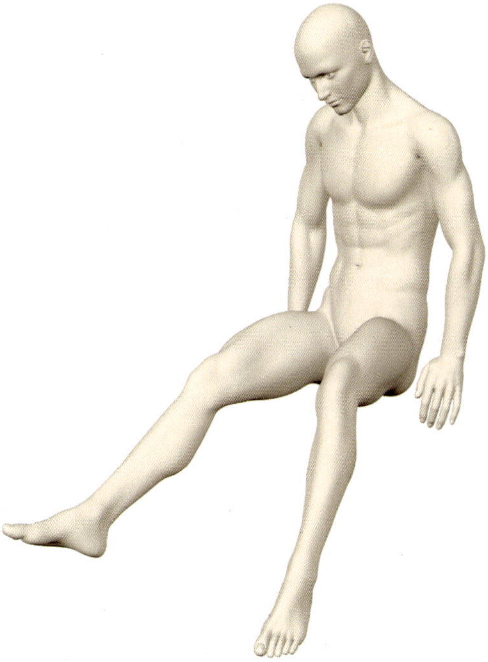

검사

검사자는 무릎 굽힘을 향해 저항력을 가한다.

조사결과를 기록하기 위해 적절한 등급척도를 사용한다. 범위 전체를 통해 검사한다는 것을 잊어서는 안 된다.

중간범위 검사는 등척성 강도를 평가하기 위해 사용될 수 있으며, 여기서 검사자에 의한 저항력이 가해짐이 없이 그 자세를 유지하도록 고객에게 지시한다.

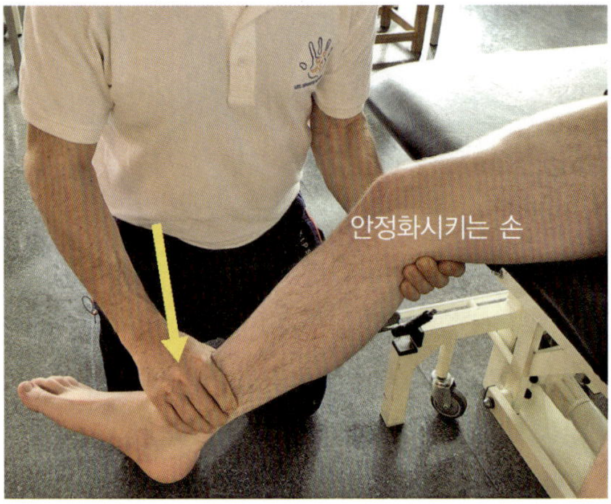

안정화

연부조직 구조물을 촉진하도록 주의하면서 고객의 뒤쪽 무릎에 지지하는 손을 놓음으로써 움직임을 안정화시킨다.

신체운동학 근육검사

넙다리네갈래근 "집단"과 구별되지 않는다.

비디오 : 안쪽넓은근

가쪽넓은근(외측광근)
VASTUS LATERALIS

넙다리네갈래근군은 4개의 근육, 즉 넙다리곧은근, 안쪽넓은근, 중간넓은근 및 가쪽넓은근의 복합체이다. 각각의 근육은 따로따로 다루어지지만, 이들은 신체운동학 근육검사에 의해 하나의 집단으로서 검사될 수 있다.

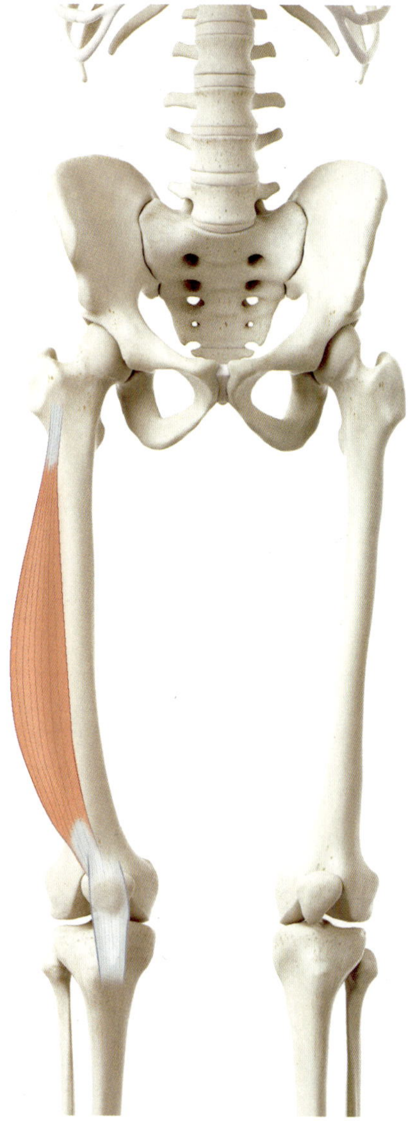

기시부
넙다리뼈 거친선의 가쪽입술(돌기사이선), 볼기근거친면, 및 큰돌기(대전자)

정지부
무릎뼈와 무릎인대(넙다리네갈래근 힘줄)를 경유하여 정강뼈거친면까지.

작용
무릎(정강넙다리관절)의 폄

신장성으로 수축할 때 무릎관절 굽힘을 조절하는 것을 돕는다.

신경분포
넙다리신경

L2, L3, L4

동맥분포
넙다리동맥

임상적 사실
중간넓은근, 안쪽넓은근, 및 넙다리곧은근과 상승적으로 작용한다. 이것은 넙다리네갈래근 중에서 가장 큰 근육이다.

근육 내 긴장은 엉덩정강근막띠를 통해 관련되는 통증을 야기할지도 모른다.

촉진

1. 반듯이 누운 자세 또는 앉은 자세가 된다.
2. 촉진하는 손가락을 가쪽 넓적다리 위에 놓는다.
3. 고객에게 무릎을 펴도록 요청한다.
4. 가쪽넓은근 내의 수축에 주목한다. 기시부에서부터 정지부까지 촉진한다는 것을 잊어서는 안 된다.

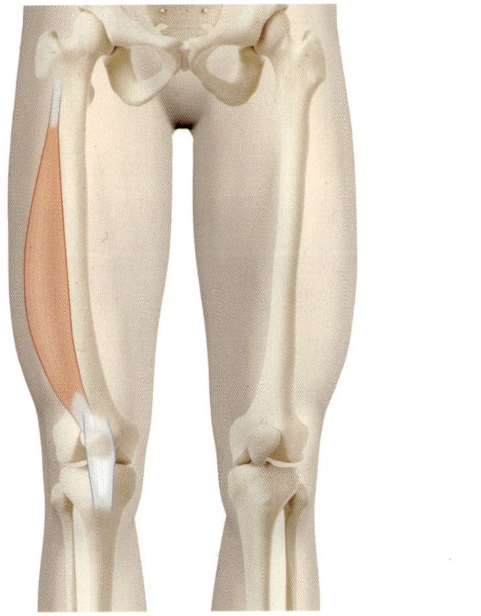

수동 근육검사

자세

무릎을 부분적으로 굽힌 상태(30 – 40°)에서 앉은 자세가 되어 정강뼈를 안쪽으로 회전시킨다.

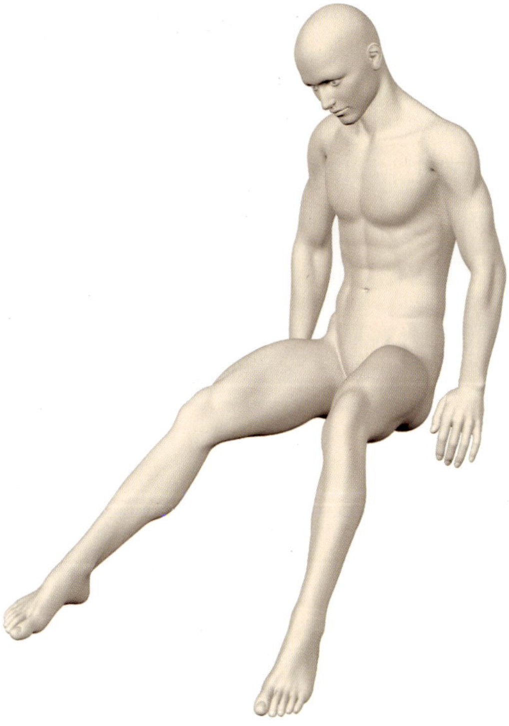

검사

검사자는 무릎 굽힘을 향해 저항력을 가한다.

조사결과를 기록하기 위해 적절한 등급척도를 사용한다. 범위 전체를 통해 검사한다는 것을 잊어서는 안 된다.

중간범위 검사는 등척성 강도를 평가하기 위해 사용될 수 있으며, 여기서 검사자에 의한 저항력이 가해짐이 없이 그 자세를 유지하도록 고객에게 지시한다.

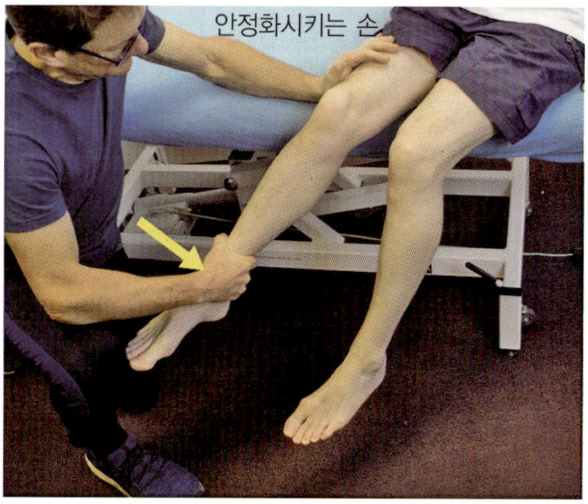

안정화

연부조직 구조를 촉진하도록 주의하면서 고객의 뒤쪽 무릎에 지지하는 손을 놓음으로써 움직임을 안정화시킨다.

신체운동학 근육검사

넙다리네갈래근 "집단"과 구별되지 않는다.

비디오 : 가쪽넓은근

중간넓은근(중간광근)
VASTUS INTERMEDIUS

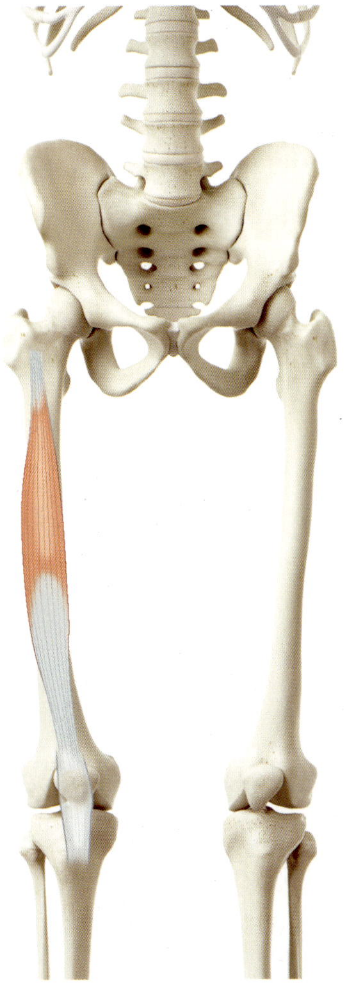

넙다리네갈래근군은 4개의 근육, 즉 넙다리곧은근, 안쪽넓은근, 중간넓은근 및 가쪽넓은근의 복합체이다. 각각의 근육은 따로따로 다루어지지만, 이들은 신체운동학 근육검사에 의해 하나의 집단으로서 검사될 수 있다.

기시부
앞 가쪽 넙다리뼈 면

정지부
무릎뼈와 무릎인대(넙다리네갈래근 힘줄)를 경유하여 정강뼈거친면까지

작용
무릎(정강넙다리관절)의 폄

신장성으로 수축할 때 무릎관절 굽힘을 조절하는 것을 돕는다.

신경분포
넙다리신경

L2, L3, L4

동맥분포
넙다리동맥

임상적 사실
안쪽넓은근, 가쪽넓은근 및 넙다리곧은근과 상승적으로 작용한다.

중간넓은근은 넙다리곧은근의 깊은 곳에 놓여있다. 중간넓은근의 하부섬유는 흔히 안쪽넓은근 및 가쪽넓은근의 섬유와 섞일지도 모른다. 중간넓은근의 먼쪽 섬유는 무릎관절주머니를 폄에서부터 끌어내는 기능을 하는 무릎관절근을 덮고 있다.

촉진

1. 반듯이 누운 자세 또는 앉은 자세가 된다.
2. 촉진하는 손가락을 무릎뼈 바로 위의 섬유를 가로질러 놓는다.
3. 고객에게 무릎을 펴도록 지시하고 넙다리곧은근 깊숙이 촉진한다는 것을 잊어서는 안 된다.
4. 근육조직 내의 수축에 주목한다. 기시부에서부터 정지부까지 촉진한다는 것을 잊어서는 안 된다.

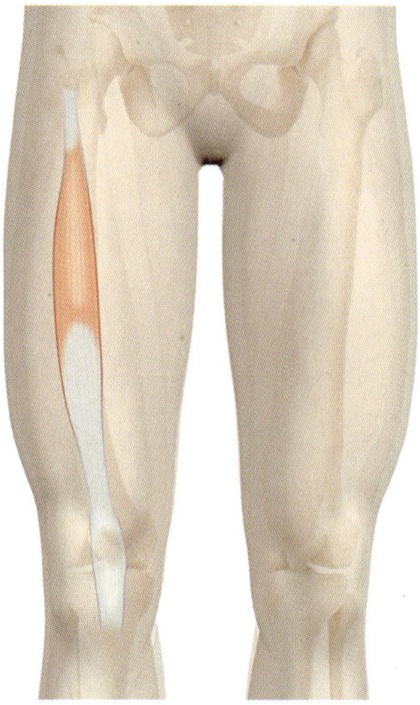

수동 근육검사

자세

엉덩관절과 무릎관절 양쪽을 90°로 굽혀 반듯이 누운 자세가 된다.

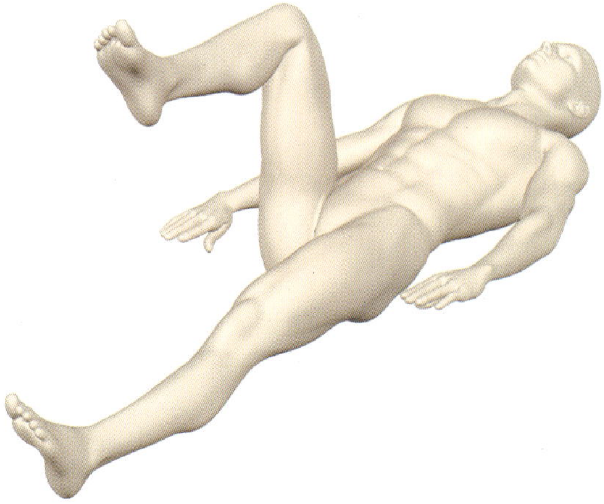

검사

검사자는 무릎 굽힘을 향해 저항력을 가한다.

조사결과를 기록하기 위해 적절한 등급척도를 사용한다. 범위 전체를 통해 검사한다는 것을 잊어서는 안 된다.

중간범위 검사는 등척성 강도를 평가하기 위해 사용될 수 있으며, 여기서 검사자에 의한 저항력이 가해짐이 없이 그 자세를 유지하도록 고객에게 지시한다.

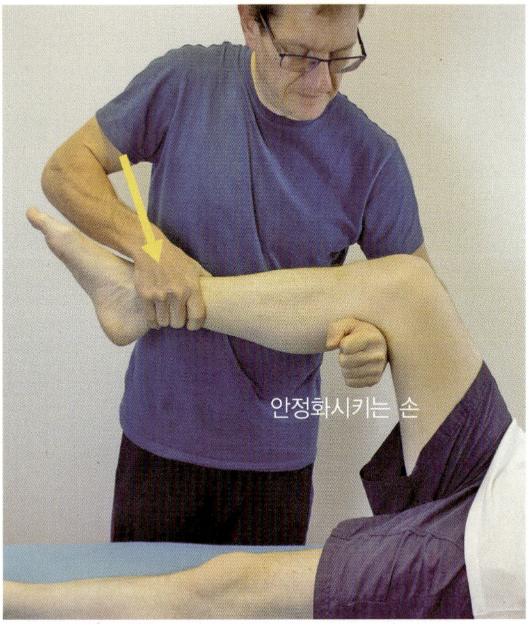

안정화

연부조직 구조물을 촉진하도록 주의하면서 고객의 뒤쪽 무릎에 지지하는 손을 놓음으로써 움직임을 안정화시킨다.

신체운동학 근육검사

넙다리네갈래근 "집단"과 구별되지 않는다.

비디오 : 중간넓은근

뒤넙다리근군(햄스트링)
HAMSTRING GROUP

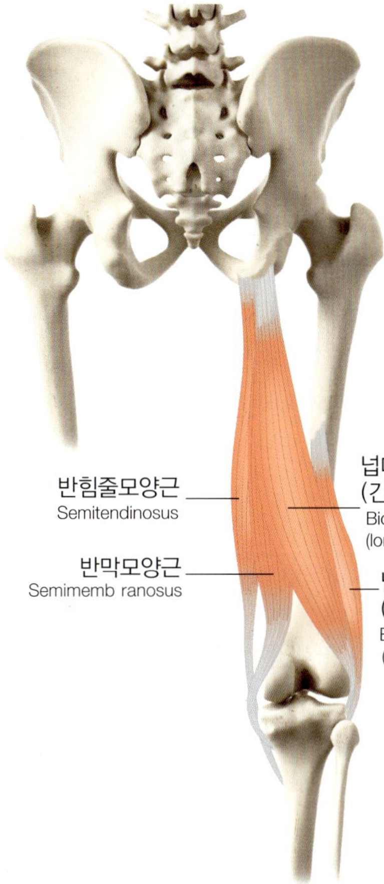

기시부

넙다리두갈래근
긴갈래 : 궁둥뼈결절

짧은갈래 : 거친선의 가쪽입술

반힘줄모양근 및 반막모양근
궁둥뼈결절

정지부

넙다리두갈래근
종아리뼈머리

반힘줄모양근
거위발(pes anserinus)에서의 몸쪽 앞 안쪽 정강뼈

반막모양근
정강뼈의 안쪽 관절융기

작용

전체
무릎관절의 굽힘

엉덩관절의 폄

신장성으로 수축할 때 무릎관절의 폄과 엉덩관절의 굽힘 조절을 돕는다.

넙다리두갈래근
무릎이 굽혀질 때 정강뼈의 가쪽회전을 보조한다.

반힘줄모양근 및 반막모양근
무릎이 굽혀질 때 정강뼈의 안쪽회전을 보조한다.

신경분포
궁둥신경 복합체(정강신경 분지)

L4, L5, S1, S2

동맥분포
아래볼기동맥 및 심부 넙다리동맥

임상적 사실

뒤넙다리근군은 넙다리두갈래근, 반힘줄모양근 및 반막모양근이라는 3개의 주요 근육의 복합체이다.

이 근육군은 중세시대에 정육점에서는 주로 슬건(hamstring tendons)을 사용해서 허벅다리 뒤쪽(hams)이나 돼지의 시체를 정육점 점포에 매다는 것이 일반적이었기 때문에 명명된 것이다.

뒤넙다리근군은 강력한 엉덩관절 폄근과 무릎관절 굽힘근이다.

하나의 "항중력" 근육군의 세트인 이들은 자전거 타기, 달리기, 계단 오르기 및 의자에서 자기 자신의 몸을 의자 안으로 낮출 때 사용된다.

일부의 해부학자는 큰모음근(대내건근)의 섬유가 네 번째 뒤넙다리근을 구성하고 있다고 시사하고 있다.

촉진

1. 엎드려 누운 자세가 된다. 검사자는 넓적다리 뒷부분의 중심에 손을 놓고 고객에게 마치 발을 치료 테이블에서부터 들어 올리는 것처럼 무릎을 굽히도록 요청한다.
2. 뒤넙다리근군의 강력한 수축을 느낀다.
3. 궁둥뼈결절을 촉진한다. 뒤넙다리근 힘줄(슬건)을 찾아내기 위해 촉진하는 손을 궁둥뼈결절의 약간 아래로 이동시킨다.
4. 기시부에서 정지부까지 촉진한다.

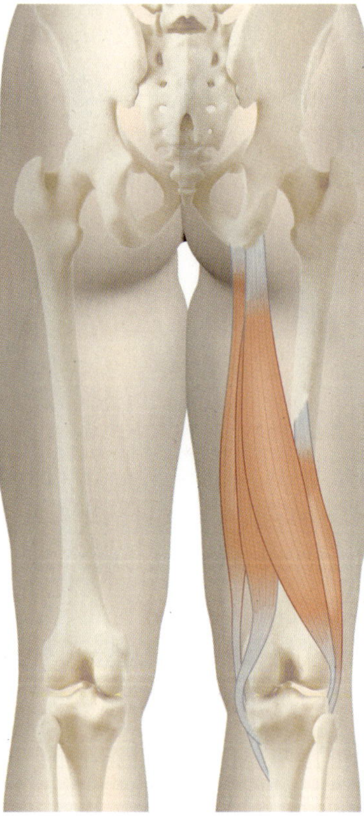

수동 근육검사

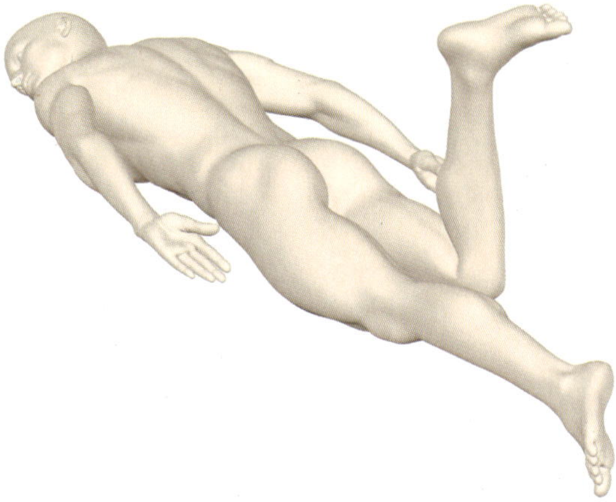

자세

이 근육군은 위에서 설명한 것처럼 3개의 핵심 근육의 복합체이다. 이 근육군의 주된 작용은 무릎관절의 굽힘과 엉덩관절의 폄이다. 이 근육군을 검사할 때, 무릎을 90°로 굽히고 엉덩관절을 약간 편 상태에서 고객을 엎드려 누운 자세에 둔다.

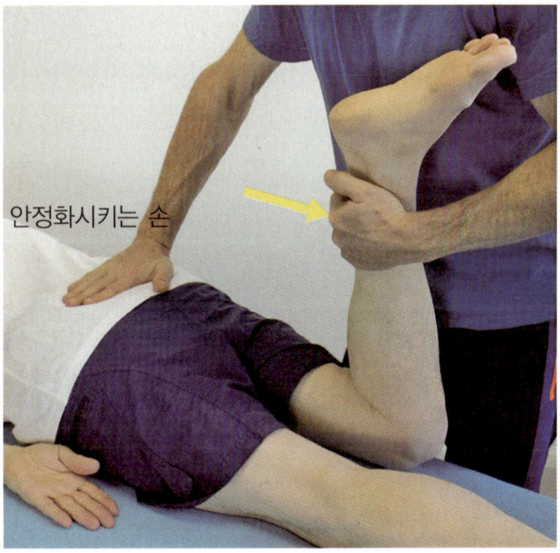

검사

검사자는 무릎의 폄을 향해 저항력을 가한다.

안정화

허리뼈와 엉치뼈 부위의 위에 안정화시키는 손을 놓는다.

신체운동학 근육검사

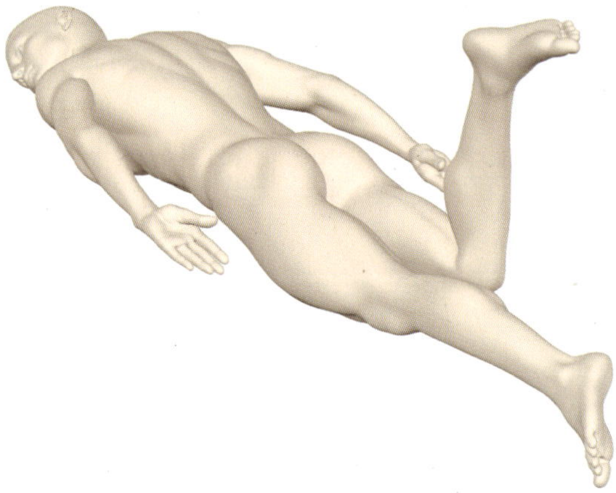

자세

무릎을 70–80°로 굽힌 상태에서 엎드려 누운 자세로 한다. 장딴지근과 가자미근의 관여를 방지하기 위해 발과 발목을 이완시켜 둔다.

검사

고객에게 이 자세를 유지하도록 요청한다.
전문가는 고객의 다리 옆에 서서 몸을 위로 향하고 먼쪽 정강뼈를 잡는다. 전문가는 자신의 신체를 온화하게 흔들면서 마치 무릎을 펴는 것처럼 먼쪽 정강뼈에 약간의 압력을 가한다.

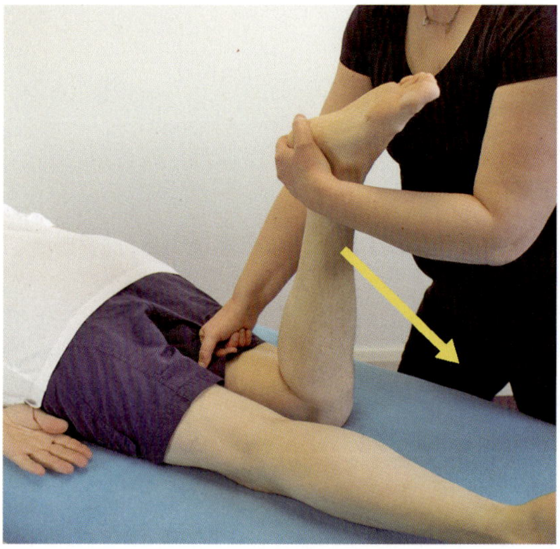

안정화

꽉 쥔 주먹을 사용하여 뒤넙다리근에 적당한 압력을 근육힘살로 가한다. 이것은 뒤넙다리근의 경련을 방지한다.

신체운동학적 연관성

기관 : 대장, 직장

침술 경락 : 대장

감정 : 슬픔

비디오 : 뒤넙다리근군

넙다리두갈래근(대퇴이두근)
BICEPS FEMORIS

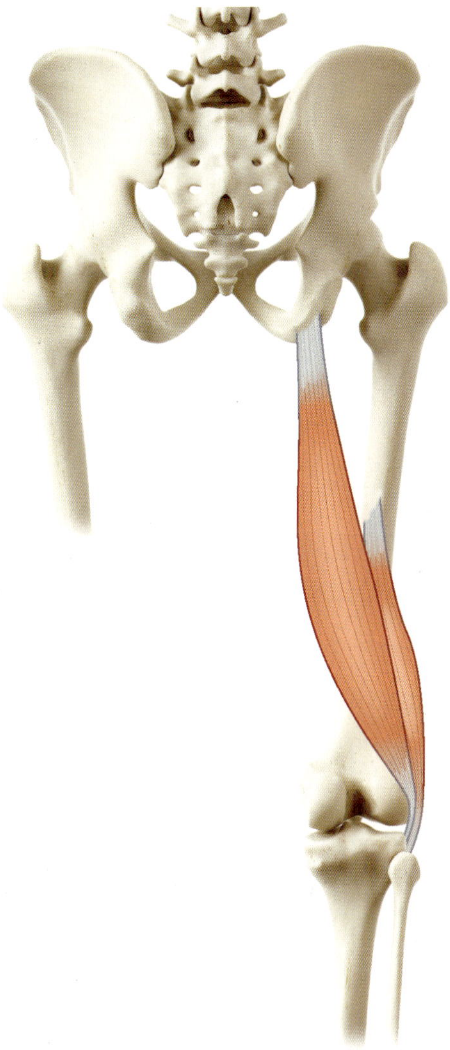

기시부
긴갈래
궁둥뼈결절
짧은갈래
넓적다리뼈 거친선의 가쪽 입술

정지부
종아리뼈머리(비골두)

작용
무릎관절의 굽힘
엉덩관절의 폄
무릎이 굽혀질 때(긴갈래만) 정강뼈의 바깥쪽 회전(가쪽)을 추가로 보조한다.
신장성으로 수축할 때 무릎관절 폄과 엉덩관절 굽힘의 조절을 돕는다.

신경분포
긴갈래
궁둥신경(좌골신경) – 정강신경 분지
L5, S1, S2, S3
짧은갈래
궁둥신경 – 공통 종아리신경 분할
L5, S1, S2

동맥분포
긴갈래
아래볼기동맥 및 심부 넙다리동맥
짧은갈래
심부 넙다리동맥

임상적 사실

반힘줄모양근 및 반막모양근과 상승적으로 작용하여 무릎관절 굽힘과 엉덩관절 폄을 만들어 낸다.

넙다리두갈래근은 장딴지근, 두덩장강근(박근) 및 넙다리빗근과 추가로 상승적으로 작용하여 무릎관절의 굽힘을 만들어낸다.

짧은갈래는 가끔 결여되는 경우가 있다.

이 근육은 보통 가쪽 뒤넙다리근이라 일컬어지고 2개의 갈래를 가진 유일한 뒤넙다리근이다.

촉진

1. 엎드려 누운 자세에서 시행된다.
2. 궁둥뼈결절 바로 아래의 넙다리두갈래근의 섬유방향을 따라 촉진하는 손가락을 놓는다.
3. 고객에게 무릎관절을 굽히도록 지시한다.
4. 근육조직 내의 수축에 주목한다. 기시부에서부터 정지부까지 촉진한다는 것을 잊어서는 안 된다.

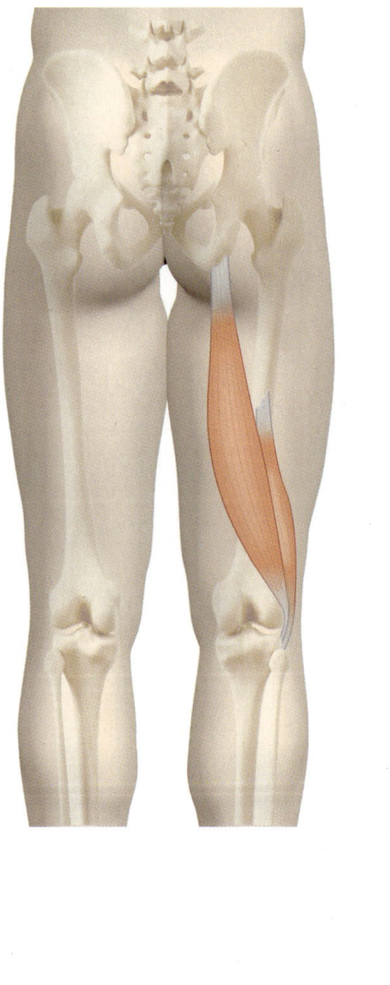

수동 근육검사

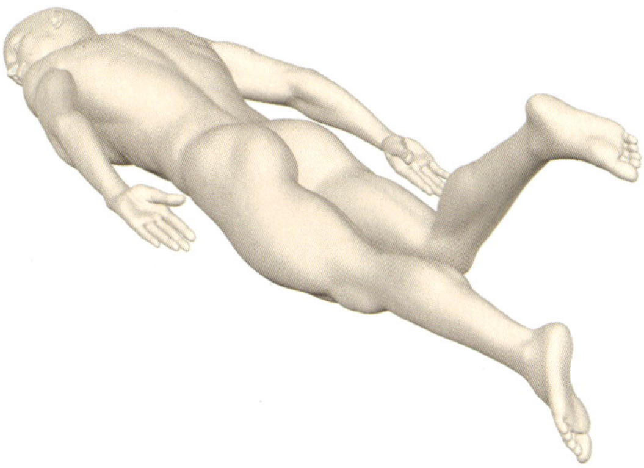

자세

엎드려 누운 자세가 되어 무릎관절을 85°로 굽히고 엉덩관절을 약간 내전하여 가쪽으로 회전시킨다.

검사

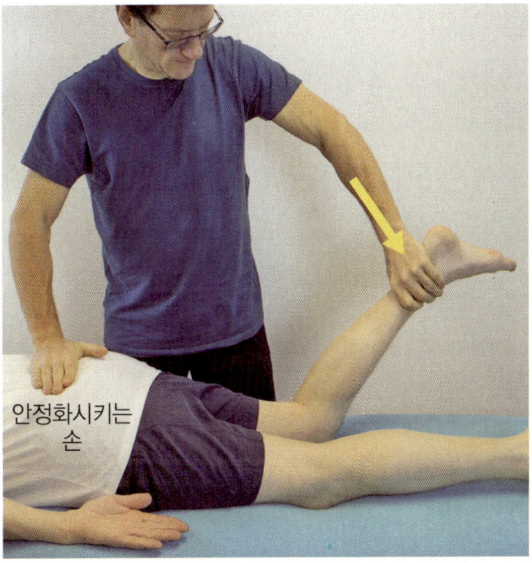

검사자는 무릎 폄을 향해 저항력을 가한다.

조사결과를 기록하기 위해 적절한 등급척도를 사용한다. 범위 전체를 통해 검사한다는 것을 잊어서는 안 된다.

중간범위 검사는 등척성 강도를 평가하기 위해 사용될 수 있으며, 여기서 검사자에 의한 저항력이 가해짐이 없이 그 자세를 유지하도록 고객에게 지시한다.

안정화

안정화시키는 손을 고객의 엉치뼈에 놓는다.

신체운동학 근육검사

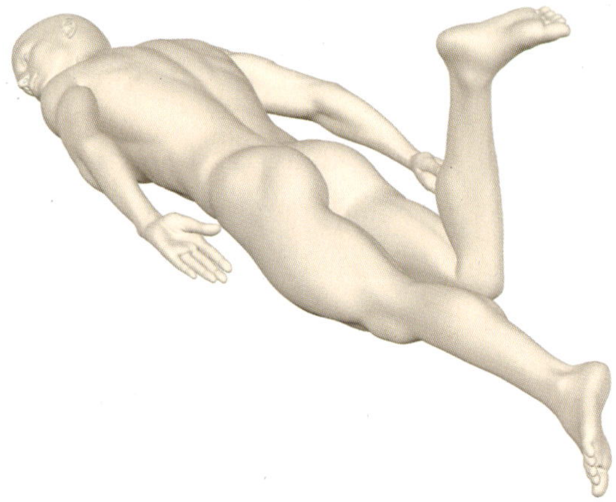

자세

엎드려 누운 자세에서 무릎을 85°로 굽힌다. 넓적다리 뒷부분을 관찰하여 안쪽 뒤넙다리근(반막모양근과 반힘줄모양근)에 장력이 가해짐이 없이 어느 정도 넙다리두갈래근의 수축을 야기하기 위해 필요한 압력의 방향을 확인한다. 가자미근과 장딴지근의 수축을 방지하기 위해 발과 발목을 중립으로 유지한다.

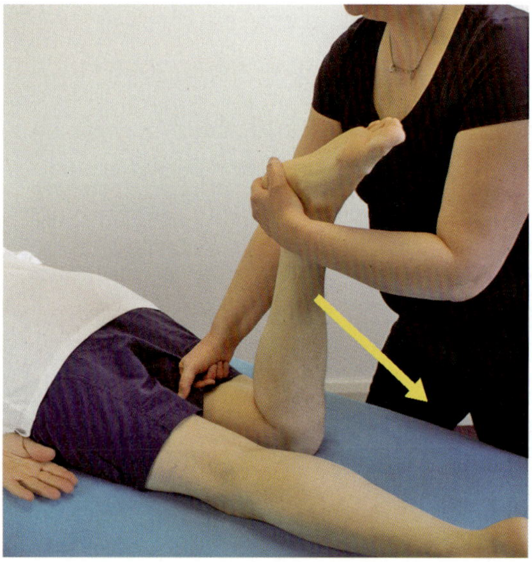

검사

고객에게 이 자세를 유지하도록 요청한다. 전문가는 고객의 다리 옆에 서서 몸을 위로 향하게 하고 먼쪽 정강뼈를 잡는다. 전문가는 자신의 신체를 온화하게 뒤쪽으로 흔들면서 마치 무릎을 펴는 것처럼 먼쪽 정강뼈에 약간의 압력을 가한다.

안정화

꽉 쥔 주먹을 사용하여 뒤넙다리근에 근육힘살 안으로 적당한 압력을 가한다. 이것은 뒤넙다리근의 경련을 방지한다.

신체운동학적 연관성

기관 : 대장

침술 경락 : 대장

감정 : 슬픔

비디오 : 넙다리두갈래근

안쪽뒤넙다리근(반힘줄모양근 및 반막모양근)

MEDIAL HAMSTRINGS(semitendinosus and semimembranosus)

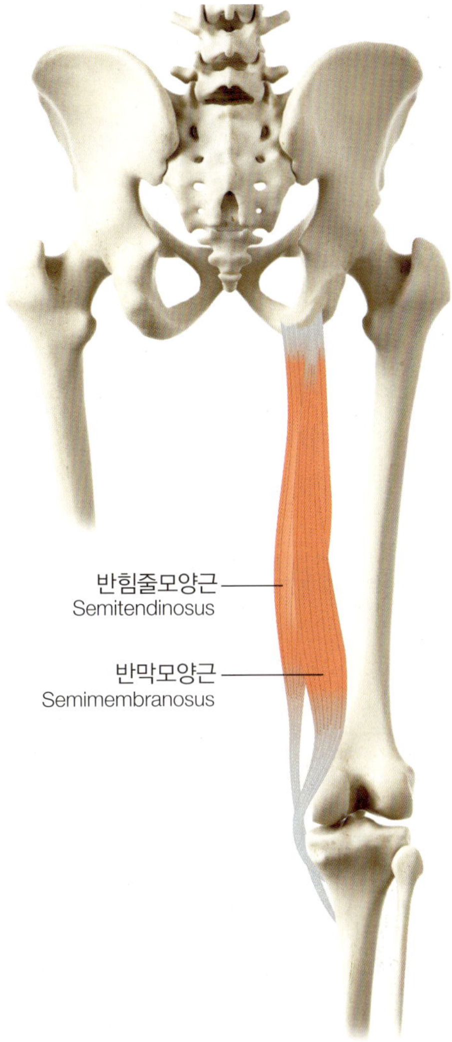

기시부

반힘줄모양근

궁둥뼈결절

반막모양근

궁둥뼈결절

정지부

반힘줄모양근

거위발 힘줄에서의 정강뼈의 몸쪽, 안쪽 몸통

반막모양근

정강뼈의 뒤쪽, 안쪽 관절융기

작용

무릎의 굽힘(정강뼈넙다리뼈관절)

굽혀진 무릎(정강뼈넙다리뼈관절)의 안쪽회전

엉덩관절(넙다리관절 또는 엉덩관절)의 폄

신경분포

궁둥신경 복합체(정강신경 분지)

L4, L5, S1, S2

동맥분포

아래볼기동맥 및 심부 넙다리동맥

임상적 사실

반힘줄모양근과 반막모양근은 총괄하여 안쪽 뒤넙다리근으로서 알려져 있다. 이것은 뒤넙다리근 중에서 가장 큰 근육이다.

반힘줄모양근과 반막모양근 양쪽 모두가 넙다리네갈래근과 상승적으로 작용하여 무릎관절 굽힘과 엉덩관절 폄을 만들어낸다. 이들은 장딴지근, 두덩정강근 및 넙다리빗근과 상승적으로 작용하여 무릎의 굽힘을 보조한다.

반힘줄모양근의 몸쪽 섬유는 넙다리두갈래근의 긴갈래와 혼합될지도 모른다. 그것은 흔히 근육힘줄 내에서 비스듬한 나눔힘줄(건획)을 통해 위와 아랫부분으로 나뉜다. 반힘줄모양근이 거위발에 삽입(부착)되는 것은 넙다리빗근 및 두덩정강근에 대한 부착점으로서 작용한다.

반막모양근의 먼쪽 섬유는 장딴지근의 몸쪽 섬유와 혼합된다.

먼쪽 섬유는 또한 펼쳐져서 무릎의 안쪽반달에 부착하고 여기서 먼쪽 섬유는 안쪽반달을 뒤쪽으로 당겨서 반달의 충돌을 방지하도록 기능을 한다.

촉진

1. 엎드려 누운 자세에서 시행한다.
2. 촉진하는 손가락을 궁둥뼈결절 바로 아래의 섬유방향을 따라 놓는다.
3. 고객에게 저항에 대항하여 무릎을 굽히도록 지시한다.
4. 근육조직 내의 수축에 주목한다. 기시부에서부터 정지부까지 촉진한다는 것을 잊어서는 안 된다.

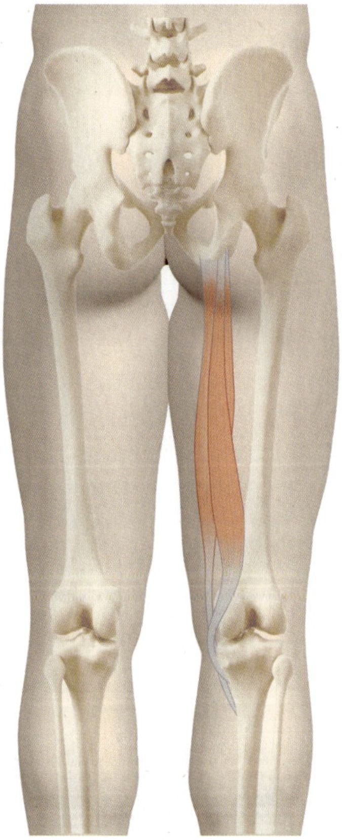

수동 근육검사

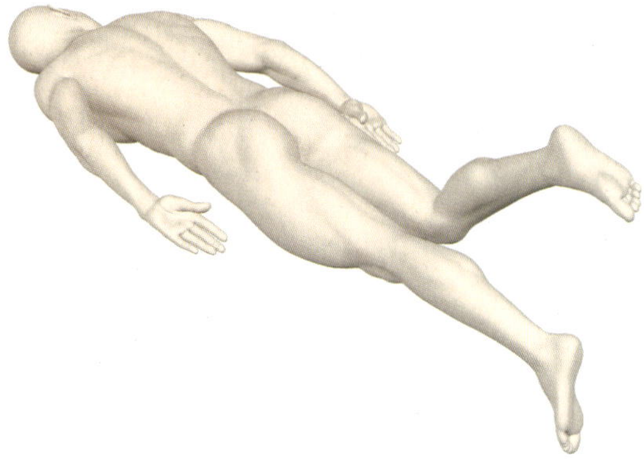

반힘줄모양근과 반막모양근의 수동 근육검사는 안쪽 뒤넙다리근에 대한 집단검사로서 시행된다.

자세

엎드려 누운 자세가 되고, 무릎을 85°로 굽히고 엉덩관절은 약간 외전하여 무릎을 안쪽으로 회전시킨다.

검사

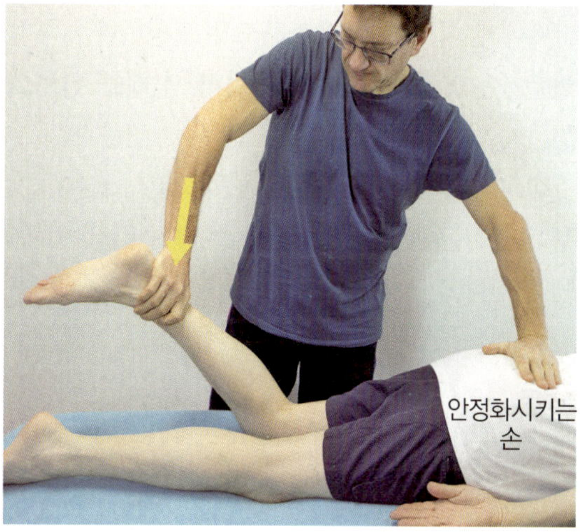

검사자는 무릎의 폄을 향해 저항력을 가한다.

조사결과를 기록하기 위해 적절한 등급척도를 사용한다. 범위 전체를 통해 검사한다는 것을 잊어서는 안 된다.

중간범위 검사는 등척성 강도를 평가하기 위해 사용될 수 있으며, 여기서 검사자에 의한 저항력이 가해짐이 없이 그 자세를 유지하도록 고객에게 지시한다.

안정화

검사자는 지지하는 손을 고객의 엉치뼈 위에 놓음으로써 움직임을 안정화시킬 수 있다.

신체운동학 근육검사

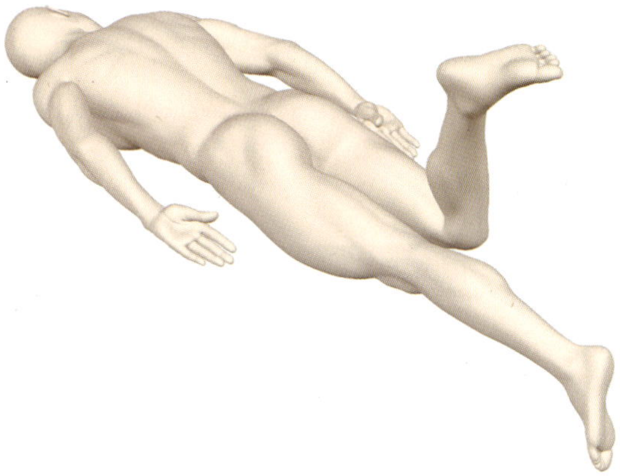

반힘줄모양근과 반막모양근의 수동 근육검사는 안쪽 뒤넙다리근에 대한 집단검사로서 시행된다.

자세

엎드려 누운 자세가 되어, 무릎을 70 – 80°로 굽힌 상태에서 약간의 안쪽회전을 시킨다. 넓적다리 뒷부분을 관찰하여 넙다리두갈래근에 장력을 가함이 없이 안쪽 뒤넙다리근을 약간 수축시키는 데 필요한 압력의 방향에 주목한다. 장딴지근과 가자미근의 관여를 방지하기 위해 발과 발목을 계속해서 이완시킨다.

검사

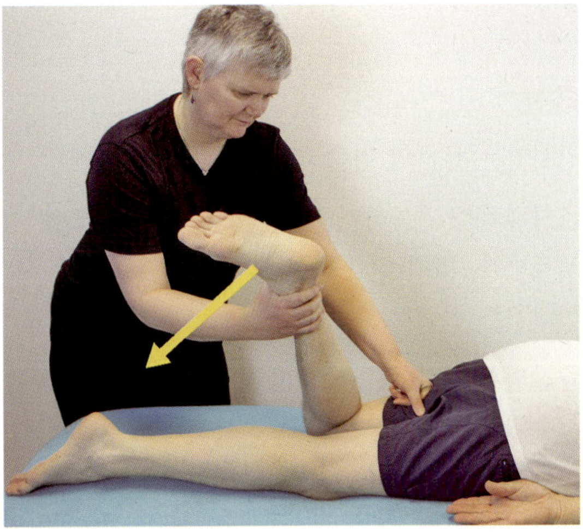

고객에게 이 자세를 유지하도록 요청한다. 전문가는 고객의 다리 옆에 서서, 신체를 위로 향하게 하고 먼쪽 정강뼈를 잡는다. 전문가는 자신의 신체를 온화하게 뒤쪽으로 흔들고 마치 무릎을 펴는 것처럼 먼쪽 정강뼈에 약간의 압력을 가한다.

안정화

꽉 쥔 주먹을 사용하여 뒤넙다리근을 근육힘줄 안으로 적당한 압력을 가한다. 이것은 뒤넙다리근의 경련을 방지하고 이들이 수축할 때 안쪽 뒤넙다리근의 촉진을 가능케 한다.

신체운동학적 연관성

기관 : 대장

침술 경락 : 대장

감정 : 슬픔

비디오 : 안쪽 뒤넙다리근

큰모음근(대내전근)
ADDUCTOR MAGNUS

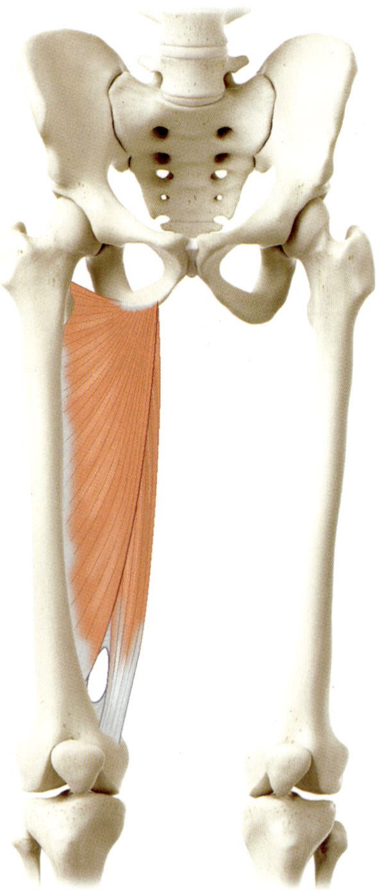

기시부

앞갈래
아래두덩뼈가지(하치골지) 및 궁둥뼈가지(좌골지)

뒤갈래
궁둥뼈결절

정지부

앞갈래
넙다리뼈 거친선의 안쪽입술

뒤갈래
안쪽 넙다리뼈 위관절융기의 바로 몸쪽의 모음근(내전근) 결절

작용

엉덩관절(넙다리관절/엉덩관절)의 모음(내전)과 폄

앞갈래는 넓적다리의 가쪽회전을 보조한다.

신장성으로 수축할 때 엉덩관절의 벌림(외전)을 조절하는 것을 돕는다.

보행할 때 골반을 안정화시키는 것을 돕는다.

신경분포

앞갈래
폐쇄신경

L2, L3, L4

뒤갈래
궁둥신경 복합체(정강신경 분지)

L4, L5, S1

동맥분포

넙다리동맥 및 심부 넙다리동맥

임상적 사실

넙다리두갈래근, 반막모양근 및 반힘줄모양근과 상승적으로 작용하여 엉덩관절 폄을 만들어낸다. 그것은 또한 짧은모음근(단내전근) 및 긴모음근(장내전근), 두덩근(치골근), 두덩정강근과 상승적으로 작용하여 엉덩관절 모음(내전)을 보조한다.

큰모음근은 앞갈래 및 뒤갈래를 통해 2개의 구획으로 나뉜다. 앞갈래는 모음근 구성요소이지만, 뒤갈래는 뒤넙다리근군과 상승적으로 작용한다.

흥미롭게도 앞갈래는 다시 "작은모음근"이라 불리는 수평방향 섬유배열을 가진 윗부분과 더 비스듬한 섬유를 가진 중간부분으로 나뉜다. 일부 임상의는 "작은모음근"을 그 자체의 근육으로서 분류한다. 큰모음근은 그 뒤쪽 부착과 작용 때문에 네 번째 뒤넙다리근으로 간주될지도 모른다.

촉진

1. 엎드려 누운 자세 또는 옆으로 누운 자세에서 시행한다.
2. 촉진하는 손가락을 궁둥뼈결절 바로 아래의 섬유방향을 따라 놓는다.
3. 고객에게 저항에 대항하여 엉덩관절을 내전하도록 지시한다.
4. 근육조직 내의 수축에 주목한다. 기시부에서부터 정지부까지 촉진한다는 것을 잊어서는 안 된다.
5. 이 근육은 또한 고객이 반듯이 누운 자세에서 두덩정강근의 뒤쪽으로 촉진함으로써 촉진할 수도 있다.

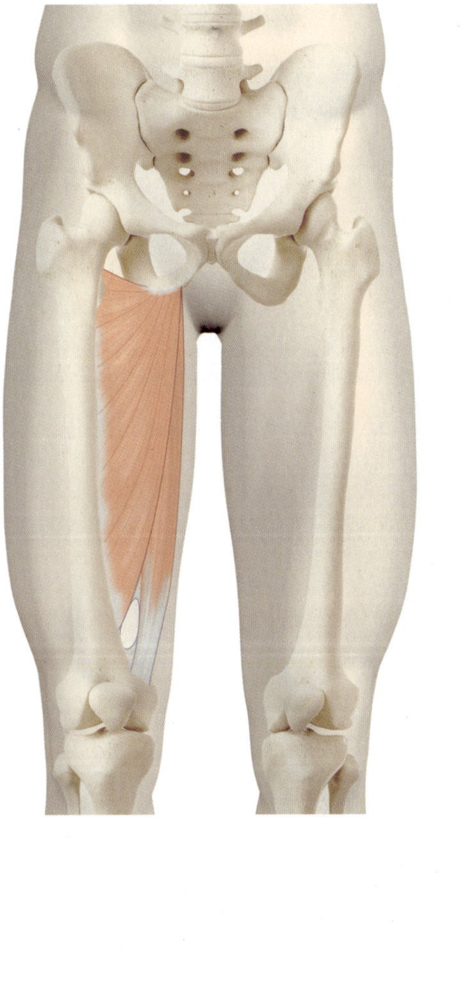

수동 근육검사

자세

반듯이 누운 자세가 되어 엉덩관절을 8 – 15°로 굽혀서 안쪽으로 회전시킨다.

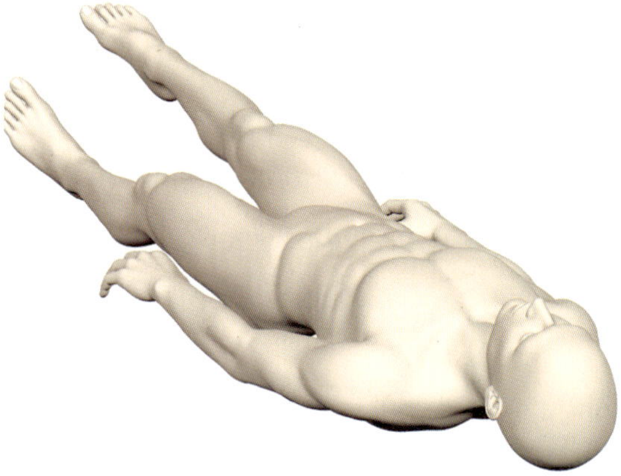

검사

검사자는 벌림(외전)과 굽힘을 향해 대각선 방향으로 저항력을 가한다.

조사결과를 기록하기 위해 적절한 등급척도를 사용한다. 범위 전체를 통해 검사한다는 것을 잊어서는 안 된다.

중간범위 검사는 등척성 강도를 평가하기 위해 사용될 수 있으며, 여기서 검사자에 의한 저항력이 가해짐이 없이 그 자세를 유지하도록 고객에게 지시한다.

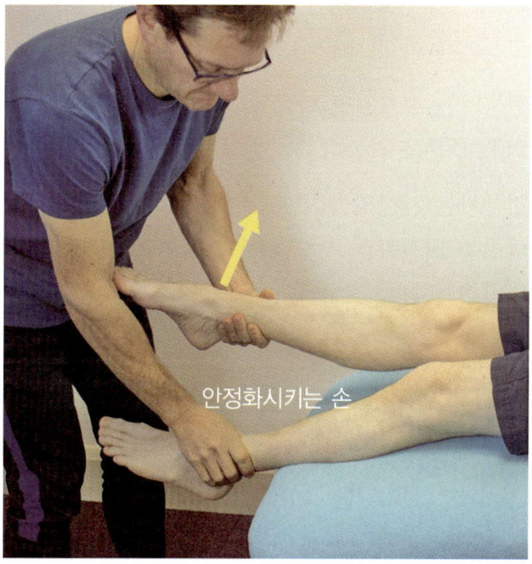

안정화

검사자는 지지하는 손을 고객의 반대쪽 다리 또는 발목 위에 놓는다.

신체운동학 근육검사

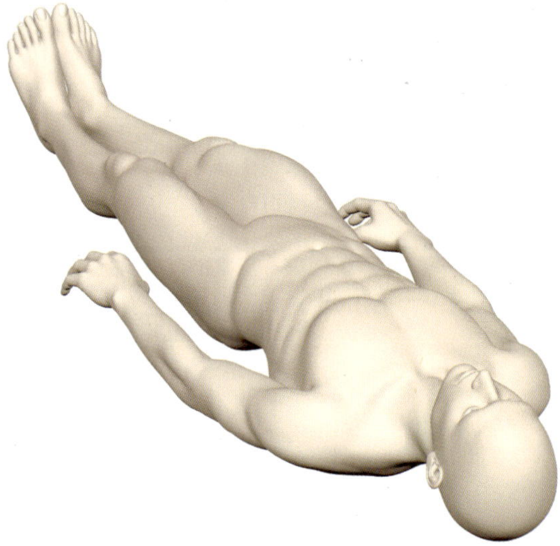

자세

반듯이 누운 자세가 된다. 검사되는 다리로의 약간의 안쪽회전과 함께 다리를 내전시킨다.

이 검사는 어느 다리가 검사되고 있는가에 관해서 고객의 혼란을 초래할 수 있다. 반대쪽 모음근의 동원을 방지하기 위해서는 검사 직전에 검사되는 다리의 먼쪽 부분을 압착하여 고객이 어느 쪽을 적절한 위치로 유지하는가를 알게 된다.

검사

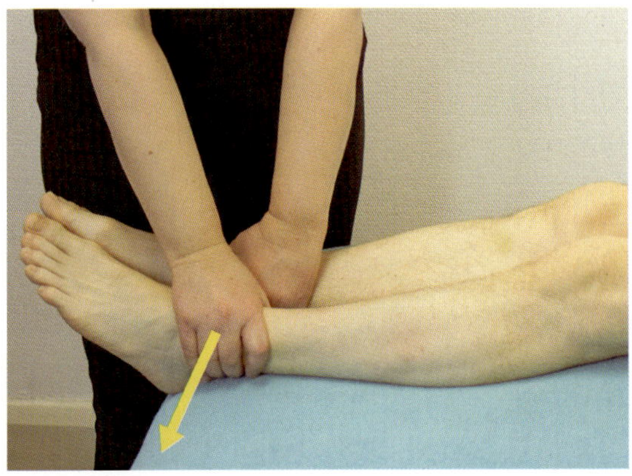

고객에게 이 자세를 유지하도록 지시한다.

전문가는 검사되는 다리의 옆에 서서 다리의 먼쪽 부분을 잡는다.

전문가는 자신의 신체를 약간 흔들면서 마치 다리를 외전하는 것처럼 다리의 안쪽 표면에 약간의 압력을 가한다.

안정화

검사되지 않는 다리의 먼쪽 정강뼈를 잡는다.

신체운동학적 연관성

기관 : 갑상샘, 하수체, 부신을 포함하는 생식기관 및 내분비기관(특히 폐경기 또는 내분비기능의 변화)

침술 경락 : 순환/성

감정 : 관련되는 기관에 따라 다양하다.

비디오 : 큰모음근

긴모음근(장내전근) 및 짧은모음근(단내전근)

ADDUCTOR LONGUS AND BREVIS

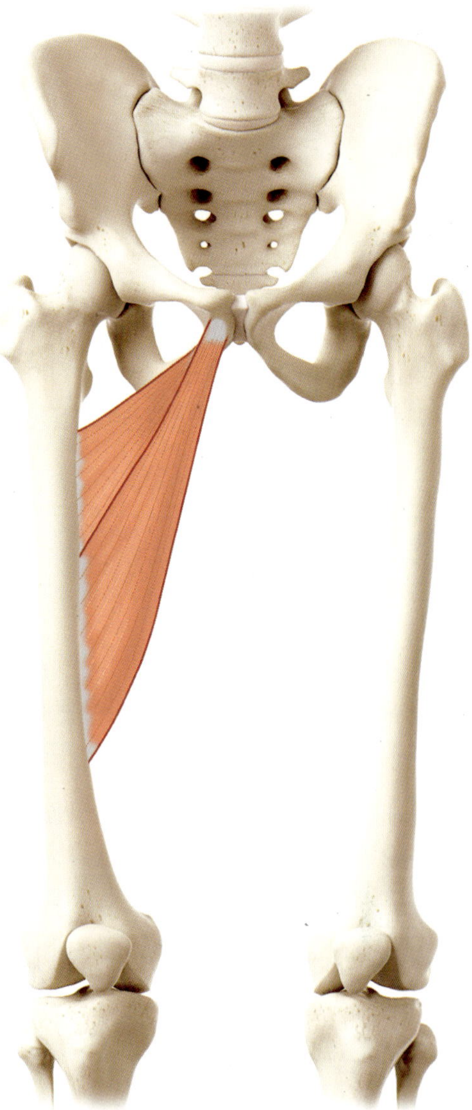

기시부

긴모음근

앞두덩뼈 표면

짧은모음근

두덩뼈의 몸통 및 분지

정지부

거친선의 안쪽입술(긴모음근은 대략 중간 1/3에서 부착하고, 한편 짧은모음근은 몸쪽 1/3을 차지하는 동일한 정지부를 갖고 있다) 및 두덩뼈선(치골선)

작용

엉덩관절(넙다리관절/엉덩관절)의 내전 및 굽힘

넓적다리의 가쪽회전

신장성으로 부하가 가해질 때 엉덩관절의 외전 조절을 돕는다.

보행할 때 골반을 안정화시키는 것을 돕는다.

신경분포

폐쇄신경

L2, L3, L4

동맥분포

넙다리동맥 및 폐쇄동맥

임상적 사실

큰모음근, 두덩근, 두덩정강근과 상승적으로 작용하여 엉덩관절의 모음(내전)과 굽힘을 보조한다.

긴모음근의 먼쪽 섬유는 거친선 가까이에 있는 안쪽넓은근의 섬유와 합쳐진다.

샅굴부위(서혜부)는 복수의 근육 부착을 위한 혼잡한 부위이기 때문에 샅굴부위 내 모음근의 부착은 흔히 차례로 각 근육을 분리시키는 것을 어렵게 한다. 그러나 긴모음근은 샅굴부위에서 가장 두드러진 힘줄이어서 샅굴부위의 안쪽면에서 촉진될 수 있다.

"쇠약해진 샅굴부위(pulled groin)"는 흔히 긴모음근 또는 짧은모음근 내의 손상을 지칭한다. 스포츠에서 Gilmore의 헤르니아는 모음근 파열과 동의어이고 일반적으로 헤르니아의 조직이 존재하지 않음에도 불구하고 운동선수의 헤르니아라고 간주된다.

촉진

1. 고객은 반듯이 누운 자세가 된다.
2. 안쪽 위 넓적다리의 위의 섬유방향을 따라 촉진하는 손가락을 놓는다.
3. 고객에게 저항에 대항하여 엉덩관절을 내전하도록 지시한다.
4. 근육조직 내 수축에 주목한다. 기시부에서부터 정지부까지 촉진한다는 것을 잊어서는 안 된다.
5. 짧은모음근과 긴모음근을 구별하기 위해 긴모음근의 가쪽과 흔히 심부를 촉진한다.

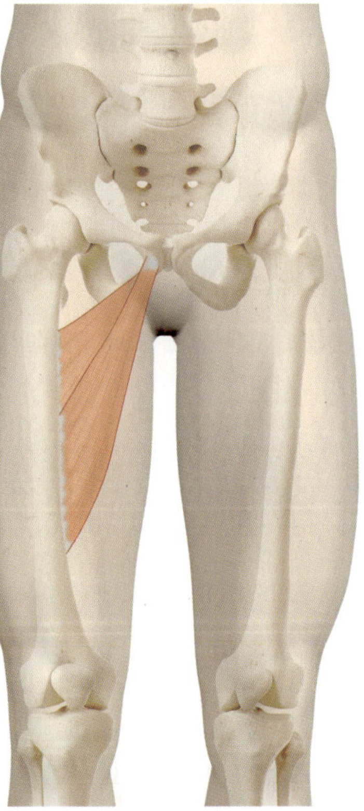

수동 근육검사

자세

반듯이 누운 자세가 되어 엉덩관절을 20－30° 굽히고 안쪽으로 회전시킨다.

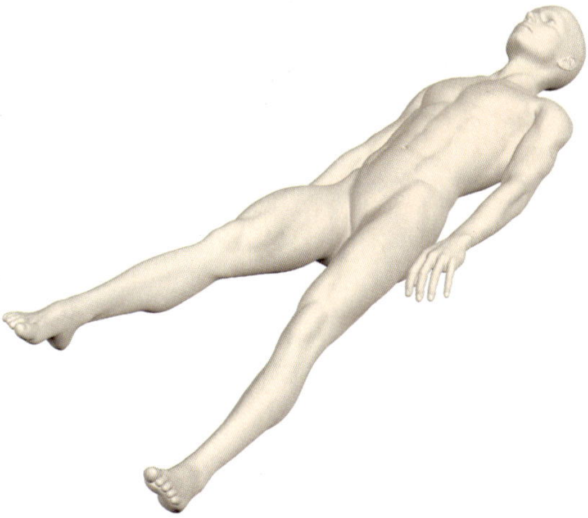

검사

검사자는 엉덩관절 벌림(외전)을 향해 대각선 방향으로 저항력을 가한다.

조사결과를 기록하기 위해 적절한 등급척도를 사용한다. 범위 전체를 통해 검사한다는 것을 잊어서는 안 된다.

중간범위 검사는 등척성 강도를 평가하기 위해 사용될 수 있으며, 여기서 검사자에 의한 저항력이 가해짐이 없이 그 자세를 유지하도록 고객에게 지시한다.

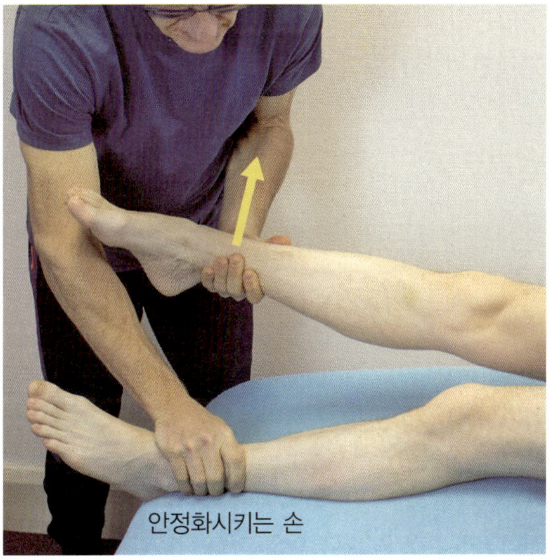

안정화

검사자는 지지하는 손을 고객의 반대쪽 다리 또는 발목 위에 놓는다.

신체운동학 근육검사

시행되지 않았다.

비디오 : 긴모음근 및 짧은모음근

두덩정강근(박근)
GRACILIS

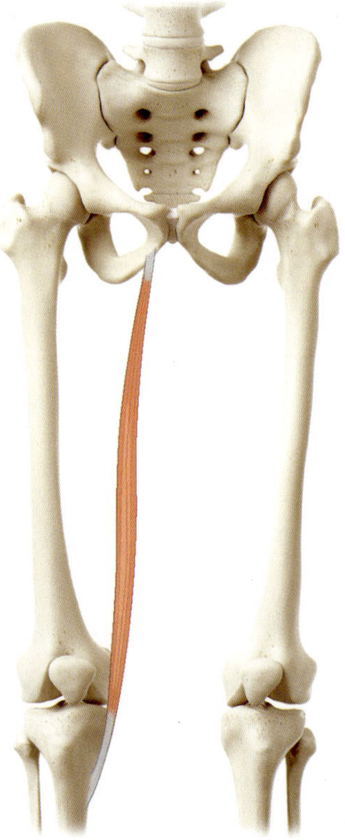

기시부

두덩뼈의 아래분지 및 몸통

정지부

정강뼈의 몸쪽 앞 안쪽 면(거위발)

작용

엉덩관절의 모음(내전)
고정된 무릎관절의 안쪽회전

신경분포

폐쇄신경
L2, L3, L4

동맥분포

넙다리동맥 및 폐쇄동맥

임상적 사실

큰모음근, 긴모음근/짧은모음근 및 두덩근과 상승적으로 작용하여 엉덩관절 모음을 보조하다

이것은 가장 안쪽의 넓적다리 근육이고 넙다리빗근(봉공근) 다음으로 신체에서 두 번째로 가장 긴 근육이다. 두덩정강근은 2개의 관절(엉덩관절과 무릎관절)에 걸쳐 작용한다. 외과적으로 두덩정강근은 흔히 팔과 다리의 재건 시술에서 사용된다.

촉진

1. 고객은 반듯이 누운 자세가 되어 무릎을 굽히고 엉덩관절을 약간 굽혀서 가쪽으로 회전시킨다.
2. 촉진하는 손가락을 안쪽 넓적다리 위 섬유 방향을 따라 놓는다.
3. 고객에게 엉덩관절을 내전시키도록 지시한다.
4. 근육조직 내 수축에 주목한다. 기시부에서부터 정지부까지 촉진한다는 것을 잊어서는 안 된다.

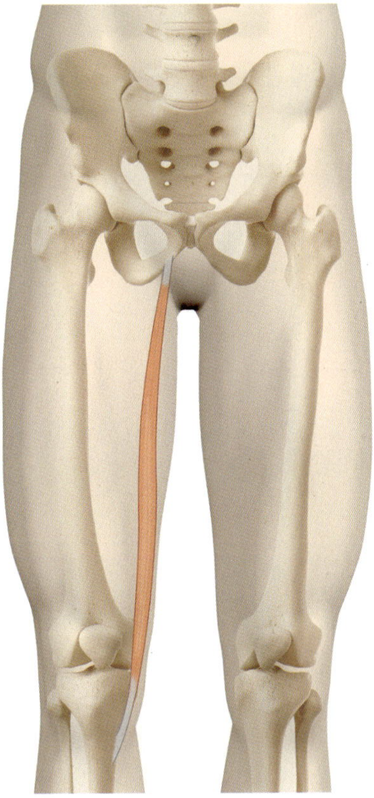

수동 근육검사

자세

반듯이 누운 자세가 되어 엉덩관절을 안쪽으로 회전시킨다.

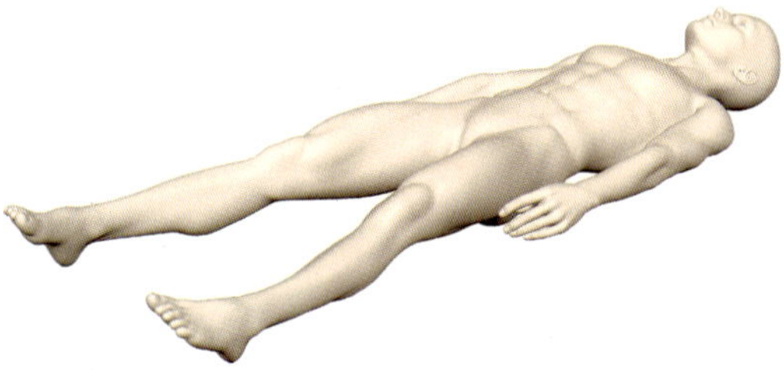

검사

검사자는 엉덩관절 벌림(외전)을 향해 저항력을 가한다.

조사결과를 기록하기 위해 적절한 등급척도를 사용한다. 범위 전체를 통해 검사한다는 것을 잊어서는 안 된다.

중간범위 검사는 등척성 강도를 평가하기 위해 사용될 수 있으며, 여기서 검사자에 의한 저항력이 가해짐이 없이 그 자세를 유지하도록 고객에게 지시한다.

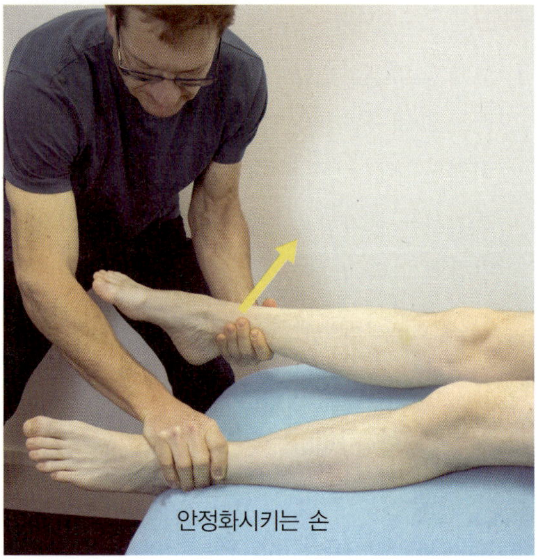

안정화

검사자는 지지하는 손을 고객의 반대쪽 다리 또는 발목 위에 놓음으로써 움직임을 안정화시킬 수 있다.

신체운동학 근육검사

자세

엎드려 누운 자세가 된다. 고객은 발을 가쪽으로 가져감으로써 엉덩관절을 안쪽으로 회전시킨 상태에서 무릎을 대략 45°로 굽힌다.

무릎을 치료 테이블에서부터 들어 올림으로써 엉덩관절을 약간 폄으로 가져간다.

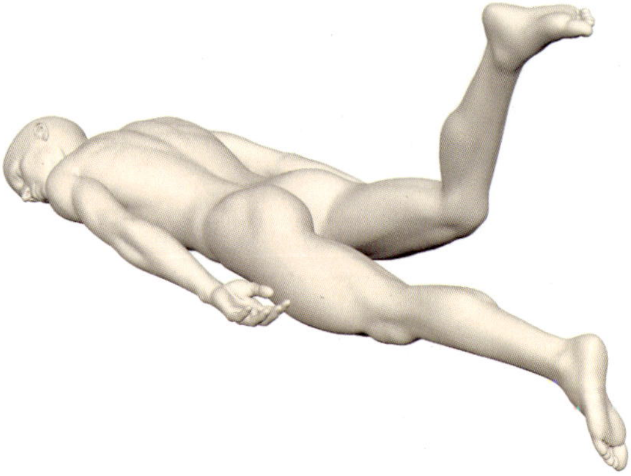

검사

고객에게 이 자세를 유지하도록 지시한다.

검사자는 자신의 신체를 약간 흔들면서 마치 엉덩관절을 안쪽으로 약간 회전시켜 무릎을 펴는 것처럼 먼쪽 정강뼈의 안쪽 면에 약간의 압력을 가한다.

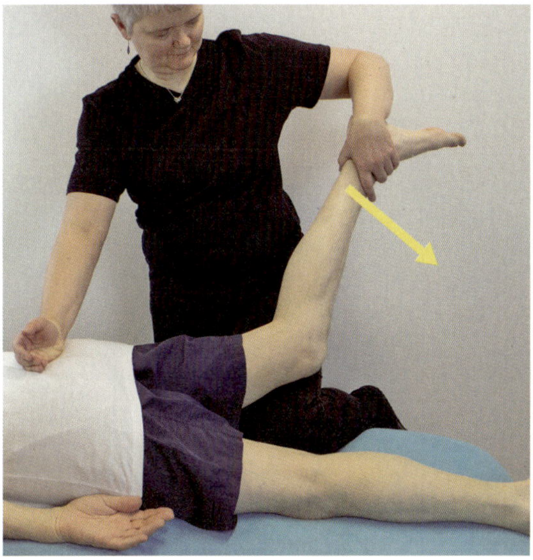

안정화

다리는 검사자의 넓적다리 위로 들어 올리거나 무릎 아래로 지지할 수 있다.

신체운동학적 연관성

기관 : 부신

침술 경락 : 순환/성 및 삼초(三焦 ; triple warmer)

감정 : 스트레스 및 걱정

비디오 : 두덩정강근

오금근(슬와근)
POPLITEUS

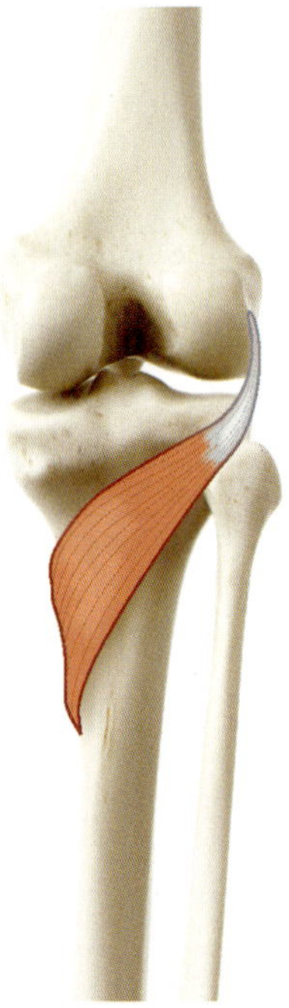

기시부

넙다리뼈의 가쪽 관절융기

정지부

몸쪽 뒤정강뼈, 가자미근선(soleal line)의 안쪽 면

작용

무릎을 펴진 위치에서부터 잠금을 푸는 것을 돕는다.

정강뼈 위의 넙다리뼈의 바깥쪽(가쪽) 회전을 돕는다.

넙다리뼈 위 정강뼈의 안쪽회전과 무릎의 굽힘을 돕는다.

신경분포

정강신경
L4, L5, S1

동맥분포

오금동맥(슬와동맥)

임상적 사실

장딴지근, 반힘줄모양근, 반막모양근 및 넙다리두갈래근(뒤넙다리근군)과 상승적으로 작용한다.

오금근은 무릎을 뒤쪽으로 안정화시키는 것을 돕고 마치 정강뼈 위 넙다리뼈를 가쪽으로 회전시킴으로써 무릎의 굽힘을 시작시키는 것처럼 "무릎의 잠금을 푸는 열쇠"라는 별명이 있다.

오금근은 무릎의 뒤쪽에서 가장 깊은 근육이다. 이 근육은 무릎을 굽히는 동안 가쪽 반달을 뒤쪽으로 당기는 가쪽 반달에 부착하는 섬유를 갖고 있다. 이것은 반달의 충돌을 방지하는 것을 돕는다. 그것은 달리기, 특히 비탈을 달려 내려갈 때 뒤쪽 무릎 통증에 연루되어 있으며, 달리기를 멈추고-출발하는 활동, 스키타기 사고 및 축구 및 럭비에서의 비틀림 부상에 의해 손상될 수 있다.

오금근의 몸쪽 힘줄은 무릎의 가쪽 관절주머니를 통과하여 뒤쪽 십자인대 부상에 관여할 수 있다.

촉진

1. 고객은 앉은 자세가 되거나 또는 엎드려 누운 자세가 되어 무릎을 40°와 80° 사이로 굽힌다.
2. 촉진하는 손가락을 뒤쪽 무릎의 섬유 위에 놓고 근육의 기시부와 정지부 양쪽의 위치를 찾아낸다.
3. 고객에게 정강뼈를 안쪽으로 회전시키도록 지시한다. 그 깊이 때문에 근육힘살을 촉진하는 것은 어렵지만, 뒤쪽 정강뼈 위에 있는 정지부는 촉진할 수 있다.
4. 근육조직 내의 수축에 주목한다. 기시부에서부터 정지부까지. 장딴지근 깊숙이 촉진한다는 것을 잊어서는 안 된다.

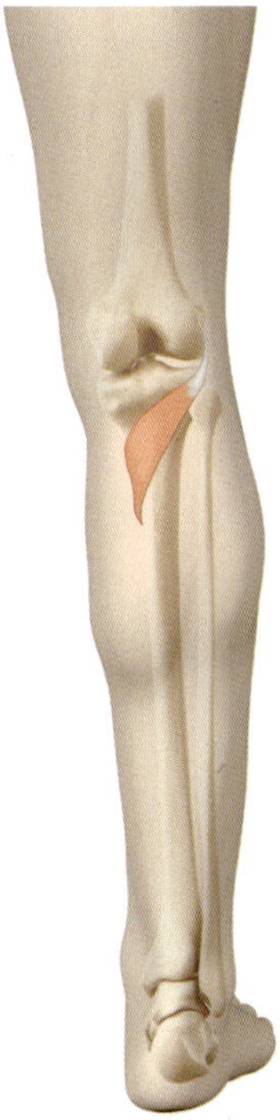

수동 근육검사

자세

반듯이 누운 자세가 되어 다리를 펴서 안쪽으로 회전시키고 무릎을 부분적으로 20°로 굽힌다.

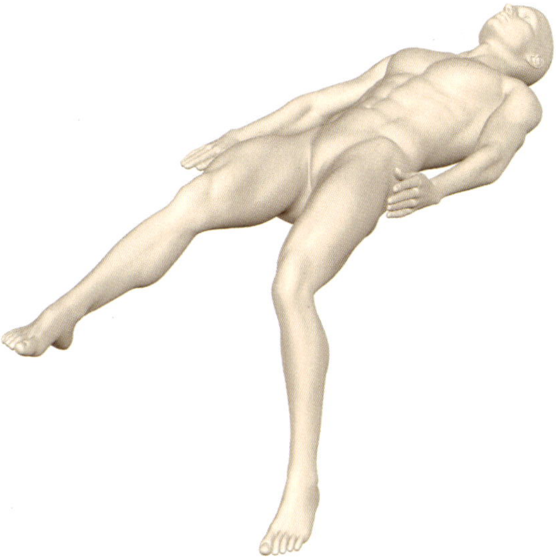

검사

검사자는 무릎관절 바깥쪽회전을 향해 저항력을 가한다.

조사결과를 기록하기 위해 적절한 등급척도를 사용한다. 범위 전체를 통해 검사한다는 것을 잊어서는 안 된다.

중간범위 검사는 등척성 강도를 평가하기 위해 사용될 수 있으며, 여기서 검사자에 의한 저항력이 가해짐이 없이 그 자세를 유지하도록 고객에게 지시한다.

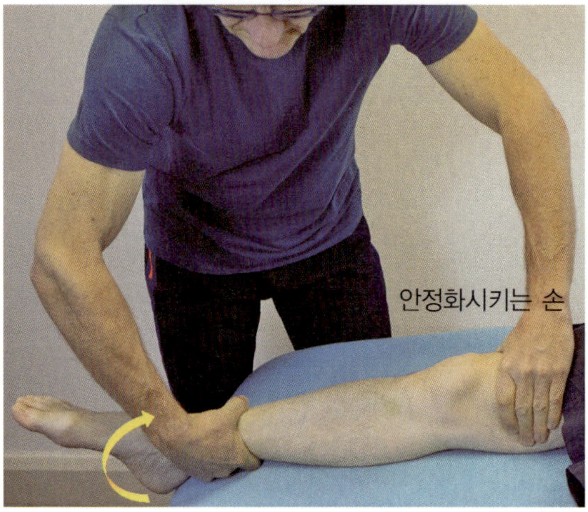

안정화

검사자는 지지하는 손을 무릎뼈의 몸쪽에 놓음으로써 움직임을 안정화시킬 수 있다.

신체운동학 근육검사

자세

반듯이 누운 자세가 된다. 고객은 무릎을 90°로 굽히고 엉덩관절을 바깥쪽으로 회전시켜 무릎이 가쪽으로 떨어져 나가도록 하여 발목을 지지한다.

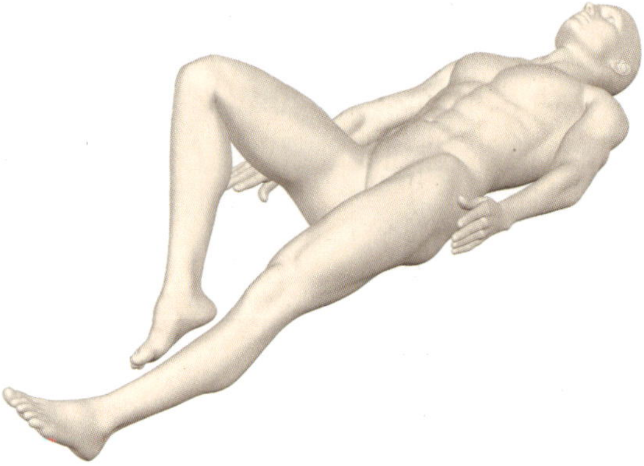

검사

고객에게 이 자세를 유지하도록 지시한다.

검사자는 자신의 신체를 약간 흔들면서 무릎의 가쪽에 약간의 힘을 가하고 한편 발목을 잡고 다리를 반대쪽 방향으로 비틀리게 한다. 오금근이 강한 경우, 이 회전력(torque)은 엉덩관절 근육에서 감지되고 관찰될 것이다. 약한 경우는 회전력은 관찰되지 않고 다리가 쉽사리 비틀릴 것이다.

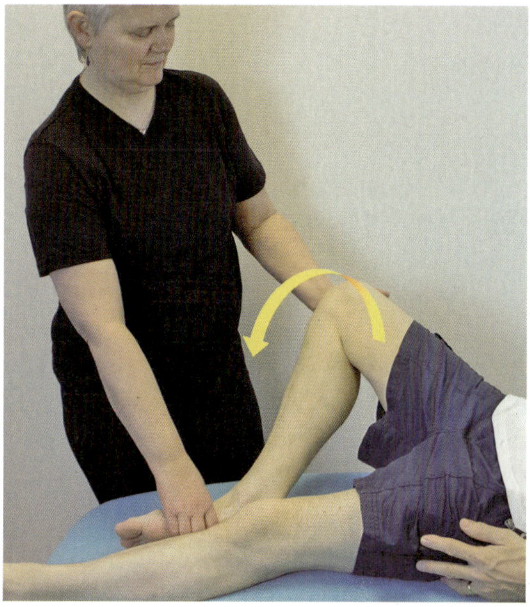

안정화

발목을 안정화시키면 다리는 넙다리뼈에서부터 반대쪽 방향으로 비틀릴 수 있다.

신체운동학적 연관성

기관 : 쓸개(담낭)

침술 경락 : 쓸개

감정 : 과민성, 좌절

비디오 : 오금근

넙다리빗근(봉공근)
SARTORIUS

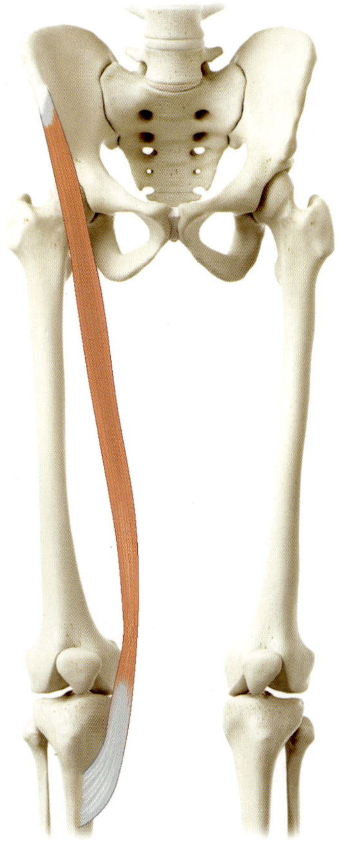

기시부
위앞엉덩뼈가시(ASIS)

정지부
정강뼈의 몸쪽 앞 안쪽 면(거위발)

작용
엉덩관절과 무릎관절의 굽힘

엉덩관절의 벌림(외전)

엉덩관절의 바깥쪽(가쪽)회전과 굽혀진 무릎의 안쪽회전

앞 골반경사의 시작을 보조한다.

신경분포
넙다리신경
L2, L3, L4

동맥분포
넙다리동맥

임상적 사실
두덩정강근, 반힘줄모양근, 반막모양근 및 넙다리두갈래근과 상승적으로 작용한다.

넙다리빗근은 신체에서 가장 긴 근육으로 간주되며 일반적으로 재단사의 근육이라 불린다. 재단사의 근육은 재단사가 재봉할 때에 사용되는 전통적인 자세인 다리를 교차시킬 때 생성되는 작용에서 이름을 딴 것이다.

촉진

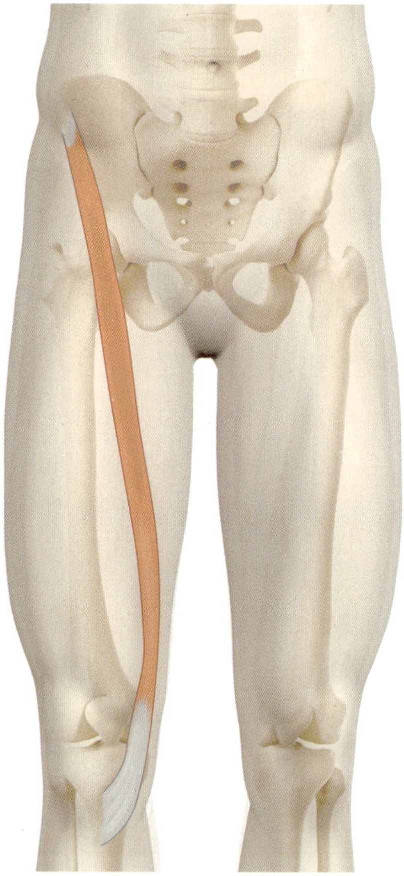

1. 고객은 반듯이 누운 자세가 된다. 촉진되는 다리를 마치 "숫자 4"를 형성하는 것처럼 촉진되는 다리가 다른 쪽 다리와 교차하도록 놓음으로써 엉덩관절이 굽혀지고 약간 가쪽으로(바깥쪽으로) 회전한 상태의 반대쪽 무릎 바로 아래에 발이 얹히도록 한다.
2. 촉진하는 손가락을 ASIS의 바로 밑 그리고 안쪽을 따라 놓는다.
3. 고객에게 엉덩관절을 굽혀서 바깥쪽으로 회전하도록 지시한다.
4. 표면에 놓인 넙다리빗근의 근육조직 내 수축에 주목한다. 기시부에서부터 정지부까지 촉진한다는 것을 잊어서는 안 된다.

수동 근육검사

자세

반듯이 누운 자세가 된다. 검사되는 다리가 엉덩관절에서 약간 굽혀지고 가쪽으로 회전하며 무릎이 약간 굽혀진 상태에서 발을 반대쪽 무릎뼈 바로 아래에 놓음으로써 다리가 숫자 4처럼 보인다.

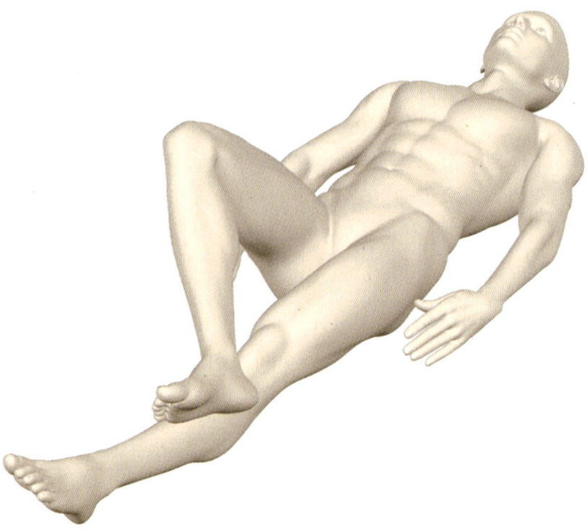

검사

검사자는 1차적인 힘 또는 2차적인 힘이 무릎관절과 엉덩관절 폄을 향해 가해질 수 있게 됨에 따라 저항력을 엉덩관절의 모음(내전)과 안쪽 회전을 향해 가한다.

조사결과를 기록하기 위해 적절한 등급척도를 사용한다. 전체 범위를 통해 검사한다는 것을 잊어서는 안 된다.

중간범위 검사는 등척성 강도를 평가하기 위해 사용될 수 있으며, 여기서 검사자에 의한 저항력이 가해짐이 없이 그 자세를 유지하도록 고객에게 지시한다.

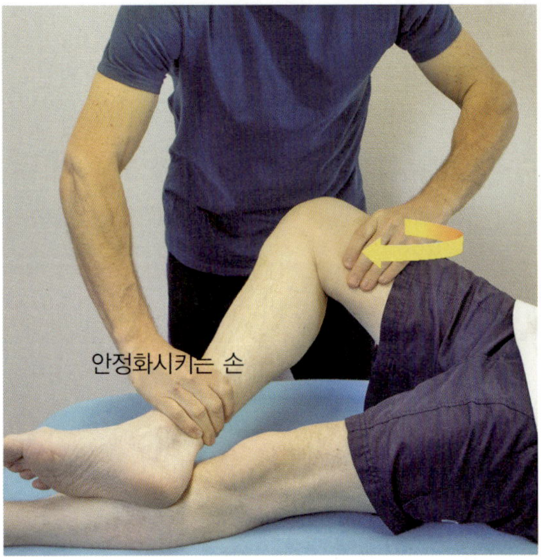

안정화

안정화는 고객이 치료 테이블의 옆을 꽉 잡음으로써 일어난다.

신체운동학 근육검사

자세

반듯이 누운 자세가 된다. 검사되는 다리가 엉덩관절에서 약간 굽혀지고 가쪽으로 회전하며 무릎이 약간 굽혀진 상태에서 발을 반대쪽 무릎뼈 바로 아래에 놓아 다리가 숫자 4처럼 보인다.

검사자는 치료 테이블 끝에 섬으로써 검사의 하중을 견디기 때문에 고객의 관여되지 않은 발은 검사자의 다리에 놓인다.

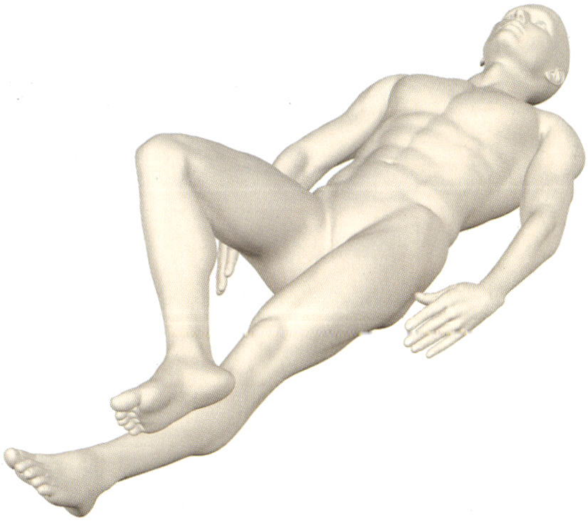

검사

고객에게 이 자세를 유지하도록 지시하고, 한편 검사자는 발목을 잡고 자신의 신체를 약간 흔들면서 무릎을 똑바르게 펴도록 시도한다.

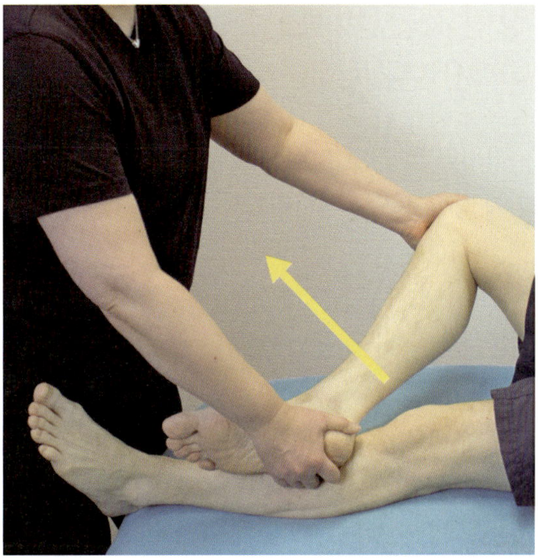

안정화

무릎을 지지하여 더 이상 가쪽으로 회전하는 것을 방지한다. "이중치료 국소화(double therapy localization)"의 한 형태로서의 넙다리빗근 검사를 하는 동안에 뒤통수 밑에 두 손을 놓도록 고객에게 지시할 수 있다.

신체운동학적 연관성

기관 : 부신

침술 경락 : 삼초(三焦) 및 순환/성

감정 : 스트레스

비디오 : 넙다리빗근

장딴지근(비복근)
GASTROCNEMIUS

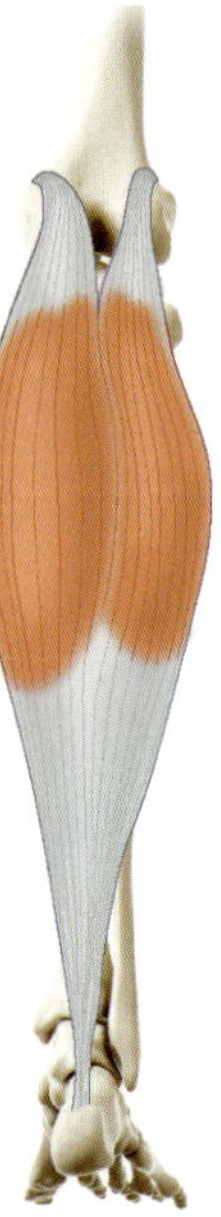

가자미근 및 장딴지빗근(plantaris muscles)과 함께 장딴지근은 "종아리세갈래근(하퇴삼두근)군"을 형성한다.

기시부
안쪽갈래
뒷면의 안쪽넙다리관절융기의 위쪽
가쪽갈래
뒷면의 가쪽넙다리관절융기의 위쪽

정지부
발꿈치힘줄(아킬레스힘줄)을 경유하여 발꿈치뼈(종골)

작용
무릎관절(정강넙다리뼈관절)을 약하게 굽힌다.
발목관절(거퇴관절)에 발의 발바닥쪽굽힘을 한다.
신장성으로 수축할 때 발목관절에서 발의 등쪽굽힘(배굴) 조절을 돕는다.

신경분포
정강신경
S1, S2

동맥분포
오금동맥(슬와동맥)의 장딴지분지

임상적 사실
가자미근, 장딴지빗근, 뒤정강근, 긴종아리근 및 짧은종아리근, 긴엄지발가락굽힘근, 긴발가락굽힘근과 상승적으로 작용한다.

몸쪽 섬유는 무릎관절주머니의 뒷부분과 혼합될지도 모른다.

장딴지근은 서 있을 때 발목관절과 무릎관절을 안정화시키는 데 중요하다.

장기간 동안 하이힐을 신는 것은 종아리세갈래근의 만성적인 단축을 야기할지도 모른다.

초음파 영상에서는 장딴지근의 가쪽 갈래와 뒤쪽 넙다리관절융기 사이에 종자뼈를 드러내 보여주고 있다. 이것은 장딴지근머리종자뼈(fabella)라고 불린다.

아킬레스힘줄 반사는 척수신경 S1을 검사한다. 종아리세갈래근군은 중요한 혈관펌프근육(vascular pump muscles)이며, 이것은 정맥혈이 심장으로 되돌아가는 것을 보조하고 림프 복귀를 돕는다.

촉진

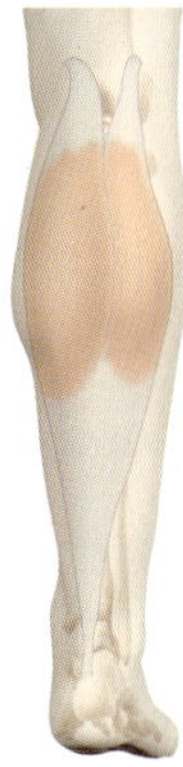

1. 고객은 무릎을 편 상태에서 엎드려 누운 자세가 된다.
2. 촉진하는 손가락을 뒷다리의 섬유 위에 놓는다.
3. 고객에게 발과 발목의 발바닥쪽굽힘(저굴)을 하도록 지시한다.
4. 근육조직 내 수축에 주목한다. 기시부에서부터 정지부까지 촉진한다는 것을 잊어서는 안 된다.

수동 근육검사

자세

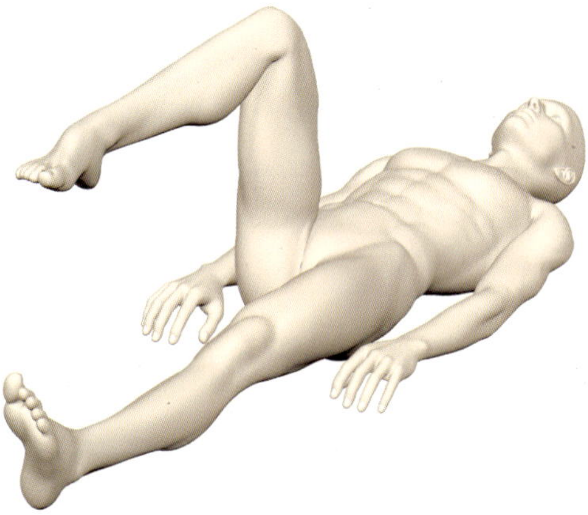

반듯이 누운 자세에서 시행하며 무릎관절과 엉덩관절을 90°로 굽히고 발목은 발바닥쪽굽힘을 한다.

검사

검사자는 발꿈치뼈(종골)를 등쪽굽힘(배굴)으로 당기도록 시도함으로써 저항력을 가한다.

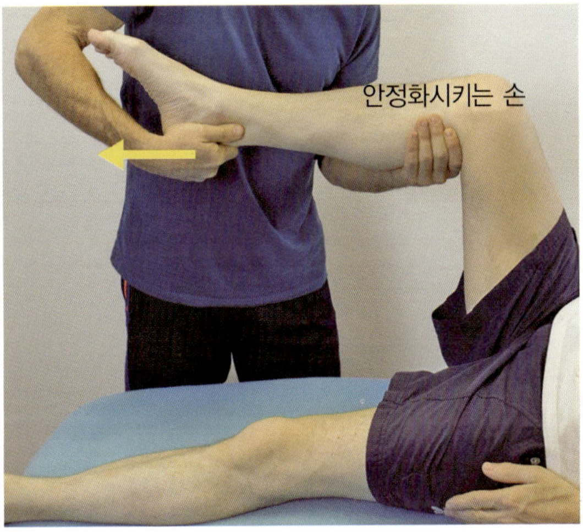

조사결과를 기록하기 위해 적절한 등급척도를 사용한다. 전체 범위를 검사한다는 것을 잊어서는 안 된다.

중간범위 검사는 등척성 강도를 평가하는 데 사용될 수 있으며, 여기서 고객에게 검사자에 의한 저항력이 가해짐이 없이 그 자세를 유지하도록 지시한다.

안정화

검사자는 지지하는 손을 뒤쪽 무릎의 몸쪽에 놓음으로써 움직임을 안정화시킬 수 있다.

신체운동학 근육검사

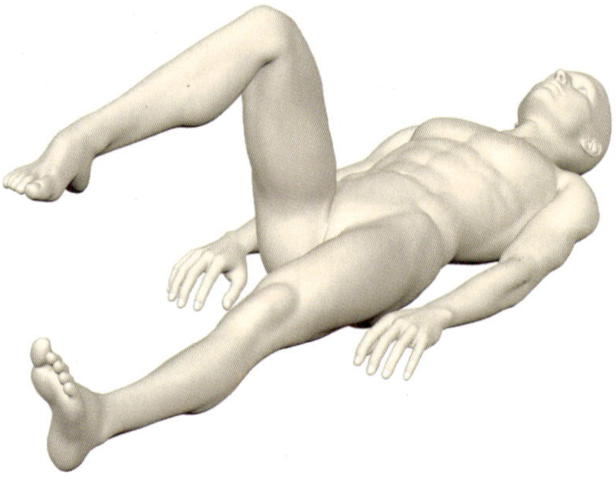

자세

반듯이 누운 자세에서 시행한다. 발을 완전히 발바닥쪽굽힘을 시킨 상태에서 엉덩관절과 무릎관절을 약간 굽힌다. 장딴지근의 가쪽 및 안쪽 부분은 안쪽 부분의 검사에 대해서는 다리를 안쪽으로 회전시키는 것에 의해서 검사할 수 있고 가쪽 부분의 검사에 대해서는 다리를 가쪽으로 회전시키는 것에 의해서 검사할 수 있다.

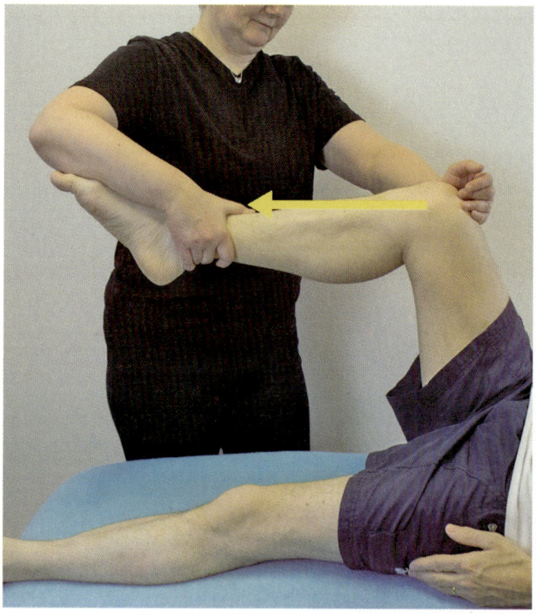

검사

고객에게 이 자세를 유지하도록 요청한다. 검사자는 발목을 잡고 자신의 신체를 흔들면서 약간의 압력을 가하여 무릎을 펴도록 시도한다.

안정화

검사자는 다리를 안정화시키기 위해 검사하는 동안에 무릎을 잡는다.

신체운동학적 연관성

기관 : 부신

침술 경락 : 순환/성 및 삼초(三焦)

감정 : 스트레스

비디오 : 장딴지근

가자미근
SOLEUS

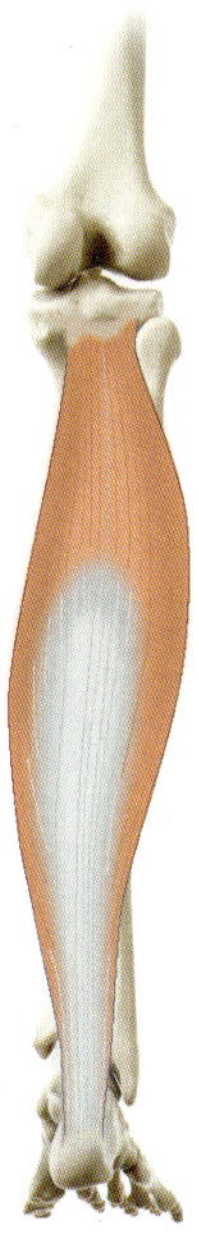

기시부
정강뼈의 가자미근선 및 종아리뼈머리(비골두)의 몸쪽 면

정지부
발꿈치힘줄(아킬레스힘줄)을 경유하여 발꿈치뼈

작용
발목관절(거퇴관절)에서 발의 발바닥쪽굽힘을 한다.

발을 내번시킨다(약하게).

발목관절(거퇴관절)의 등쪽굽힘 조절을 돕는다.

신경분포
정강신경

L5, S1, S2

동맥분포
오금동맥의 장딴지 분지

임상적 사실
장딴지근, 장딴지빗근, 뒤정강근, 긴종아리근 및 짧은종아리근, 긴엄지발가락굽힘근, 긴발가락굽힘근과 상승적으로 작용한다.

가자미근은 발의 주요 발바닥굽힘근이며 서 있을 때 발목관절과 무릎관절을 안정화시키는 데 중요하다. 그것은 하나의 다리 자세근육이다.

장기간 동안 하이힐을 신는 것은 가자미근과 종아리세갈래근의 만성적인 단축을 야기할지도 모른다.

초음파 영상에서는 더부 가자미근(accessory soleus)이라 불리는 여분의 힘살(extra belly)을 드러내 보여주고 있다.

때로는 가자미근의 안쪽 부분이 결여되어 있을지도 모른다.

아킬레스힘줄 반사는 척수신경 S1을 검사한다. 종아리세갈래근군은 중요한 혈관펌프근육이며, 이것은 정맥혈이 심장으로 되돌아가는 것을 보조하고 림프 복귀를 보조한다.

가자미근은 그 형태가 가자미와 유사하기 때문에 이름이 붙여졌다.

촉진

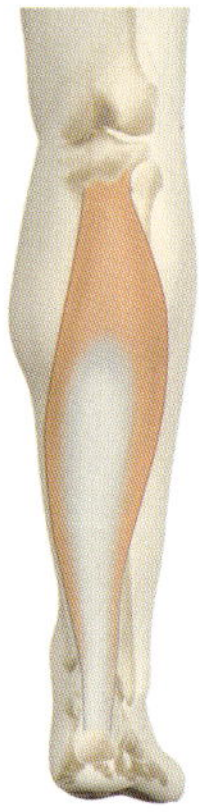

1. 고객은 엎드려 누운 자세가 되어 무릎을 90°로 굽힌다.
2. 촉진하는 손가락을 뒷다리의 섬유 위에 놓는다.
3. 고객에게 발과 발목의 발바닥쪽굽힘을 하도록 지시한다.
4. 근육조직 내 수축에 주목한다. 기시부에서부터 정지부까지, 장딴지근 깊숙이 촉진한다는 것을 잊어서는 안 된다.

수동 근육검사

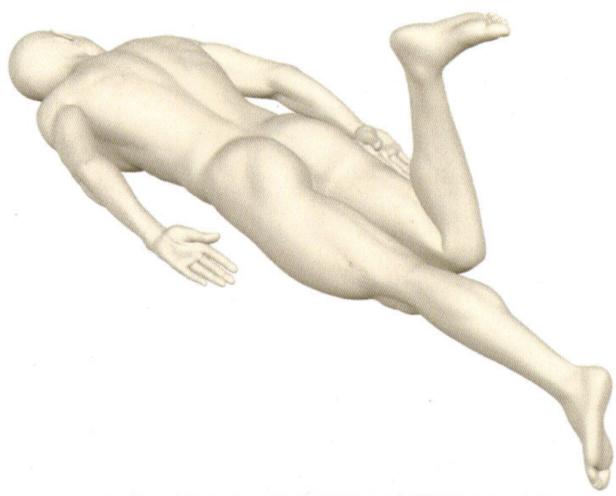

자세

엎드려 누운 자세에서 시행하며 무릎을 110°로 굽히고 발목/발의 발바닥쪽굽힘을 한다.

검사

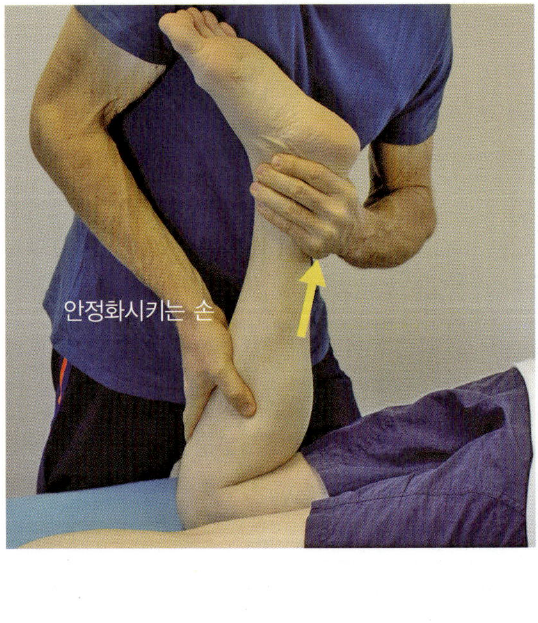

검사자는 발꿈치뼈(종골)를 등쪽굽힘(배굴)으로 들어 올리도록 시도함으로써 저항력을 가한다.

조사결과를 기록하기 위해 적절한 등급척도를 사용한다. 전체 범위를 검사한다는 것을 잊어서는 안 된다.

중간범위 검사는 등척성 강도를 평가하는 데 사용될 수 있으며, 여기서 고객에게 검사자에 의한 저항력이 가해짐이 없이 그 자세를 유지하도록 지시한다.

안정화

검사자는 지지하는 손을 몸쪽 정강뼈에 놓음으로써 움직임을 안정화시킬 수 있다.

신체운동학 근육검사

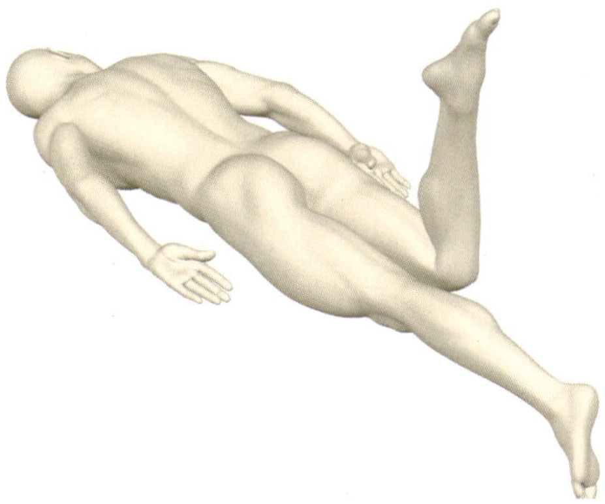

자세

엎드려 누운 자세가 된다. 무릎은 90° 이하로 굽혀 검사에서 장딴지근의 관여를 제거한다. 90° 이상 굽히지 않는다. 그렇지 않으면 뒤넙다리근이 이 검사에 관여하게 될 것이다. 발의 완전한 발바닥쪽굽힘을 한다.

검사

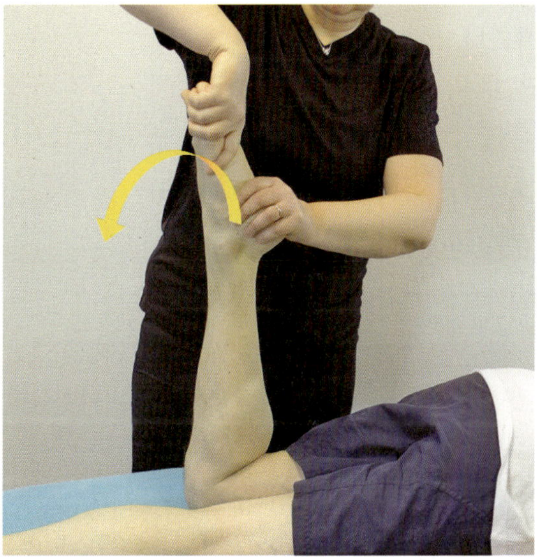

고객에게 이 자세를 유지하도록 요청한다.

검사자는 이 발꿈치뼈를 잡는다. 검사자는 자신의 신체를 약간 흔들면서 마치 발의 발바닥쪽 굽힘을 일으키는 것처럼 발꿈치뼈와 발바닥 면에 약간의 압력을 가한다.

안정화

검사자는 손을 발의 바닥 면에 놓고 발이 등쪽굽힘을 향하게 한다.

신체운동학적 연관성

기관 : 부신

침술 경락 : 순환/성 및 삼초(三焦)

감정 : 스트레스

비디오 : 가자미근

앞정강근(전경골근)
TIBIALIS ANTERIOR

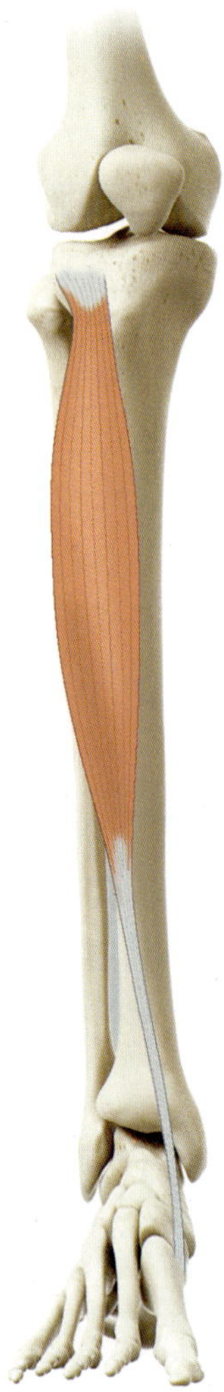

기시부

정강뼈의 몸쪽 가쪽 2/3,
정강뼈의 가쪽 관절융기 및 뼈사이막(골간막)

정지부

안쪽쐐기뼈 및 제1발허리뼈(중족골)의 바닥
앞정강근 힘줄은 정강뼈의 안쪽 복사뼈 앞으로 뻗는다.

작용

목말밑관절(거골하관절)에서 발의 내번(inversion)

발목관절(거퇴관절)의 등쪽굽힘

신장성으로 수축할 때 목말밑관절에서의 발의 외번(eversion)과 거퇴관절에서의 발바닥쪽굽힘을 조절하는 것을 돕는다.

신경분포

깊은종아리신경
L4, L5, S1

동맥분포

앞정강동맥

임상적 사실

긴엄지발가락폄근, 긴발가락폄근과 상승적으로 작용한다.

앞정강근은 특히 균형 잡기, 달리기 및 걷기에서 안쪽 세로아치(longitudinal arch)를 지지하고 발을 들어 올려 발끝 떼기(toe-off) 후 지면에서 떨어질 때 보행의 유각기를 돕는다.

앞정강근 통증은 근육긴장 또는 정강근에 대한 손상에 기인할 수 있으며 정강이통증(shin splints)으로 이어진다.

깊은종아리신경의 병변은 처진 발(하수족)을 야기하는 앞정강근의 마비를 초래할 수 있다. 발처짐(족하수)은 발꿈치가 지면에 먼저 닿는 것을 방지하고 이리하여 각 개인이 발의 아치와 발끝을 들어 올리게 하여 발끝이 지면에 닿는 것을 방지한다. 그 결과는 독특한 타가닥 소리 또는 발의 철석 때리는 소리가 난다.

촉진

1. 고객은 반듯이 누운 자세 또는 앉은 자세가 된다.
2. 촉진하는 손가락을 정강뼈 앞 단면의 바로 가쪽에 있는 앞정강근 섬유 위에 놓는다.
3. 고객에게 발목의 등쪽굽힘을 하고 발끝을 아래쪽으로 감기게 한다. 이와 같이 발끝을 굽힘으로써 사람들은 긴발가락폄근이 수축에 관여하는 것을 없앤다.
4. 근육조직 내 수축에 주목한다. 기시부에서부터 정지부까지 촉진한다는 것을 잊어서는 안 된다.

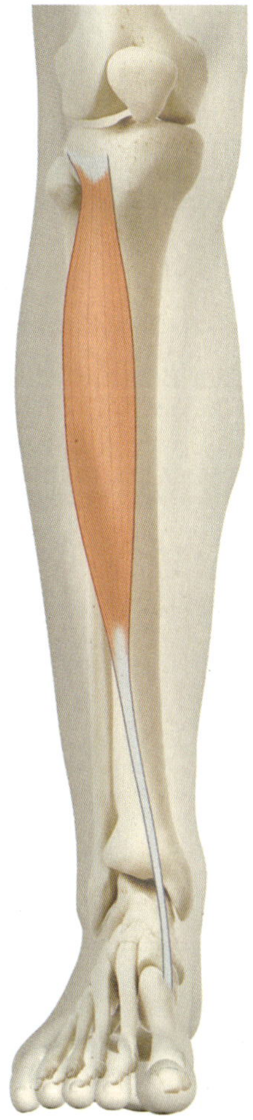

수동 근육검사

자세

일반적으로 발목의 등쪽굽힘과 내번을 한 상태에서 반듯이 누운 자세가 되어 시행한다.

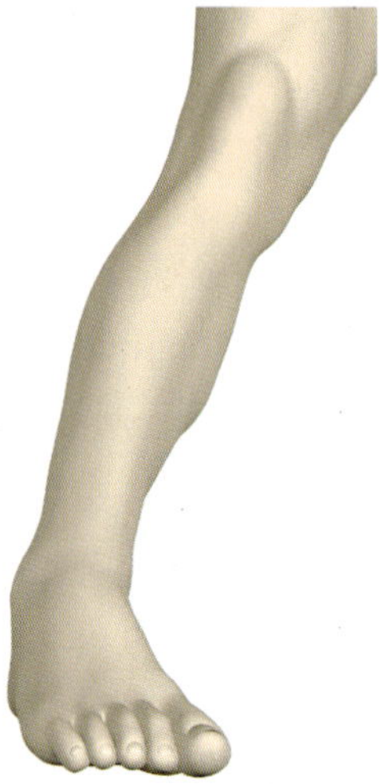

검사

검사자는 안쪽에서부터 가쪽으로 대각선 방향으로 그리고 발바닥쪽굽힘을 향해 발에 저항력을 가한다.

조사결과를 기록하기 위해 적절한 등급척도를 사용한다. 범위 전체를 검사한다는 것을 잊어서는 안 된다.

중간범위 검사는 등척성 강도를 평가하기 위해 사용될 수 있으며, 여기서 고객에게 검사자에 의한 저항력이 가해짐이 없이 그 자세를 유지하도록 지시한다.

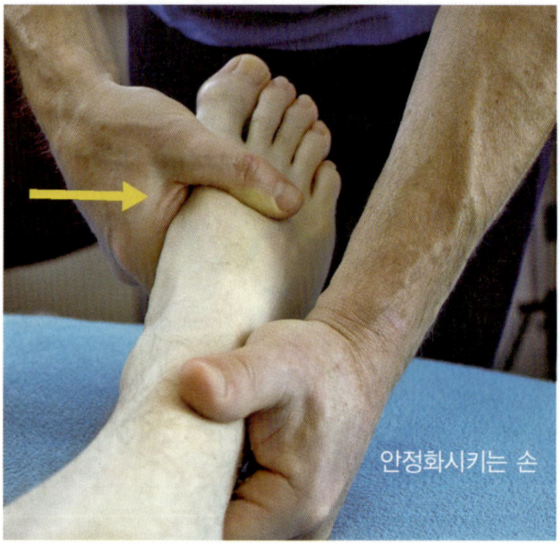

안정화

검사자는 지지하는 손을 발목의 가쪽에 놓음으로써 움직임을 안정화시킬 수 있다.

신체운동학 근육검사

자세

반듯이 누운 자세에서 시행한다. 발을 완전히 등쪽굽힘을 하고 내번한다(위쪽으로 그리고 안쪽으로).

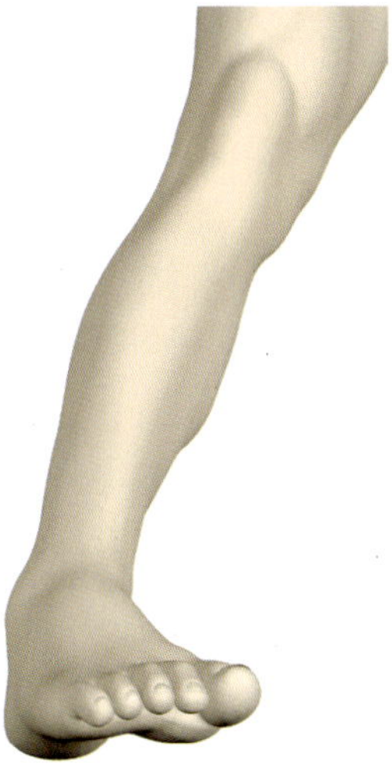

검사

고객에게 이 자세를 유지하도록 지시한다. 검사자는 발을 양손으로 잡고 가쪽으로 약간 움직여 마치 발을 중립위치로 되돌리는 것처럼 발에 약간의 압력을 가한다.

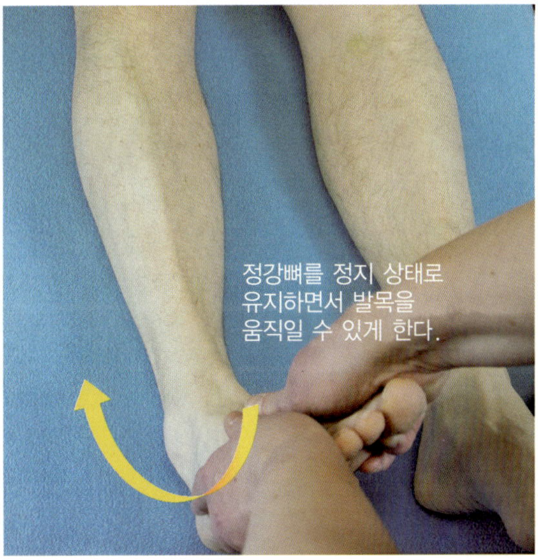

안정화

발을 양손으로 잡아 검사자가 고객의 신체를 용이하게 중립위치로 회전시킨다. 따라서 고객의 어떠한 움직임도 발목에서 일어난다.

신체운동학적 연관성

기관 : 방광

침술 경락 : 방광

감정 : 공포

비디오 : 앞정강근

뒤정강근(후경골근)
TIBIALIS POSTERIOR

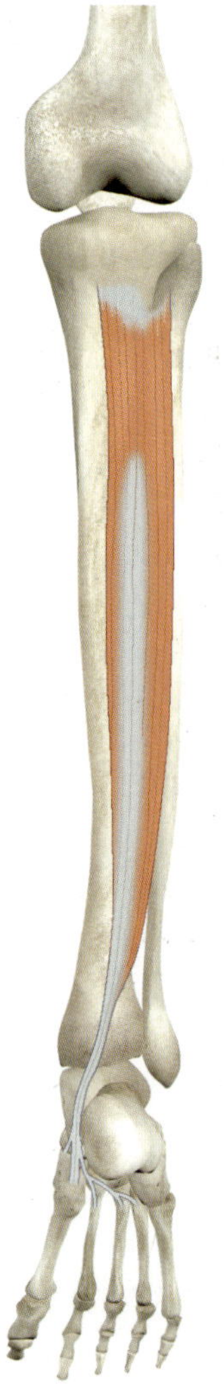

기시부

정강뼈의 뒤 몸쪽 2/3, 종아리뼈 및 뼈사이막

정지부

발배뼈(주상골), 3개의 쐐기뼈 전부, 제2, 제3 및 제4 발허리뼈(중족골), 입방뼈 및 발꿈치뼈를 포함하는 발의 바닥면 뒤정강근 힘줄은 정강뼈의 안쪽복사뼈 밑을 뻗는다.

작용

목말밑관절(거골하관절)에서의 발의 내번

발목관절(거퇴관절)에서의 발의 발바닥쪽굽힘

발목에서의 작은 움직임의 안정화

신장성으로 수축할 때 목말밑관절에서의 내번과 발목관절(거퇴관절)에서의 발의 등쪽굽힘 조절을 돕는다.

신경분포

정강신경

L4, L5, S1

동맥분포

뒤정강동맥

임상적 사실

긴엄지발가락굽힘근, 긴발가락굽힘근과 상승적으로 작용한다.

뒤정강근은 발목의 주요 안정근이고 보행하는 동안에 과다 엎침(회내)을 방지한다.

게다가 뒤정강근은 발의 안쪽 세로아치를 지지한다.

안쪽복사의 뒤쪽을 지나는 구조물에 대한 좋은 학습 기억법은: "Tom, Dick an' Harry" (Tibialis posterior, flexor Digitorum longus, posterior tibial Artery, tibial Nerve, flexor Hallucis longus)이다.

촉진

1. 엎드려 누운 자세에서 시행된다.
2. 촉진하는 손가락을 뒤쪽 장딴지의 섬유 위에 놓는다.
3. 고객에게 발목의 내전과 발바닥쪽굽힘을 하도록 지시한다.
4. 근육조직 내 수축에 주목한다. 기시부에서부터 안쪽복사의 뒤 발바닥까지 장딴지근/가자미근 깊숙이 촉진한다는 것을 잊어서는 안 된다.

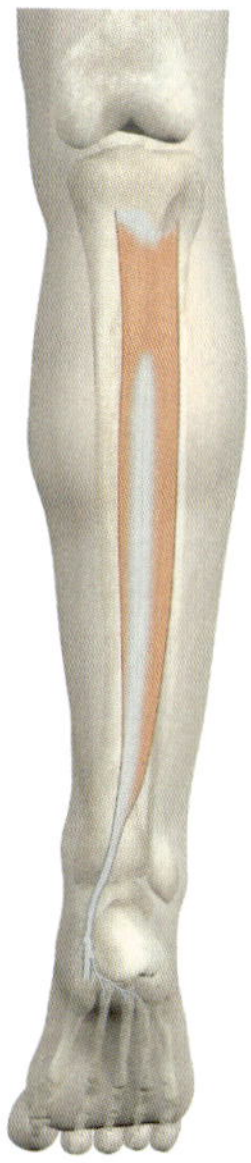

수동 근육검사

자세

발목이 발바닥쪽굽힘과 내번이 된 상태에서 반듯이 누운 자세가 되어 시행한다.

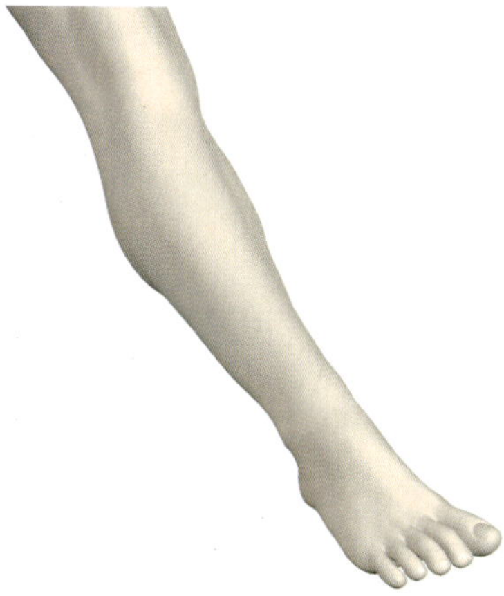

검사

검사자는 안쪽에서부터 가쪽으로 대각선 방향으로 그리고 등쪽굽힘을 향해 발에 저항력을 가한다.

조사결과를 기록하기 위해 적절한 등급척도를 사용한다. 범위 전체를 검사한다는 것을 잊어서는 안 된다.

중간범위 검사는 등척성 강도를 평가하기 위해 사용될 수 있으며, 여기서 고객에게 검사자에 의한 저항력이 가해짐이 없이 그 자세를 유지하도록 지시한다.

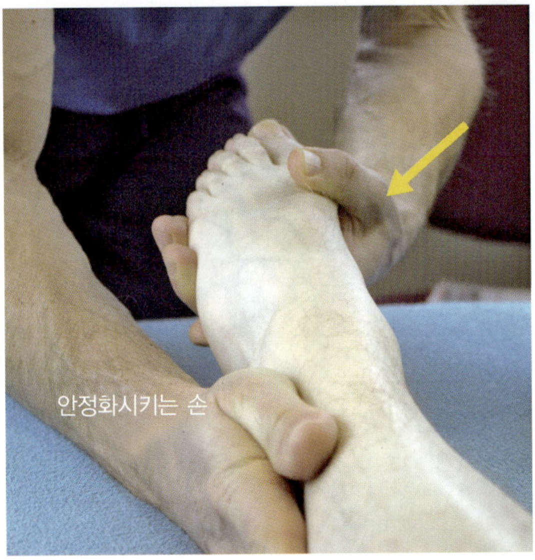

안정화

검사자는 지지하는 손을 발목 위 가쪽에 놓음으로써 움직임을 안정화시킬 수 있다.

신체운동학 근육검사

자세

반듯이 누운 자세에서 시행한다. 고객의 발은 완전히 발바닥쪽굽힘과 내번을 시킨다(아래쪽으로 그리고 안쪽으로).

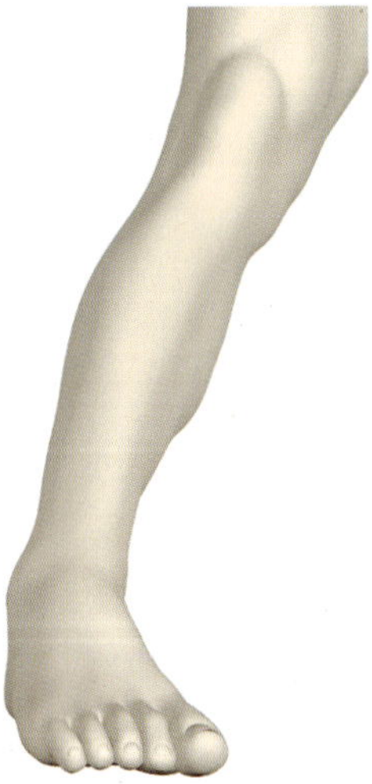

검사

고객에게 이 자세를 유지하도록 지시한다. 검사자는 양손으로 발을 잡기 때문에 고객의 어떠한 움직임도 발목에서만 일어난다. 검사자는 약간 이동하여 마치 발을 중립위치로 되돌리는 것처럼 발에 약간의 압력을 가한다.

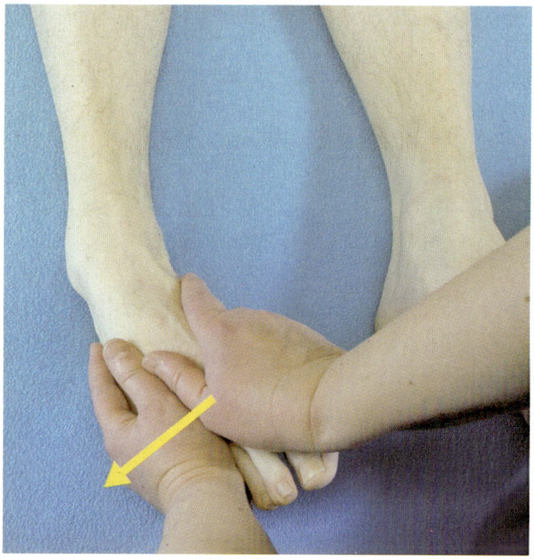

안정화

검사자는 양손으로 발을 잡고 움직임이 일어나는 유일한 관절로서의 발목관절을 분리시킨다.

신체운동학적 연관성

기관 : 방광

침술 경락 : 방광

감정 : 공포

비디오 : 뒤정강근

종아리근군(비골근군)
FIBULARIS GROUP (peroneus)

다리근육의 이 가쪽 근육군은 그 부착부 및 종아리뼈(비골)와의 밀접한 연관성 때문에 흔히 종아리근군이라 불린다.

이 근육군은 다음의 근육, 즉 셋째종아리근, 긴종아리근 및 및 짧은종아리근으로 구성된다.

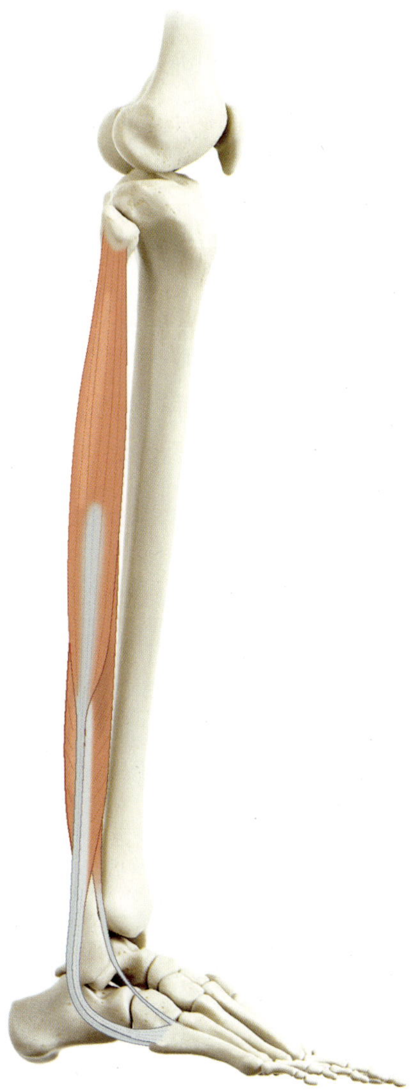

기시부
셋째종아리근
종아리뼈 앞부분의 먼쪽 1/3
긴종아리근
종아리뼈의 머리 및 몸쪽 가쪽 몸통
짧은종아리근
가쪽종아리뼈의 먼쪽 2/3

정지부
셋째종아리근
제5발허리뼈의 바닥
긴종아리근
안쪽쐐기뼈 및 제1발허리뼈의 바닥
짧은종아리근
제5발허리뼈 결절

작용
셋째종아리근
발목관절에서의 발의 등쪽굽힘
목말밑관절에서의 발의 외번
긴종아리근 및 짧은종아리근
목말밑관절에서의 발의 외번
발목관절에서의 발의 발바닥쪽굽힘
신장성으로 수축할 때 목말밑관절에서의 발의 내번 및 발목관절에서의 등쪽굽힘 조절을 돕는다.

신경분포
얕은종아리신경
L4, L5, S1

동맥분포
종아리동맥

임상적 사실

긴종아리근과 짧은종아리근은 발의 외번 및 발바닥쪽굽힘을 위해 상승적으로 작용하고 장딴지근과 가자미근은 발바닥쪽굽힘을 위해 상승적으로 작용한다.

긴종아리근과 짧은종아리근은 가쪽복사뼈 뒤를 지나가고 제3종아리근은 앞을 지나가기 때문에 주로 발바닥쪽굽힘근으로서 작용한다.

앞정강근과 함께 종아리근군은 발의 등자(stirrup)를 구성한다.

긴종아리근은 발목의 핵심적인 안정근이고 발목관절 내반근의 힘의 균형을 유지하는 것을 돕는다. 긴종아리근은 흔히 만성 발목 불안정성과 내번 염좌가 있는 환자의 근력관련 재활을 필요로 한다.

촉진

1. 고객은 반듯이 누운 자세 또는 앉은 자세가 된다.
2. 촉진하는 손가락을 가쪽복사뼈 앞쪽의 종아리근 섬유 위에 놓는다.
3. 고객에게 발목을 외번시키도록 지시한다.
4. 근육조직 내 수축에 주목한다. 정지부에서부터 기시부로 촉진한다는 것을 잊어서는 안 된다.

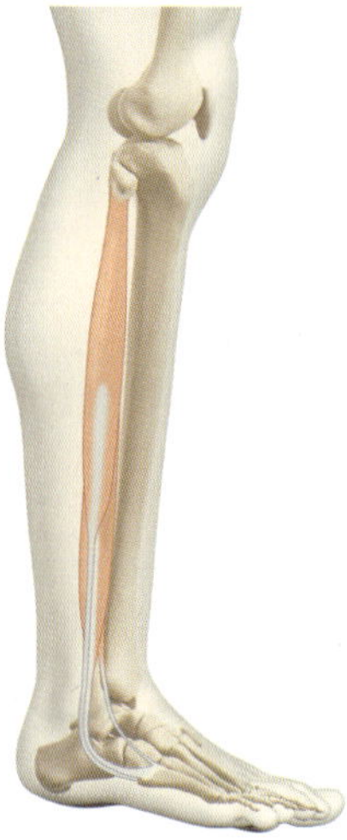

수동 근육검사

자세

셋째종아리근

반듯이 누운 자세에서 시행하고 발목을 등쪽굽힘과 외번을 시킨다.

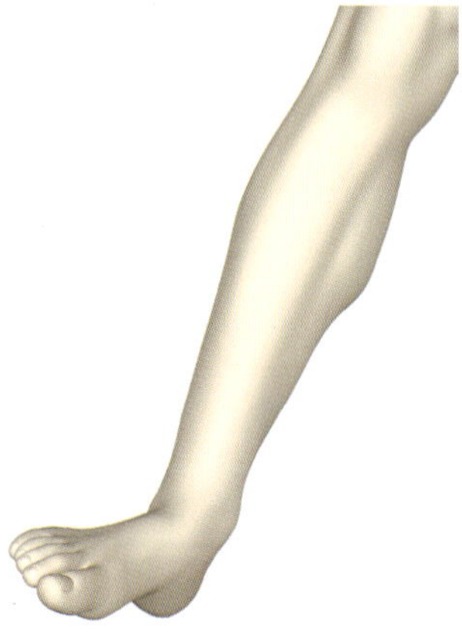

셋째종아리근

긴종아리근 및 짧은종아리근

반듯이 누운 자세에서 시행하고 발목을 발바닥쪽 굽힘과 외번을 시킨다.

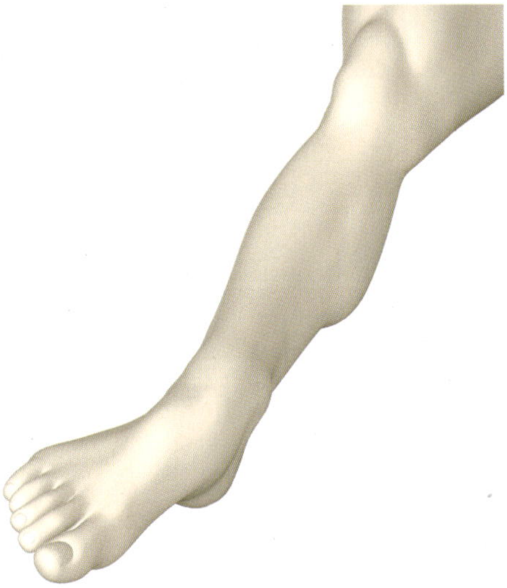

긴종아리근 및 짧은종아리근

검사

셋째종아리근

검사자는 가쪽에서부터 안쪽으로 그리고 발바닥 쪽굽힘을 향해서 대각선 방향으로 저항력을 가한다.

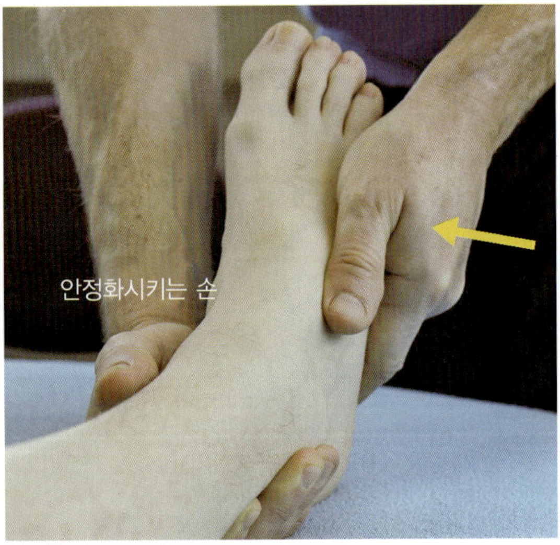

셋째종아리근

긴종아리근 및 짧은종아리근

검사자는 가쪽에서부터 안쪽으로 그리고 등쪽굽힘으로 회전 패턴으로 저항력을 가한다.

조사결과를 기록하기 위해 적절한 등급척도를 사용한다. 그 범위 전체를 검사한다는 것을 잊어서는 안 된다.

중간범위 검사는 등척성 강도를 평가하기 위해 사용될 수 있으며, 여기서 고객에게 검사자에 의한 저항력이 가해짐이 없이 그 자세를 유지하도록 지시한다.

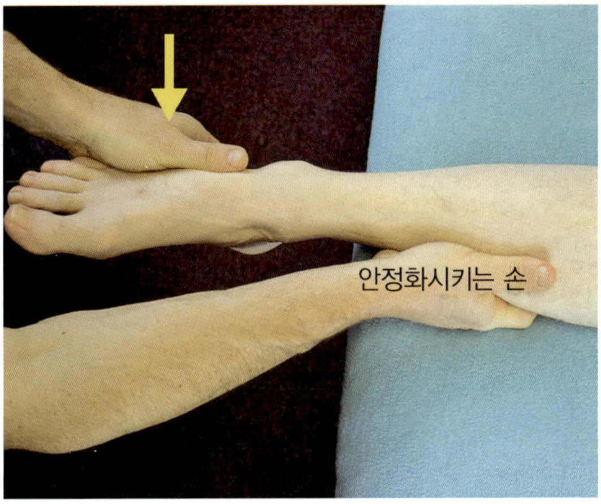

긴종아리근 및 짧은종아리근

안정화

검사자는 지지하는 손을 발목 위 앞쪽으로 놓음으로써 움직임을 안정화시킬 수 있다.

신체운동학 근육검사

자세

셋째종아리근

반듯이 누운 자세에서 시행하고 발을 완전히 등쪽굽힘과 외번을 시킨다(위쪽으로 그리고 바깥쪽으로).

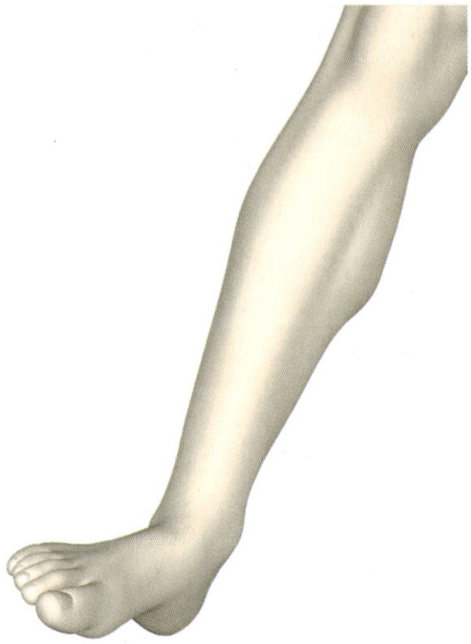

셋째종아리근

긴종아리근 및 짧은종아리근

반듯이 누운 자세에서 시행하고 발을 완전히 발바닥쪽굽힘과 외번을 시킨다(아래쪽으로 그리고 바깥쪽으로).

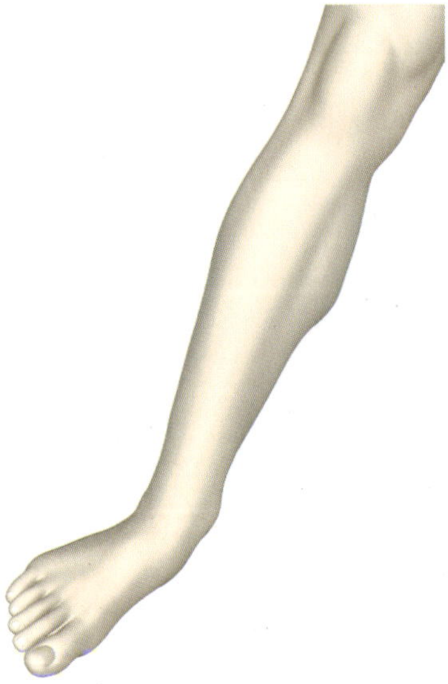

긴종아리근 및 짧은종아리근

검사

고객에게 이 자세를 유지하도록 지시한다. 검사자는 양손으로 발을 잡기 때문에 고객의 어떠한 움직임도 발목에서만 일어난다. 검사자는 약간 이동하여 마치 발을 중립위치로 되돌리는 것처럼 발에 약간의 압력을 가한다.

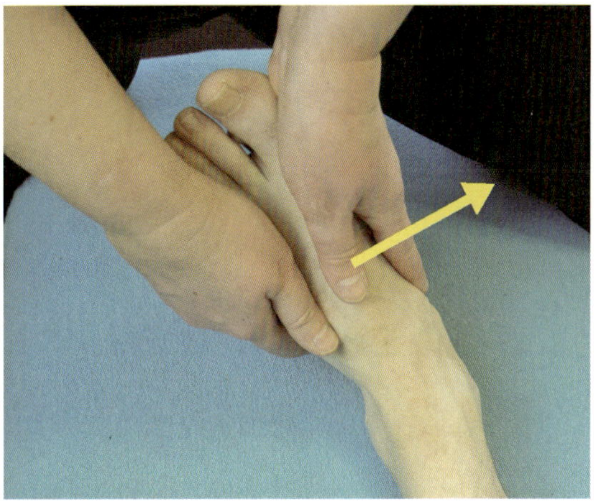

셋째종아리근

안정화

검사자는 양손으로 발을 잡고 움직임이 일어나는 유일한 관절로서의 발목관절을 분리시킨다.

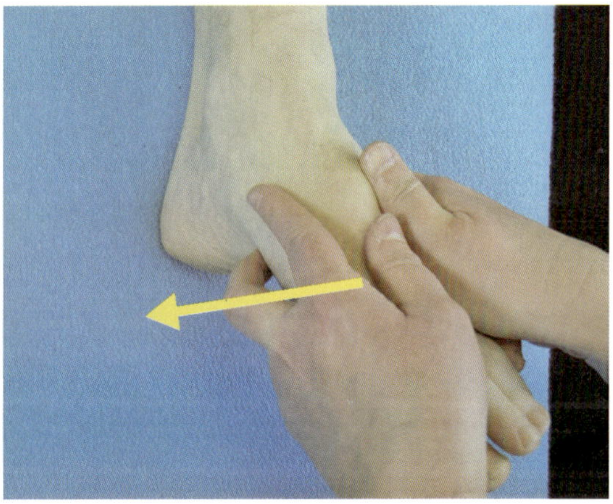

긴종아리근 및 짧은종아리근

신체운동학적 연관성

기관 : 방광

침술 경락 : 방광

감정 : 공포

비디오 : 긴종아리근 및 짧은종아리근

긴엄지발가락폄근(장무지신근)
EXTENSOR HALLUCIS LONGUS

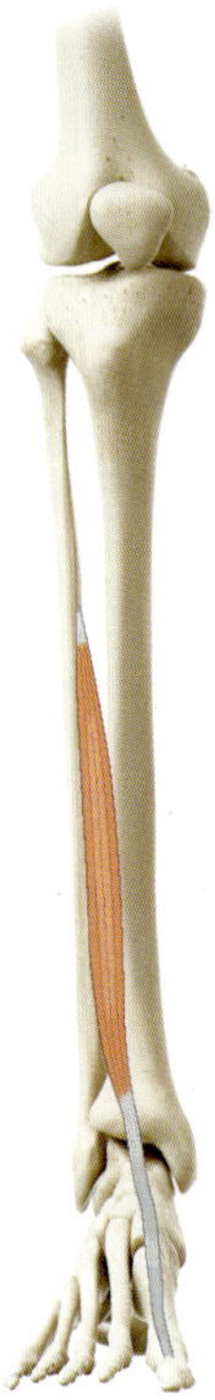

기시부
종아리뼈의 앞 중간 1/3 및 뼈사이막

정지부
엄지발가락의 먼쪽 마디뼈 바닥

작용
엄지발가락을 펴고 발의 등쪽굽힘과 내번을 보조한다.

신장성으로 수축한 경우 엄지발가락 굽힘의 조절을 돕는다.

신경분포
깊은종아리신경
L4, L5, S1

동맥분포
앞정강동맥

임상적 시실
짧은엄지발가락폄근 및 앞정강근과 상승적으로 작용한다.

이 근육은 보행주기 동안에 발꿈치 접지(heel strike) 후 앞발의 감속을 조절한다.

발등동맥(족배동맥)은 긴엄지발가락폄근 및 긴발가락폄근의 힘줄 사이의 앞면에서 촉진 가능하다.

촉진

1. 고객은 반듯이 누운 자세 또는 앉은 자세가 된다.
2. 촉진하는 손가락을 앞 먼쪽 정강뼈의 가쪽 섬유 위에 놓는다.
3. 고객에게 엄지발가락을 앞 정강뼈로 가져감으로써 엄지발가락을 펴도록 지시한다.
4. 근육조직 내 수축에 주목한다. 정지부에서부터 기시부로 촉진한다는 것을 잊어서는 안 된다.

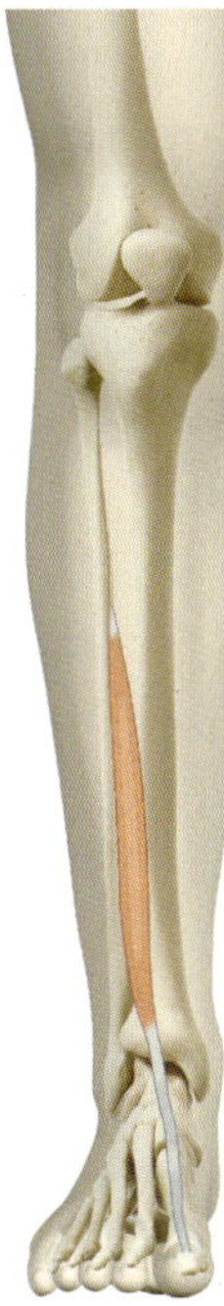

수동 근육검사

자세

반듯이 누운 자세가 되어 발목을 중립위치에 놓고 엄지발가락을 완전히 편다.

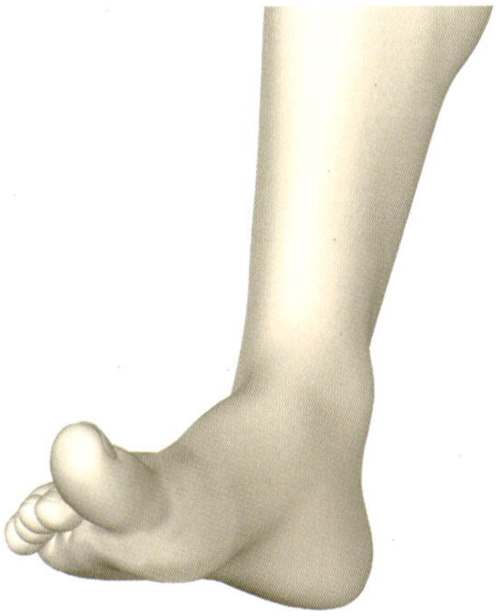

검사

검사자는 엄지발가락의 굽힘을 향해 저항력을 가한다.

조사결과를 기록하기 위해 적절한 등급척도를 사용한다. 전체 범위를 검사한다는 것을 잊어서는 안 된다.

중간범위 검사는 등척성 강도를 평가하기 위해 사용될 수 있으며, 여기서 고객에게 검사자에 의해 저항력이 가해짐이 없이 그 자세를 유지하도록 지시한다.

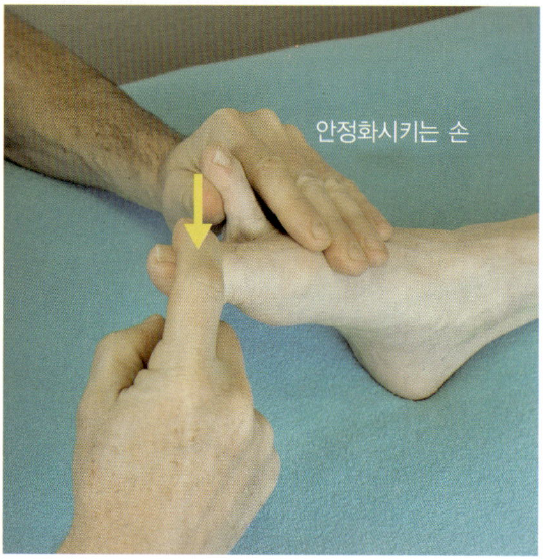

안정화

지지하는 손을 제2~5 발가락뼈의 등쪽 면 위에 놓는다.

신체운동학 근육검사

자세

반듯이 누운 자세가 되어 발목을 중립위치에 둔다. 엄지발가락은 부분적으로 45°로 편다.

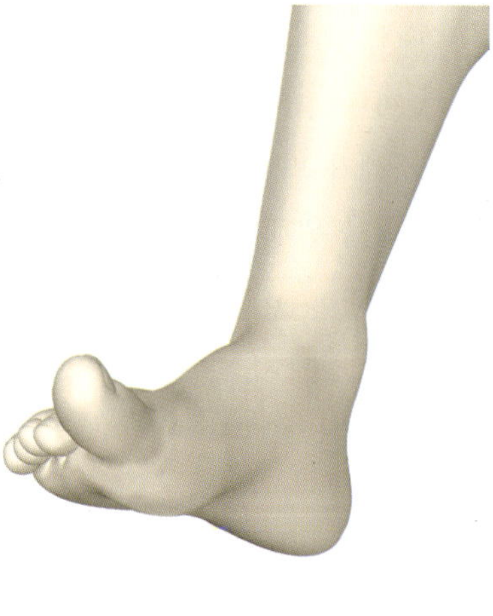

검사

고객에게 이 자세를 유지하도록 지시하고 한편 검사자는 자신의 신체를 살짝 흔들면서 엄지발가락에 약간의 힘을 가하여 굽힘으로 이동시킨다.

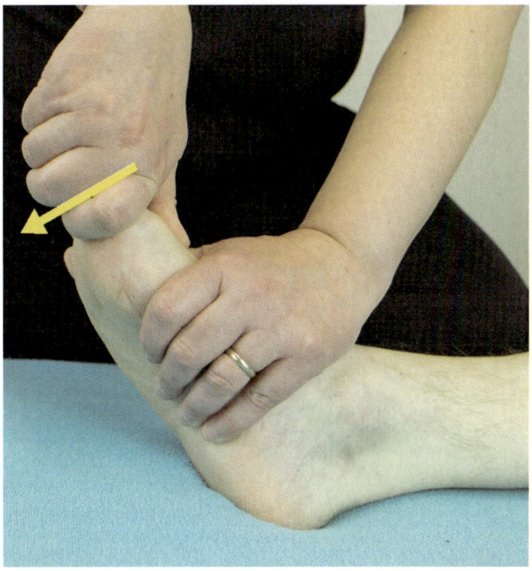

안정화

검사되는 발 옆에 서서 다른 쪽 손으로 발을 가볍게 지지하고 나머지 발과 발목에서 움직임이 일어나지 않는 것을 확인한다.

신체운동학적 연관성

알려져 있지 않다.

비디오 : 긴엄지발가락폄근

긴엄지발가락굽힘근 (장무지굴근)
FLEXOR HALLUCIS LONGUS

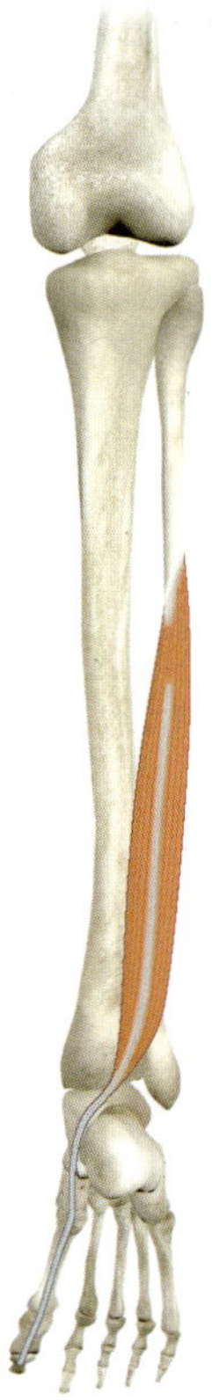

기시부
종아리뼈 뒤 아래 2/3 및 뼈사이막

정지부
엄지발가락 발바닥쪽 면의 끝마디뼈(distal phalanx) 바닥

작용
엄지발가락의 굽힘(마치 발가락을 아래로 감는 것처럼 발바닥쪽굽힘으로 가져간다)

발의 발바닥쪽굽힘과 내번을 보조한다.

신장성으로 수축할 때 엄지발가락의 폄 조절을 돕는다.

신경분포
정강신경

L5, S1, S2

동맥분포
뒤정강동맥

임상적 사실
짧은엄지발가락굽힘근과 상승적으로 작용한다.

이 근육은 비교적 크고 보행주기의 발 떼기(push off) 단계 및 발가락 떼기(toe-off) 단계 동안에 추진력을 만들어내는 작용을 한다.

엄지발가락가쪽휨증(외번무지)(엄지발가락이 가쪽으로 휘다)과 같은 발가락에 비정상이 존재할 때, 긴엄지발가락굽힘근의 효율이 감소한다. 긴엄지발가락굽힘근은 발의 안쪽 세로아치를 거듭 유지한다.

촉진

1. 엎드려 누운 자세에서 시행한다.
2. 촉진하는 손가락을 먼쪽 뒤 장딴지의 섬유 위에 놓는다.
3. 고객에게 엄지발가락을 굽히도록 지시한다.
4. 근육조직 내 수축에 주목한다. 기시부에서 정지부까지 종아리세갈래근의 깊숙이, 발바닥으로의 선을 따라 안쪽복사뼈의 뒤쪽을 촉진한다는 것을 잊어서는 안 된다.

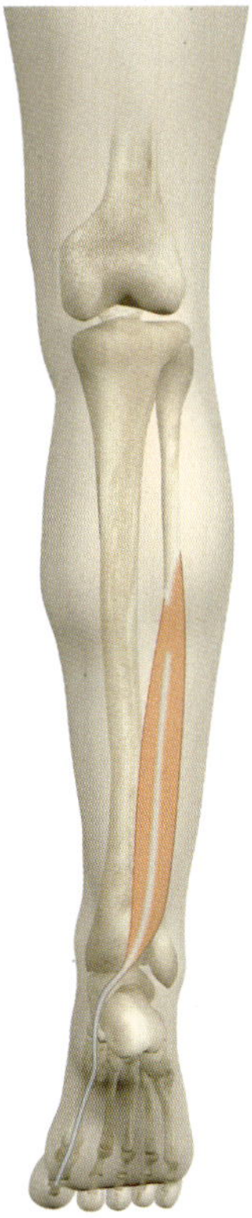

수동 근육검사

자세

반듯이 누운 자세가 되어 발목을 중립위치에 놓고 엄지발가락을 완전히 굽힌다.

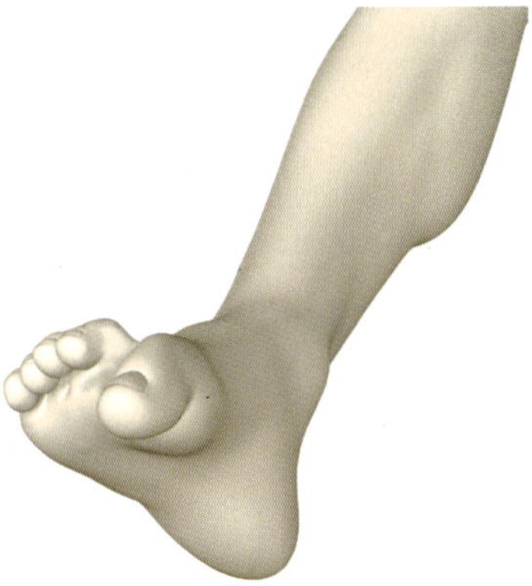

검사

검사자는 엄지발가락의 폄을 향해 저항력을 가한다.

안정화

제2~제5발가락 위에 지지하는 손을 놓는다.

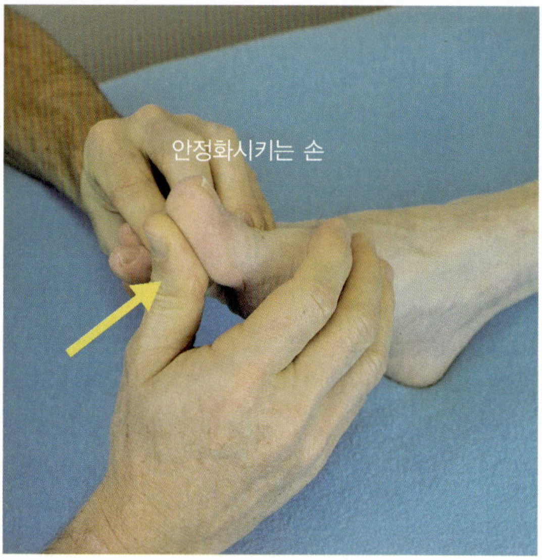

신체운동학 근육검사

자세

반듯이 누운 자세가 되어 발목을 중립위치로 하고 엄지발가락을 부분적으로 45°로 굽힌다(마치 엄지발가락을 아래로 감는 것처럼).

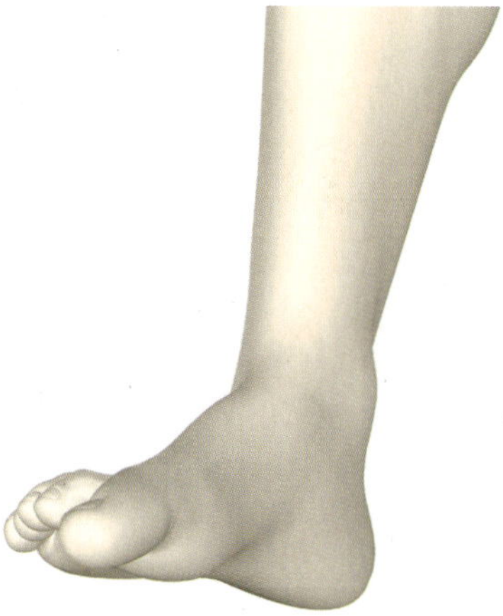

검사

고객에게 이 자세를 유지하도록 지시하고 한편 검사자는 자신의 신체를 살짝 흔들면서 엄지발가락에 약간의 힘을 가하여 이것을 폄을 향해 이동시킨다(마치 엄지발가락의 등쪽굽힘을 시키는 것처럼).

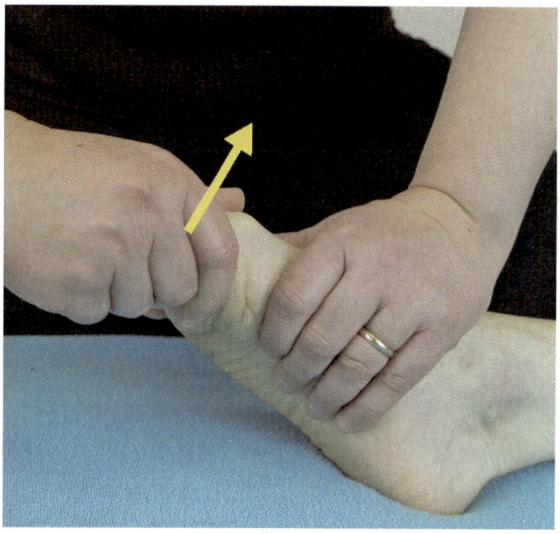

안정화

검사되는 발 옆에 서서 다른 쪽 손으로 발을 지지하고 발과 발목의 나머지 부분에서 움직임이 일어나지 않는다는 것을 확인한다.

신체운동학적 연관성

기관 : 생식기관 및 내분비기관

침술 경락 : 순환/성

감정 : 어느 기관이 이환되었는가에 따라 다양하다.

비디오 : 긴엄지발가락굽힘근

긴발가락폄근(장지신근)
EXTENSOR DIGITORUM LONGUS

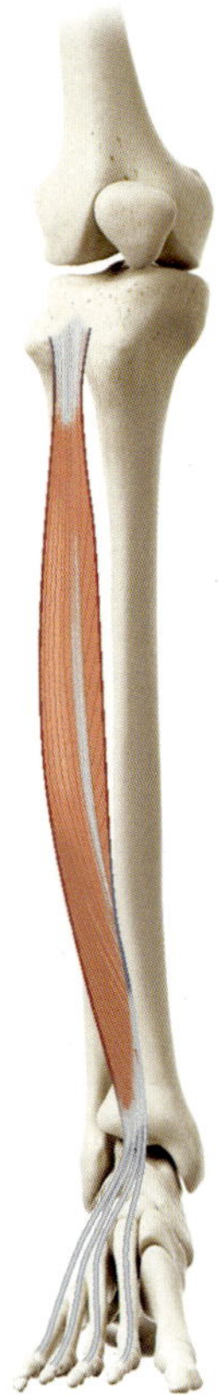

기시부
몸쪽 종아리뼈, 뼈사이막 및 가쪽 종아리관절융기

정지부
제2~제5발가락의 등쪽 면 – 등쪽 집(dorsal sheaths)/확장부를 경유하여 중간마디뼈 및 끝마디뼈까지

작용
발허리발가락관절(중족지관절) 및 발가락사이 관절에서 제2~제5발가락을 편다.

발의 등쪽굽힘 및 외번

신장성으로 수축할 때 제2~제5발가락의 굽힘 및 발의 발바닥쪽굽힘과 외번의 조절을 돕는다.

신경분포
깊은종아리신경

L4, L5, S1

동맥분포
앞정강동맥

임상적 사실
짧은발가락폄근과 상승적으로 작용한다.

긴발가락폄근은 흔히 먼쪽 근육섬유에서 기시하여 제5발허리뼈(중족골)의 바닥에 정지하는 추가적인 힘줄을 갖고 있다. – 이것은 흔히 셋째 종아리근이라 불린다.

긴발가락폄근은 보행주기에서 발꿈치 접지(heel strike) 후에 앞발의 감속을 보조한다.

촉진

1. 고객은 반듯이 누운 자세 또는 앉은 자세가 된다.
2. 발의 등쪽 면 위에 있는 섬유를 촉진한다.
3. 고객에게 굽힘으로의 힘에 저항하고 있는 동안, 발가락을 펴도록 요청한다.
4. 기시부에서부터 정지부까지 촉진한다.
5. 근육힘살에서의 수축을 찾아낸다.

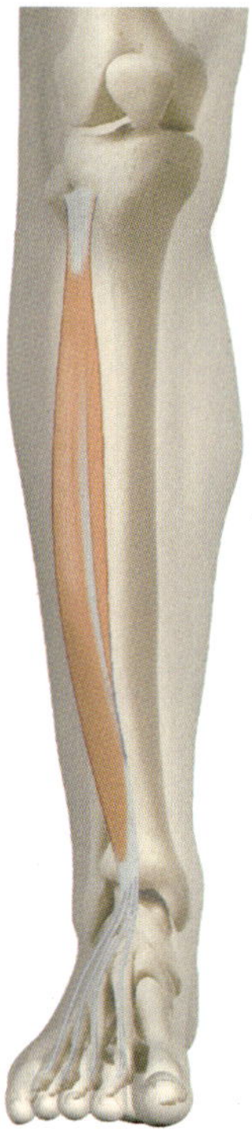

수동 근육검사

자세

반듯이 누운 자세 또는 앉은 자세가 되어 제2~제5발가락을 편다. 발목은 중립에 있어야 한다.

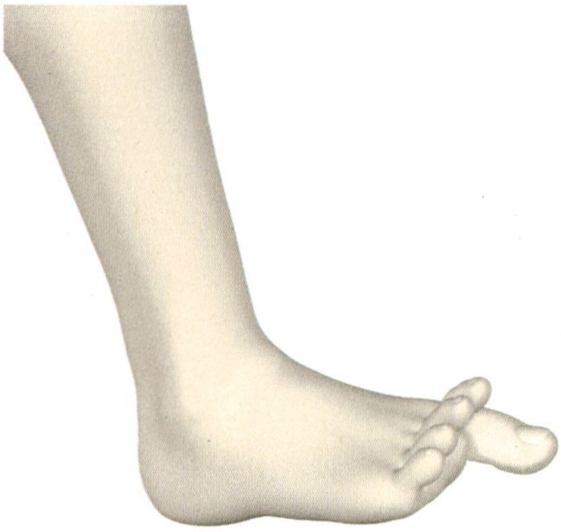

검사

제2~제5발가락의 굽힘을 촉진하기 위해 35%의 저항력을 가한다.

고객에게 폄을 유지함으로써 그 힘에 대항하도록 지시한다.

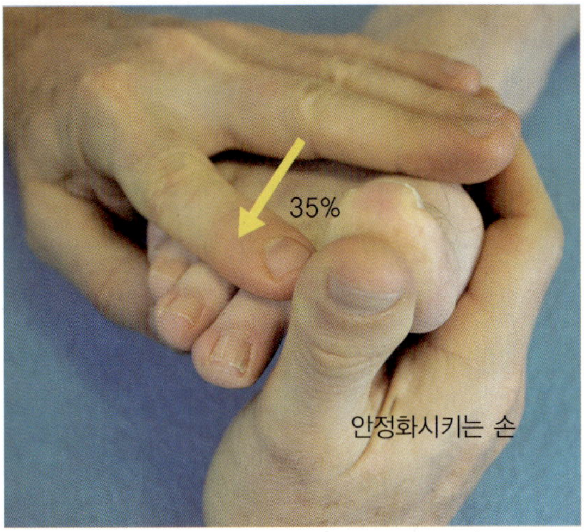

안정화

전문가는 지나치게 펴지지 않았다는 것을 확인하기 위해 엄지발가락을 안정화시킨다.

신체운동학 근육검사

시행되지 않았다.

비디오 : 긴발가락폄근

짧은발가락폄근(단지신근)
EXTENSOR DIGITORUM BREVIS

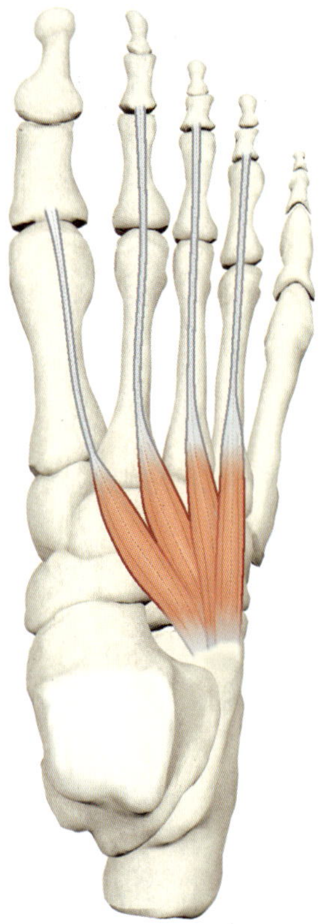

기시부
발꿈치뼈의 몸쪽 앞 가쪽 면

정지부
긴발가락폄근 힘줄과 제1발가락의 첫마디뼈(proximal phalanx)를 경유하여 제2, 제3 및 제4발가락의 끝마디뼈

작용
발허리발가락관절(중족지관절) 및 발가락뼈사이관절에서 제2, 제3 및 제4발가락을 편다.

신장성으로 수축할 때 제2, 제3 및 제4발가락의 굽힘 조절을 돕는다.

신경분포
깊은종아리신경
L4, L5, S1

동맥분포
발등동맥(족배동맥)

임상적 사실
긴발가락폄근과 상승적으로 작용한다.

긴발가락폄근과 짧은엄지발가락폄근은 발의 위쪽 면(등쪽 면)에 위치한 유일한 2개의 내재근(intrinsic muscles)이다. 이들 2개의 내재근은 발목관련 손상 후의 부종을 평가하는 데 유용한 임상적 표지자이다.

촉진

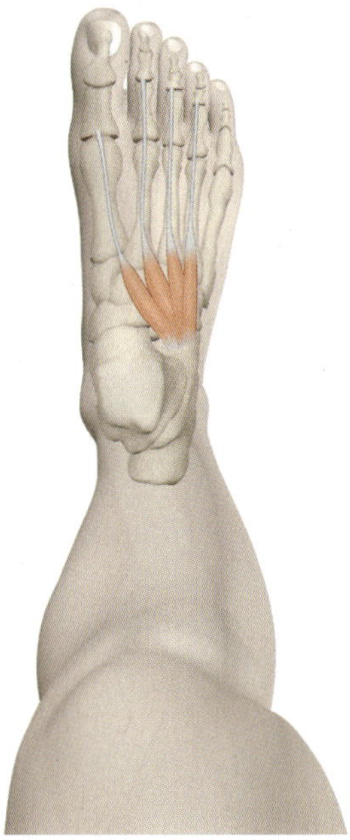

1. 고객은 반듯이 누운 자세 또는 앉은 자세가 된다.
2. 가쪽복사뼈의 앞쪽 근육섬유를 따라 촉진한다.
3. 굽힘으로의 힘에 저항하면서 발가락을 펴도록 고객에게 요청한다.
4. 기시부에서부터 정지부까지 촉진한다.
5. 근육힘살의 수축을 찾아낸다.

수동 근육검사

자세

반듯이 누운 자세 또는 앉은 자세로 하여 발목의 등쪽굽힘을 한다.

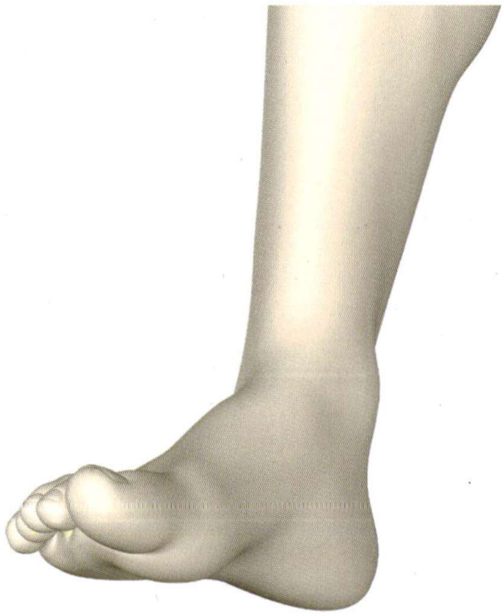

검사

제2, 제3 및 제4발가락의 굽힘을 촉진하기 위해 35%의 저항력을 가한다. 고객에게 폄을 유지함으로써 그 힘에 대항하도록 지시한다.

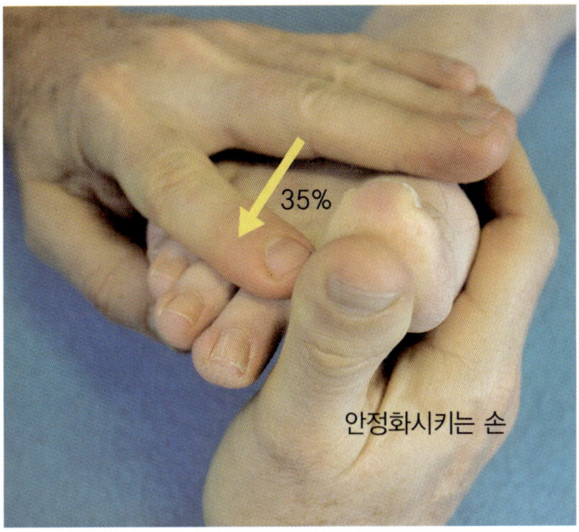

안정화

전문가는 검사하는 동안 발의 등쪽 면을 안정화시킨다.

신체운동학 근육검사

자세

반듯이 누운 자세 또는 앉은 자세가 되어 발을 약간 바닥쪽으로 굽히고 발가락을 편다.

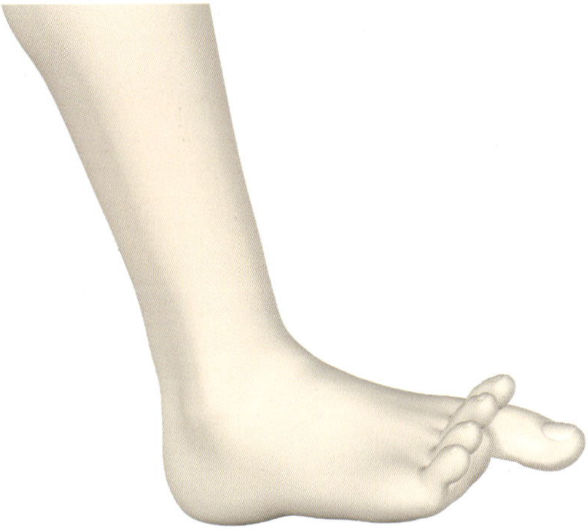

검사

고객에게 이 자세를 유지하도록 지시한다. 전문가는 자신의 몸을 약간 흔들면서, 마치 발가락을 굽히게 하는 것처럼 제2, 제3 및 제4발가락에 압력을 가한다. 고객을 압도하지 않도록 주의한다.

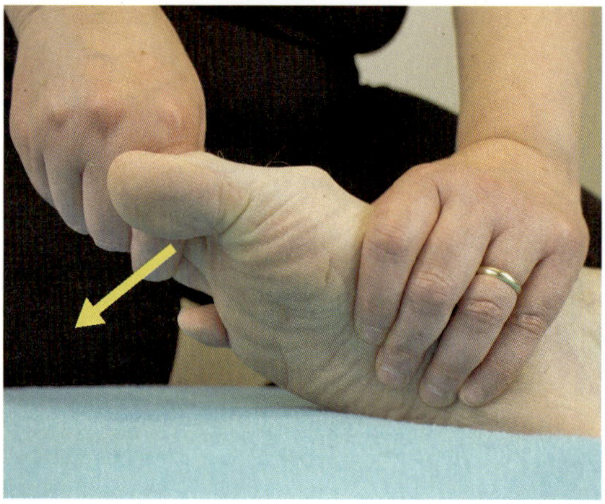

안정화

발목에서 지지한다.

신체운동학적 연관성

알려져 있지 않다.

비디오 : 짧은발가락폄근

Section 3

보행검사
GAIT TESTING

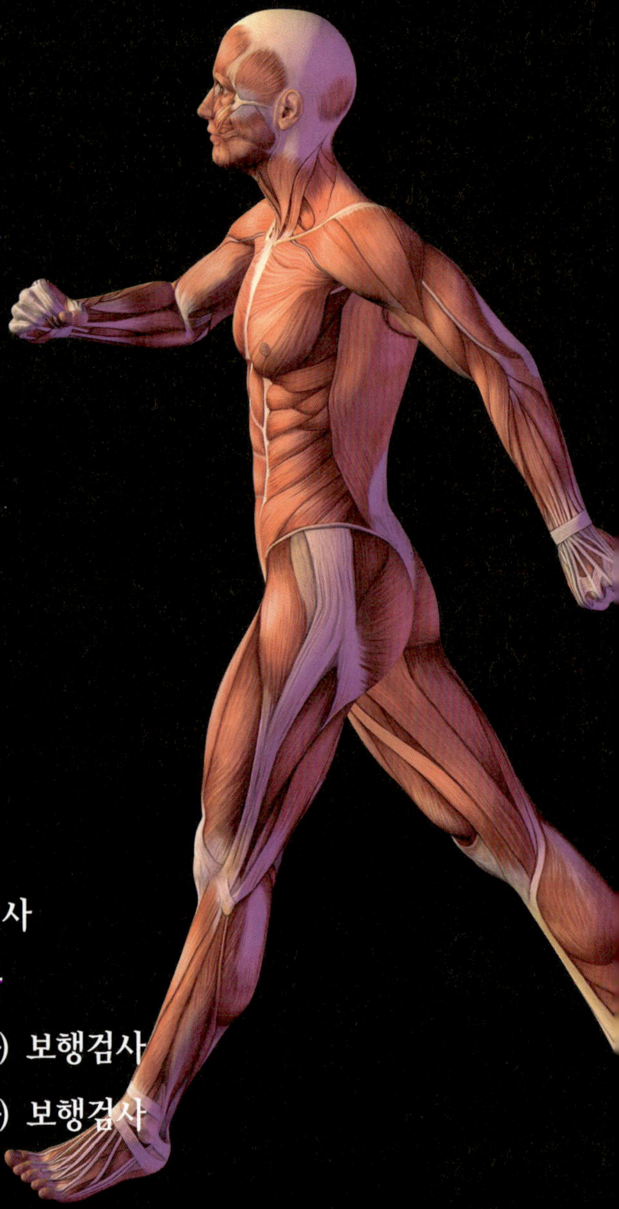

보행검사 서론

반대쪽 어깨 및 엉덩관절 굽힘근 보행검사

반대쪽 어깨 및 엉덩관절 폄근 보행검사

반대쪽 어깨 및 엉덩관절 벌림근(외전근) 보행검사

반대쪽 어깨 및 엉덩관절 모음근(내전근) 보행검사

반대쪽 허리근 및 큰가슴근 보행검사

반대쪽 중간볼기근 및 복부근 보행검사

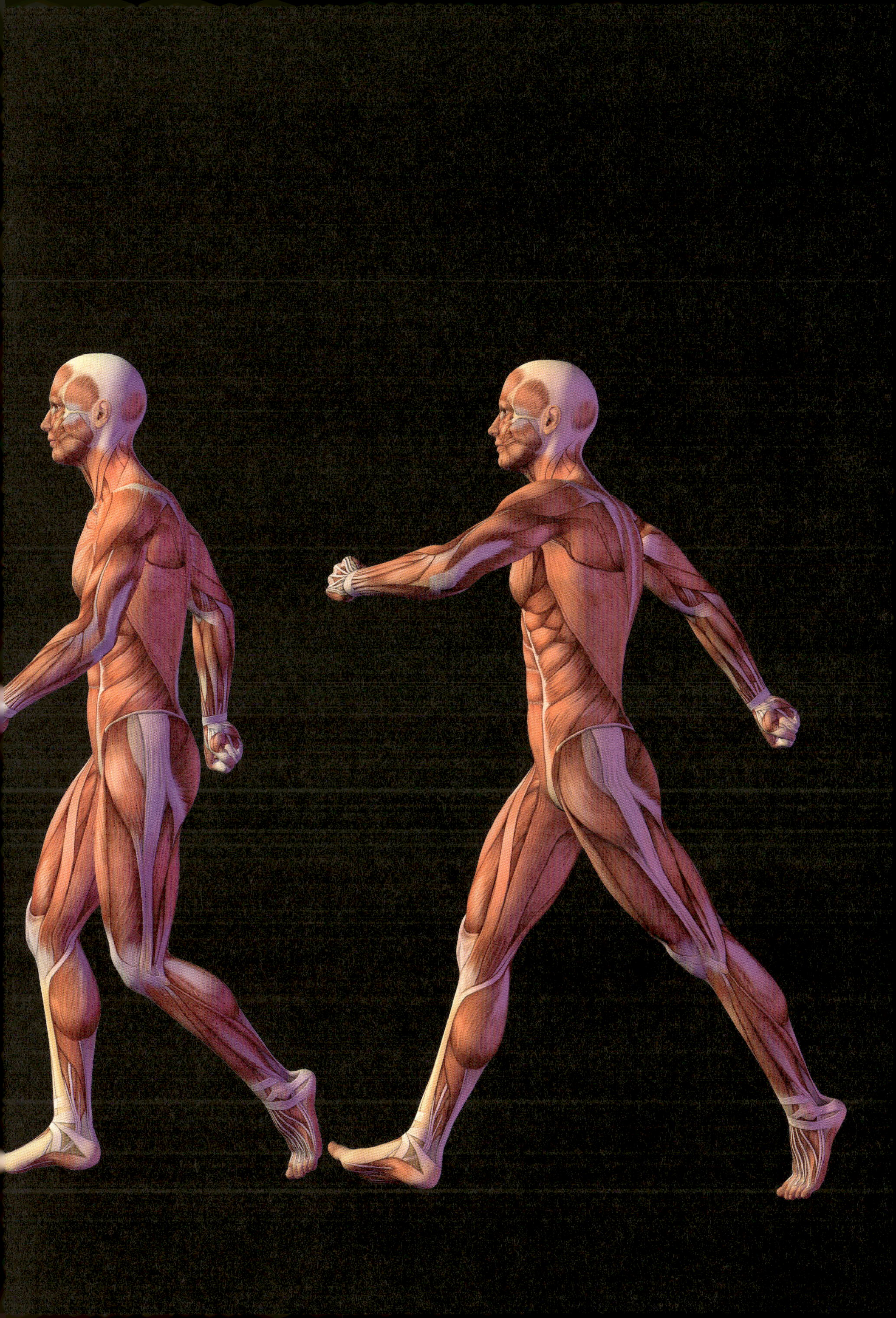

보행검사 서론
Introduction to gait testing

보행(gait)과 이동운동(locomotion)은 신체가 움직이거나, 균형을 잡거나, 호흡할 때에 근육의 촉진(facilitation), 억제, 등척성 및 신장성 수축의 조합을 사용하는 복잡한 작용이다. 모든 수의근이 관여하며 뇌, 운동신경, 감각신경, 및 고유감각기에 의해 조절된다. 근막과 연부조직은 이들에 대한 압력과 끌어당김에 따라 형태가 바뀌고 용수철과 같은 효과가 얻어진다. 즉, 신체는 반동을 일으켜 인대에 의해 배치되고 근육작용에 의해 미세 조정되는 형태가 되게 한다.

어떤 조절된 작용에서 특정 근육은 움직임을 조직화하는 데 기여하는 주요 근육이며, 그 밖의 근육들은 초기의 움직임을 2차적으로 조절하는 근육이다. 기어가기, 걷기, 또는 달리기 때에 주요 근육은 반대쪽 방향으로 작용하는 경향이 있다. 따라서 보행할 때 반대쪽 팔과 다리는 앞쪽으로 나아간다. 뒤따라가는 팔은 뒤따라가는 다리와 반대쪽에 있다. 예를 들어, 엉덩관절을 굽혀 다리를 앞쪽으로 가져가면 반대쪽 어깨는 앞쪽으로 굽는다. 마찬가지로 뒤따라가는 다리와 반대쪽 팔은 엉덩관절과 어깨관절이 펴진 상태에 있다.

응용 신체운동학 및 Amatsu 연부조직 치료법을 포함하는 몇몇 치료법에서는 보행 기전의 기능부전 영역을 확인하기 위해 동시에 시행되는 근육검사들의 조합을 사용한다. 이것은 최적으로 작동하지 않는 것 같은 근육의 조합을 명확히 할 수 있게 한다. 이것은 고객 보행의 관찰을 대체하지는 않지만 어떤 변화를 기록하기 위해 치료 전후에 실행할 수 있는 신속한 검사를 제공한다. 많은 치료사는 그러한 보행기능을 개선하기 위해 처방된 작용을 제공할지도 모르며, 그 밖의 치료사는 마사지기법 또는 연부조직 기법 또는 침술/지압법으로 치료할지도 모른다.

목록에 실린 검사가 반대쪽의 보행검사이기는 하지만, 모든 검사는 환자의 병력이 그러한 검사를 시사하고 있을 때는 같은 쪽으로 시행될지도 모른다. 모든 목록에 실린 보행검사는 검사되는 걷기 운동을 시작하는 상체와 하체에서의 주요 근육을 사용한다. 이들은 또한 고객이 어려움이 있다고 표현하는 움직임, 예를 들어, 뒤쪽으로 걷거나 옆으로 걷는 데에 어려움이 있다고 표현하는 움직임을 모방하기 위해 사용될지도 모른다. 전문가는 조합된 근육검사의 사용에 창조적일 수 있기 때문에 목록에 실린 검사방법에 한정되지 않는다.

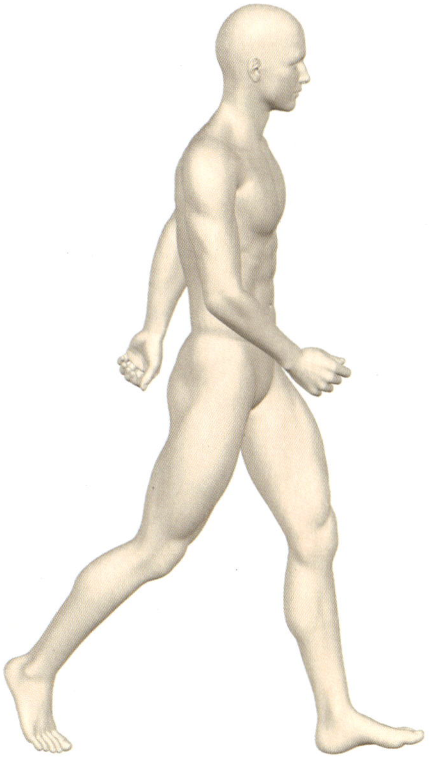

반대쪽 어깨 및 엉덩관절 굽힘근 보행검사

Contralateral shoulder and hip flexor gait test

이 검사에서는 모든 엉덩관절 굽힘근과 반대쪽의 모든 어깨관절 굽힘근의 조합된 근육작용을 사용한다. 어깨와 엉덩관절의 양쪽 굽힘근 검사는 먼저 개별적으로 검사하여 이들이 강한지 어떤지를 확인해야 한다. 반대쪽 근육검사가 개별적으로는 강하지만, 조합에서는 약한 경우, 보행검사는 약한 검사라 생각된다.

자세

무릎과 팔꿈치를 완전히 편 상태에서 반듯이 누운 자세가 된다. 검사자는 발의 안쪽에서부터 똑바른 다리를 들어 올리고 이와 같이 다리를 어깨 너비로 외전하여 가쪽으로 회전시킨 상태에서 엉덩관절을 60°로 굽힌다. 반대쪽 팔은 위팔뼈의 완전한 안쪽회전 상태에서 60°로 굽힌다.

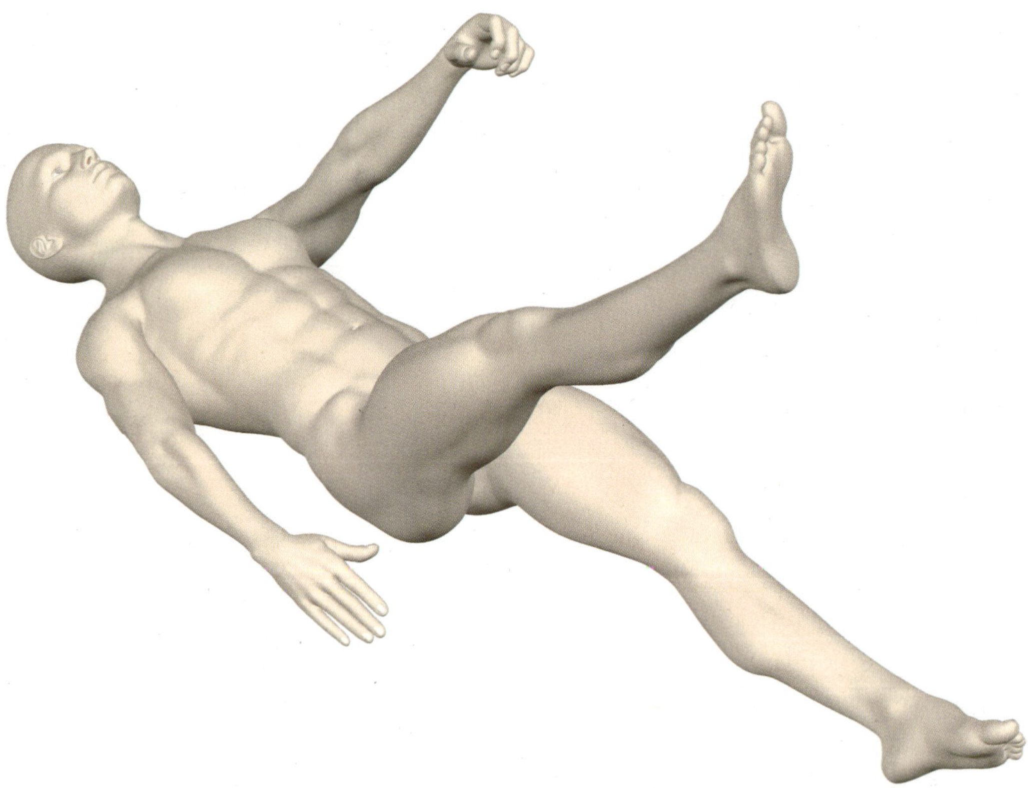

검사

고객에게 팔다리를 똑바르게 하여 그 자세를 유지하도록 요청한다. 전문가는 자신의 신체를 약간 흔들면서 다리의 먼쪽 부위와 반대쪽 아래팔에 동시에 가볍고 동등한 압력을 가한다. 다리 검사의 방향은 폄과 약간의 외전이다. 팔 검사의 방향은 마치 팔과 다리를 치료 테이블로 되돌리는 것처럼 약간 외전하고 약간 펴지게 하는 것이다. 약한 검사는 다리 또는 팔, 또는 양쪽의 어느 것인가가 약화되어 제자리를 유지할 수 없을 때 인지된다. 대부분의 경우 보행검사에서 약화(근약증)를 나타내어 보이는 것은 다리이다.

안정화

전문가는 다리와 아래팔 양쪽이 팔이 닿는 범위 내에 있도록 치료 테이블 가까이에 서야 한다. 고객이 숨을 멈추는 것에 주의한다.

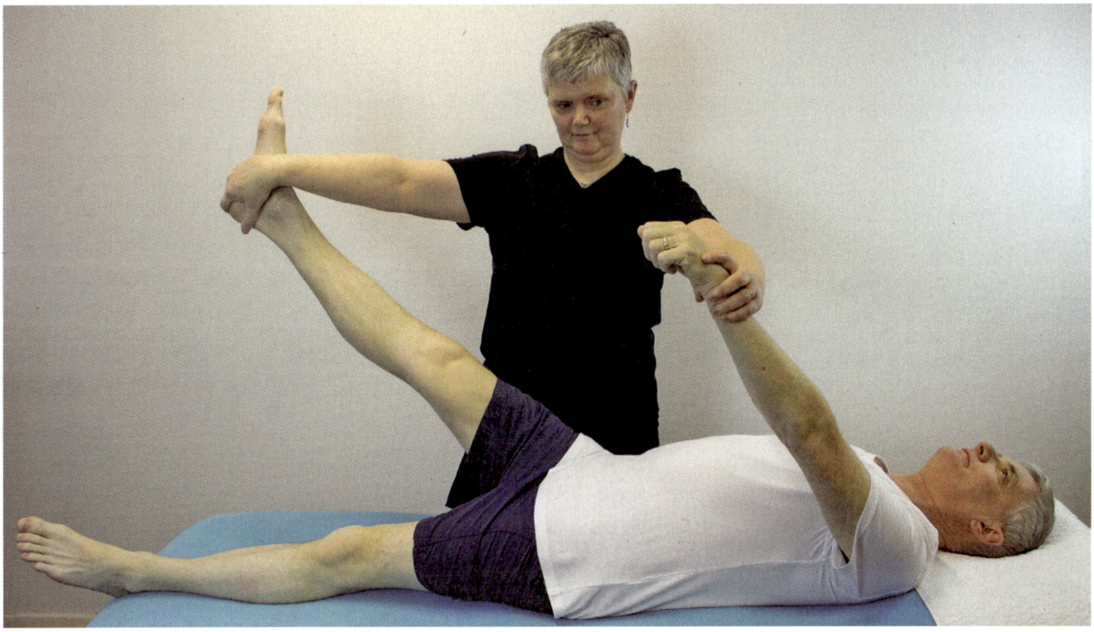

비디오 : 반대쪽 어깨 및 엉덩관절 굽힘근의 보행검사

반대쪽 어깨 및 엉덩관절 폄근 보행검사

Contralateral shoulder and hip extensor gait test

이 검사에서는 모든 엉덩관절 폄근과 반대쪽의 모든 어깨관절 폄근의 조합된 근육작용을 사용한다. 어깨와 엉덩관절의 양쪽 폄근 검사는 먼저 개별적으로 검사하여 이들이 강한지 어떤지를 확인해야 한다. 반대쪽 근육검사가 개별적으로는 강하지만, 조합에서는 약한 경우, 보행검사는 약한 검사라고 생각된다.

자세

무릎과 팔꿈치를 완전히 편 상태에서 엎드려 누운 자세가 된다. 엉덩관절은 펴지게 하고 반대쪽 어깨는 그 고객의 대략 정상적인 보폭 길이로 편다.

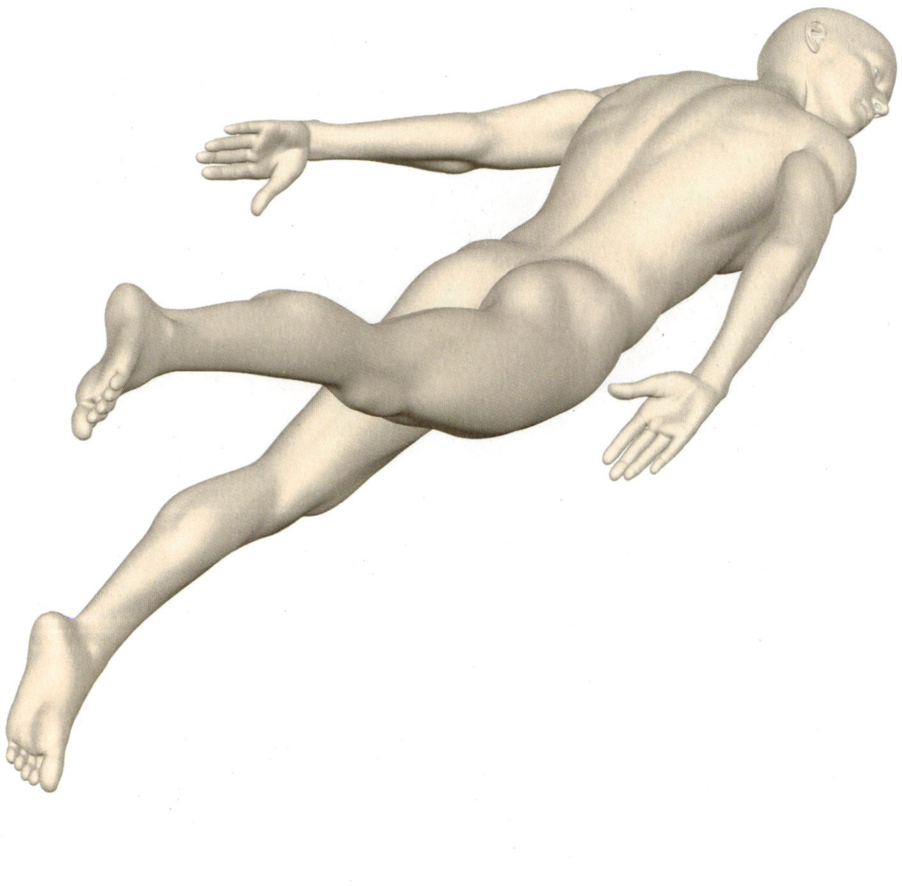

검사

고객에게 팔다리를 똑바르게 하여 그 자세를 유지하도록 요청한다. 전문가는 자신의 신체를 약간 흔들면서 마치 팔과 다리를 치료 테이블로 되돌리는 것처럼 다리의 먼쪽 부위와 반대쪽 아래팔에 동시에 가볍고 동등한 압력을 가한다. 약한 검사는 다리 또는 팔, 또는 양쪽의 어느 것인가가 약화되어 제자리를 유지할 수 없을 때 인지된다. 대부분의 경우 보행검사에서 약화(근약증)를 나타내어 보이는 것은 다리이다.

안정화

전문가는 다리와 아래팔 양쪽이 팔이 닿는 범위 내에 있도록 치료 테이블 가까이에 서야 한다. 고객이 숨을 멈추는 것에 주의한다.

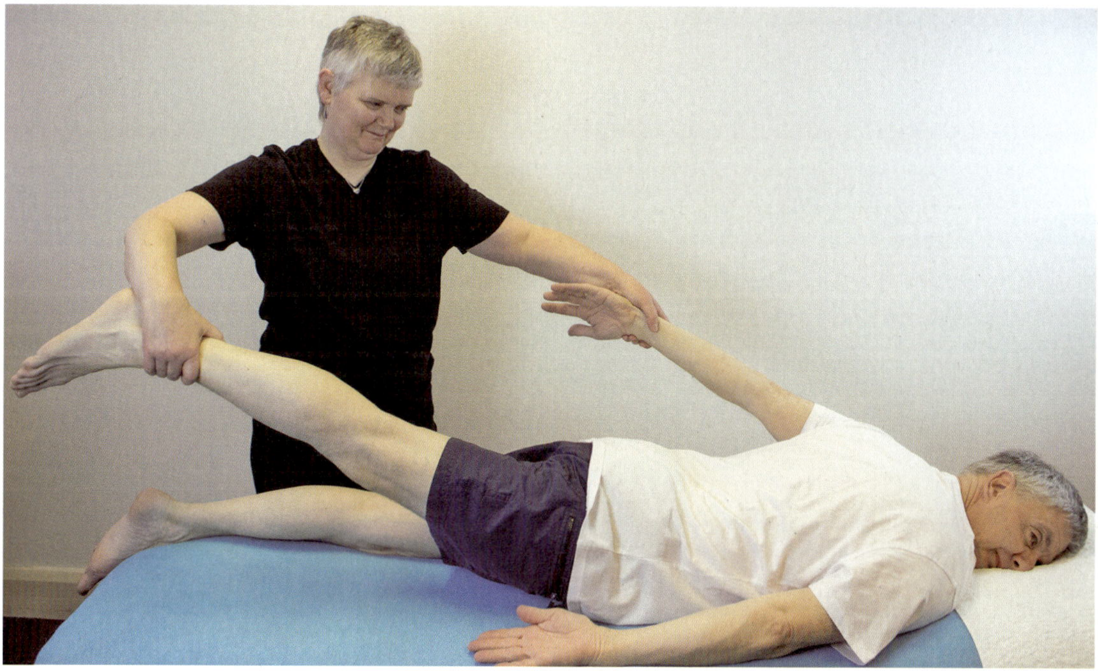

비디오 : 반대쪽 어깨 및 엉덩관절 폄근의 보행검사

반대쪽 어깨 및 엉덩관절 벌림근 (외전근) 보행검사

Contralateral shoulder and hip abductor gait test

이 검사에서는 엉덩관절 벌림근(주로 중간볼기근)과 반대쪽 어깨관절 벌림근(중간 어깨세모근)의 조합된 근육작용을 사용한다. 어깨관절 및 엉덩관절 벌림근의 두 가지 검사는 먼저 개별적으로 검사하여 이들이 강한지 어떤지를 확인해야 한다. 반대쪽 근육검사가 개별적으로는 강하지만, 조합에서는 약한 경우, 보행검사는 약한 검사라고 생각된다.

자세

무릎을 완전히 펴고 팔꿈치를 부분적으로 굽힌 상태에서 반듯이 누운 자세가 된다. 팔꿈치는 굽혀 고객의 양쪽 팔다리에 뻗어 닿는 것을 돕는다. 엉덩관절을 대략 30°로 벌림(외전)을 시키고 반대쪽 어깨관절을 대략 30°로 외전한다.

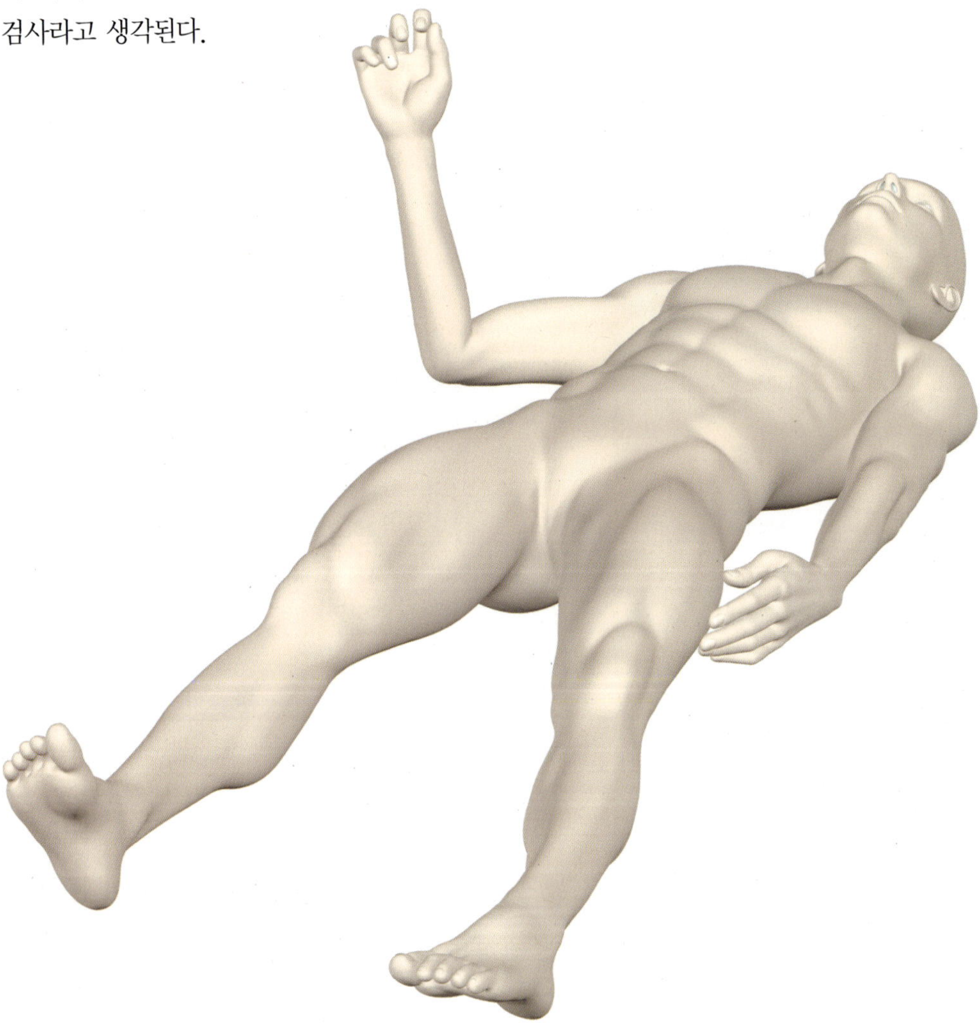

반대쪽 어깨 및 엉덩관절 벌림근(외전근) 보행검사

검사

고객에게 다리를 똑바르게 하여 그 자세를 유지하도록 요청한다. 전문가는 자신의 신체를 약간 흔들면서 마치 팔과 다리를 신체를 향해 내전시키는 것처럼 다리의 먼쪽 부위와 반대쪽 팔에 동시에 가볍고 동등한 압력을 가한다. 약한 검사는 다리 또는 팔, 또는 양쪽의 어느 것인가가 약화되어 제자리를 유지할 수 없을 때 인지된다. 대부분의 경우, 보행검사에서 약화(근육증)를 나타내어 보이는 것은 다리이다.

안정화

전문가는 다리와 아래팔 양쪽이 팔이 닿는 범위 내에 있도록 치료 테이블 가까이에 서야 한다. 고객이 숨을 멈추는 것에 주의한다.

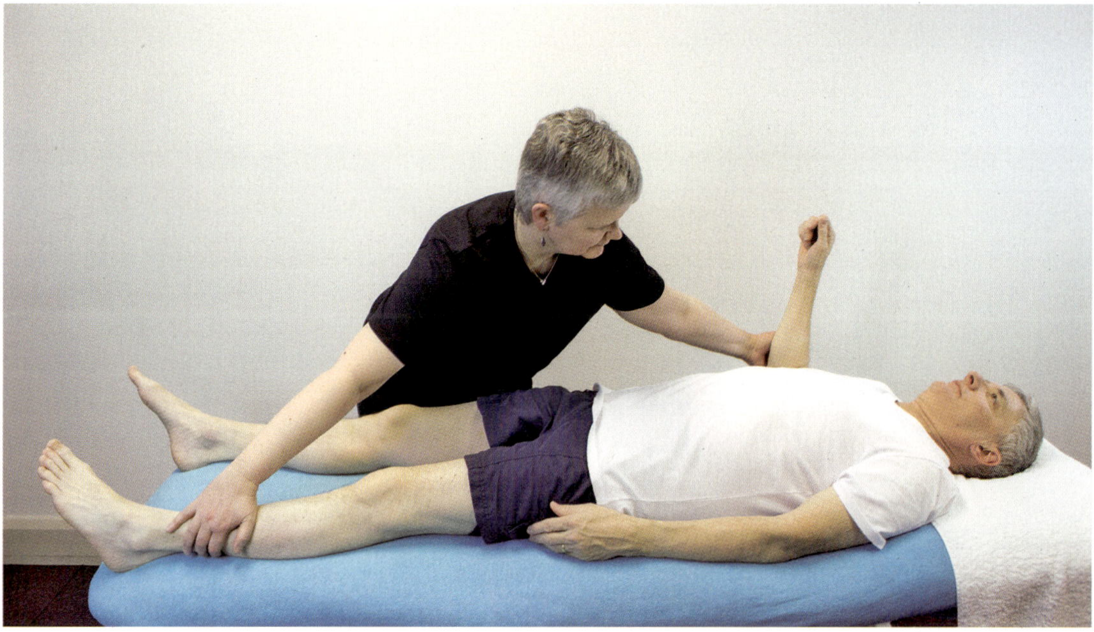

비디오 : 반대쪽 어깨 및 엉덩관절 벌림근의 보행검사

반대쪽 어깨 및 엉덩관절 모음근(내전근) 보행검사
Contralateral shoulder and hip adductor gait test

이 검사에서는 모든 엉덩관절 모음근(내전근)과 반대쪽 모든 어깨 모음근의 조합된 근육작용을 사용한다. 어깨관절 및 엉덩관절 모음근의 두 검사 모두는 먼저 개별적으로 검사하여 이들이 강한지 어떤지를 확인해야 한다. 반대쪽 근육검사가 개별적으로는 강하지만, 조합에서는 약한 경우, 보행검사는 약한 검사라고 생각된다.

자세

무릎과 팔꿈치를 완전히 편 상태에서 반듯이 누운 자세가 된다. 넓은등근 검사에서와 같이 엉덩관절을 내전시키고 반대쪽 어깨는 신체에 대해서 내전시킨다.

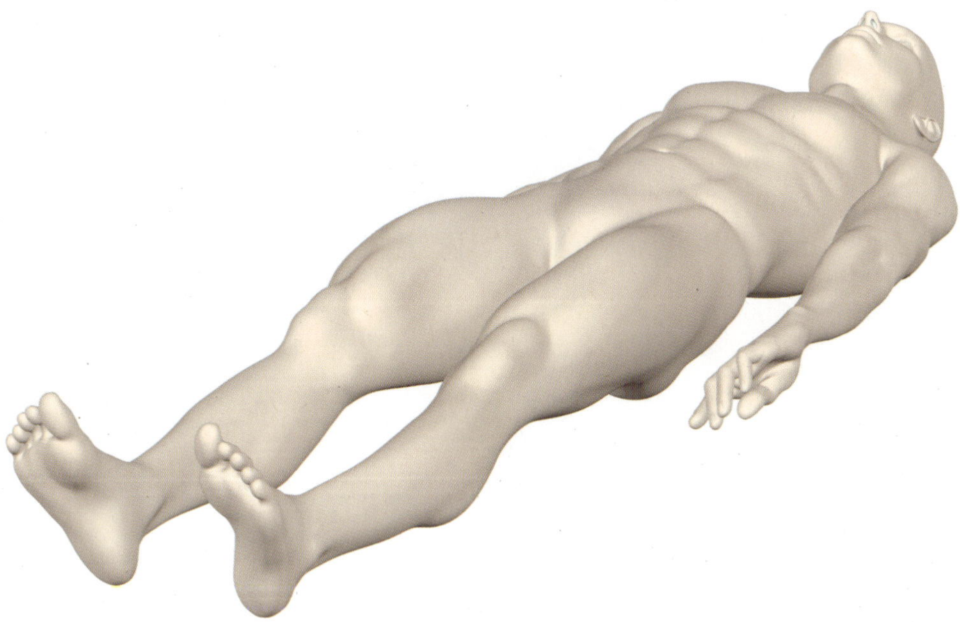

반대쪽 어깨 및 엉덩관절 모음근(내전근) 보행검사

검사

고객에게 팔다리를 똑바르게 하여 그 자세를 유지하도록 요청한다. 전문가는 자신의 신체를 약간 흔들면서 마치 반대쪽 팔다리를 정중선에서부터 외전시키는 것처럼 다리의 먼쪽 부위와 반대쪽 아래팔에 동시에 가볍고 동등한 압력을 가한다. 약한 검사는 다리 또는 팔, 또는 양쪽의 어느 것인가가 약화되어 제자리를 유지할 수 없을 때 인지된다. 대부분의 경우, 보행검사에서 약화(근약증)를 나타내어 보이는 것은 다리이다.

안정화

전문가는 다리와 아래팔 양쪽 모두가 팔이 닿는 범위 내에 있도록 치료 테이블 가까이에 서야 한다. 고객이 숨을 멈추는 것에 주의한다.

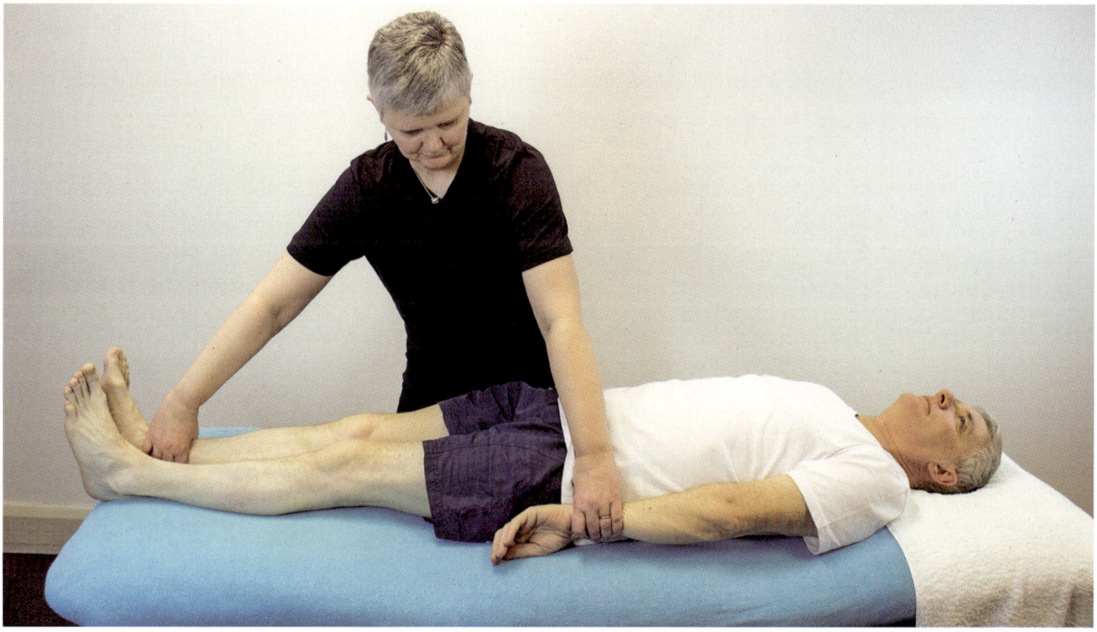

비디오 : 반대쪽 어깨 및 엉덩관절
모음근의 보행검사

반대쪽 큰허리근 및 큰가슴근 보행검사
Contralateral psoas and pectoralis major gait test

이 검사에서는 큰허리근(대요근)과 반대쪽 수정된 큰가슴근 검사의 조합된 근육작용을 사용한다. 큰허리근과 큰가슴근 검사의 양쪽 모두 먼저 개별적으로 검사하여 이들이 강한지 어떤지를 확인해야 한다. 반대쪽 근육검사가 개별적으로는 강하지만, 조합에서는 약한 경우, 보행검사는 약한 검사라고 생각된다.

자세

무릎과 팔꿈치를 완전히 편 상태에서 반듯이 누운 자세가 된다. 검사자는 발의 안쪽에서부터 똑바른 다리를 들어 올리고 이리하여 다리를 어깨너비로 외전시켜 가쪽으로 회전시킨 상태에서 엉덩관절을 60°로 굽힌다. 반대쪽 어깨는 60 - 90°로 굽히고 팔은 완전히 안쪽으로 회전시킨다.

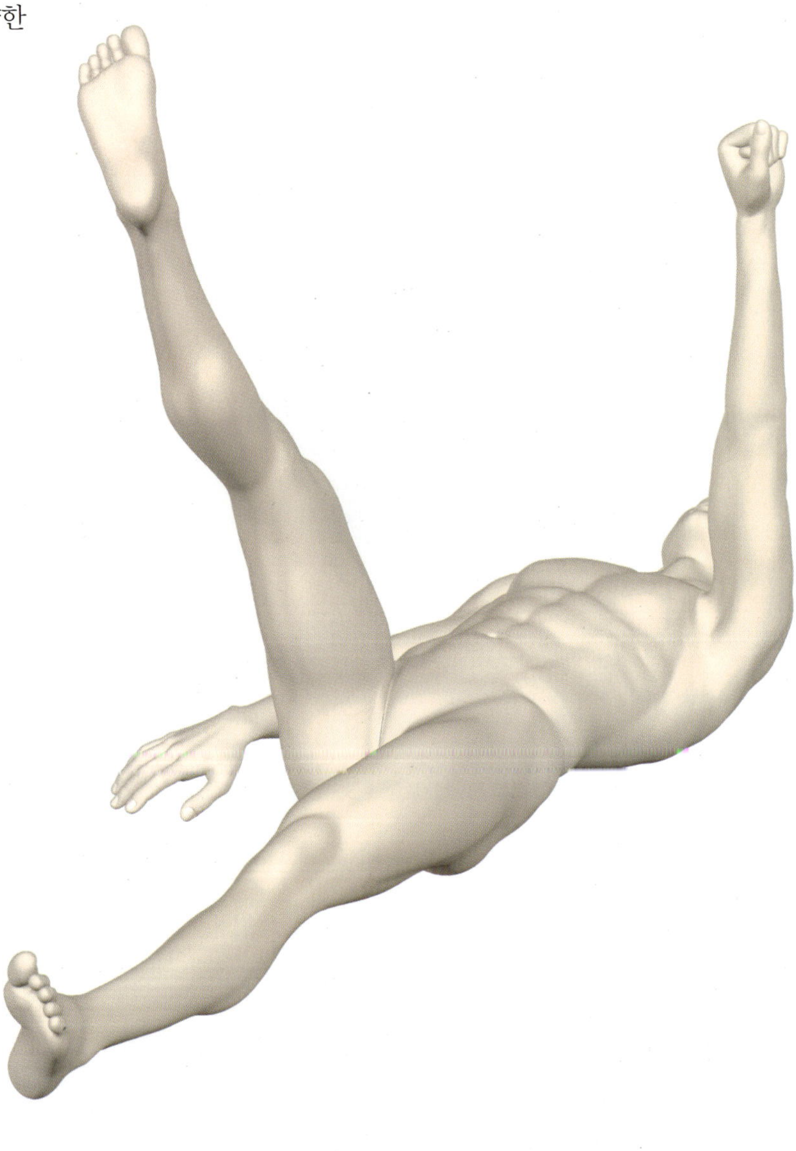

검사

고객에게 팔다리를 똑바르게 하여 그 자세를 유지하도록 요청한다. 전문가는 자신의 신체를 약간 흔들면서 마치 팔과 다리를 모두 치료 테이블로 되돌리는 것처럼 다리의 먼쪽 부위와 반대쪽 아래팔에 동시에 가볍고 동등한 압력을 가한다. 다리 검사의 방향은 폄과 약간의 외전이다. 팔 검사의 방향은 외전이고 한편 나머지는 완전한 안쪽회전이다. 약한 검사는 다리 또는 팔, 또는 양쪽의 어느 것인가가 약화되어 제자리를 유지할 수 없을 때 인지된다. 대부분의 경우 보행검사에서 약화(근약증)를 나타내어 보이는 것은 다리이다.

안정화

전문가는 다리와 아래팔 양쪽이 팔이 닿는 범위 내에 있도록 치료 테이블 가까이에 서야 한다. 고객이 숨을 멈추는 것에 주의한다.

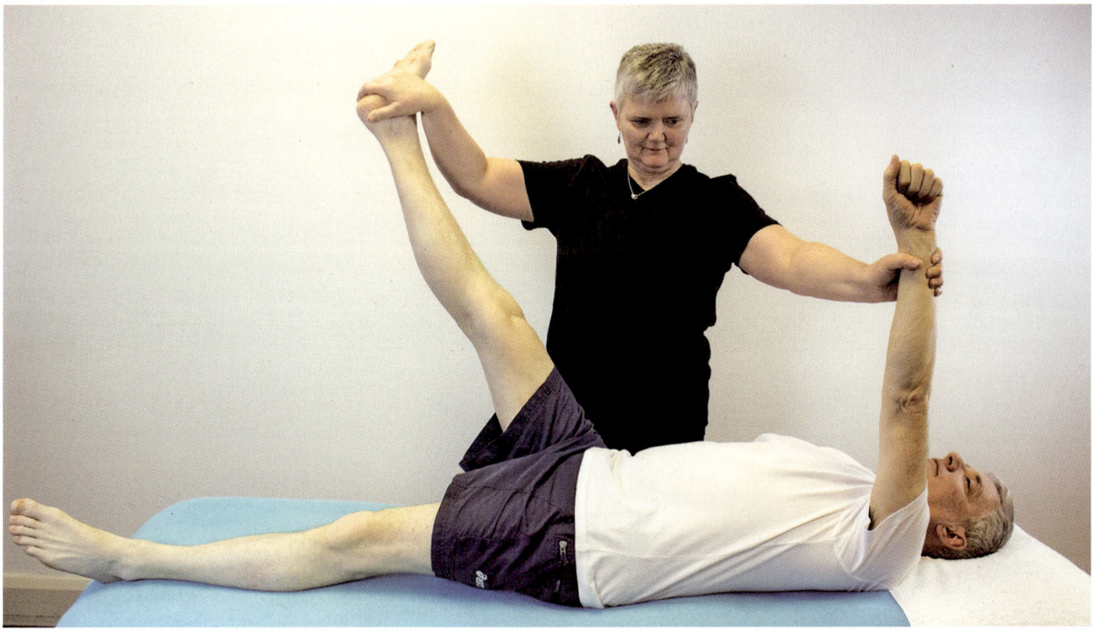

비디오 : 반대쪽 큰허리근 및 큰가슴근 보행검사

반대쪽 중간볼기근 및 배근육 보행검사

Contralateral gluteus medius and abdominals gait test

이 검사에서는 중간볼기근과 반대쪽 배근육의 조합된 근육작용을 사용한다. 중간볼기근과 배근육 검사 양쪽 모두 먼저 개별적으로 검사하여 이들이 강한지 어떤지를 확인해야 한다. 반대쪽 근육검사가 개별적으로는 강하지만, 조합에서는 약한 경우, 보행검사는 약한 검사라 생각된다. 중간볼기근과 배근육은 보행과 서 있는 동안에 골반의 지지를 유지하도록 작용한다.

자세

반듯이 누운 자세가 된다. 고객은 두 아래팔을 자기 가슴 위에 교차시킨다. 검사자는 똑바른 다리를 들어 올려 대략 외전시킨다. 무릎은 양쪽 팔에 도달할 수 있도록 굽혀질지도 모른다. 고객에게 머리와 반대쪽 어깨가 치료 테이블에서부터 들려 올라가도록 윗몸 일으키기(sit-up) 또는 감아올리기(curl)를 수행하기 시작하도록 요청하고 이리하여 반대쪽 배근육을 몸통에 관여하게 한다.

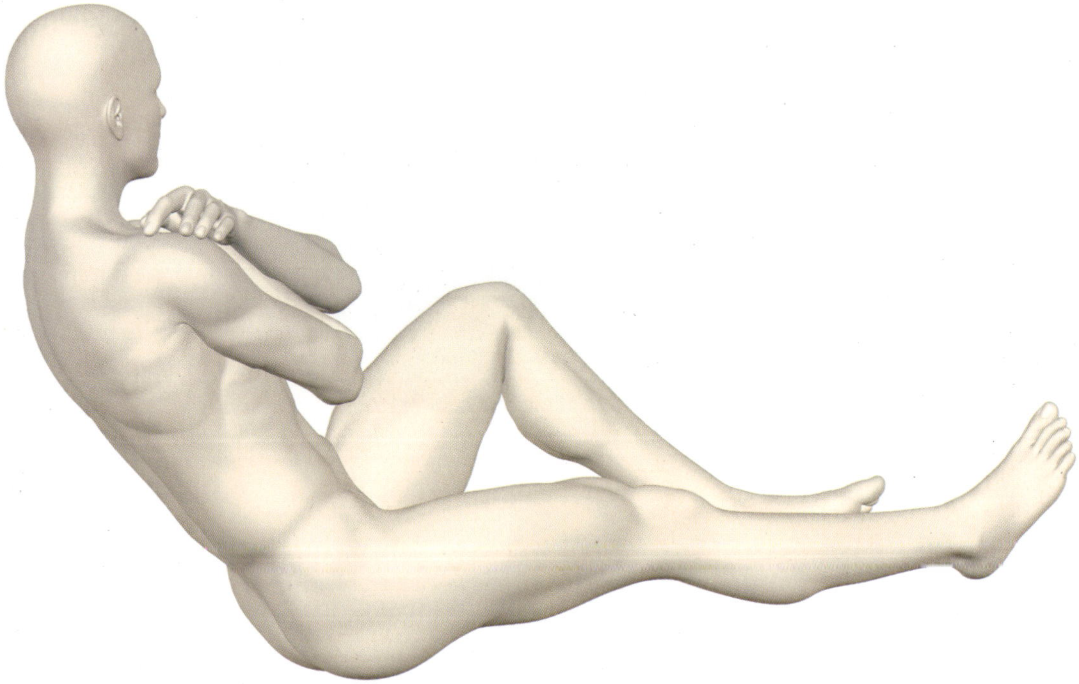

검사

고객에게 그 자세를 유지하도록 요청한다.

전문가는 자신의 신체를 약간 흔들면서 모음(내전)의 방향으로 넙다리뼈의 먼쪽 부위에 동시에 가볍고 동등한 압력을 가한다. 약한 검사는 다리가 약화되었거나 또는 고객의 체간이 제자리를 유지될 수 없을 때 인지된다. 검사의 타이밍은 중요하다. 배근육의 관여는 중간볼기근 검사와 동시에 이루어져야 한다.

안정화

전문가는 다리와 아래팔 양쪽이 팔이 닿는 범위 내에 있도록 치료 테이블 가까이에 서야 한다. 고객이 숨을 멈추는 것에 주의한다.

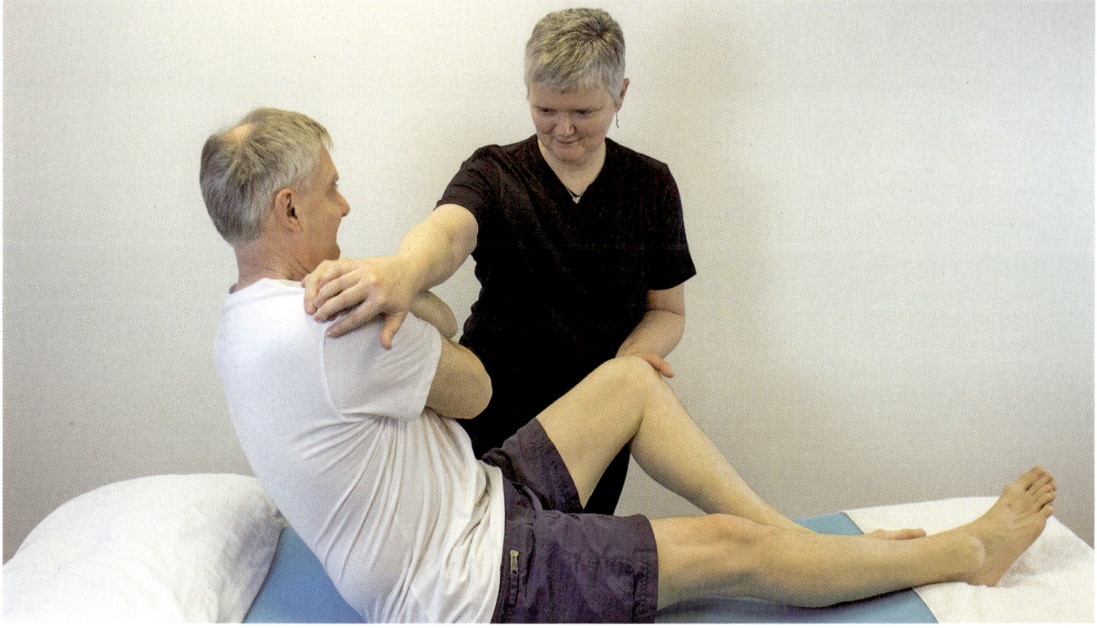

비디오 : 반대쪽 중간볼기근 및 배근육 보행검사

ㄱ

ㄴ

ㄷ

ㄹ

ㅁ

ㅂ

ㅅ

ㅇ

ㅈ

ㅊ

ㅋ

ㅌ

ㅍ

ㅎ